中西医结合诊疗与康复系列丛书

总主编 李 冀 于 波 吴树亮

冠心病诊疗与康复

主编 马 兰 武小薇

科 学 出 版 社
北 京

内 容 简 介

本书系“中西医结合诊疗与康复系列丛书”之一，是一部冠心病的中西医结合诊疗与康复专著，旨在提高内科医生对冠心病诊断治疗和康复的理论水平和临床操作技能。全书分为两篇，上篇为冠心病及心脏康复的总论，介绍了冠心病和心脏康复的发展现状、历史沿革，并详细论述了心脏康复的综合评估和心脏康复处方；下篇为各论部分，详细介绍了不同类型冠心病的发病机制、临床表现、相关检查、西医诊断治疗与心脏康复，以及中医辨证论治、中医康复方法和历代名医类方。内容丰富、翔实，是一部实用性、系统性、先进性、科学性的冠心病学专著。

本书适合从事中医内科、中西医结合内科、西医内科、老年病科和全科的临床医生、医学研究生及其他医务人员、医疗科研人员参考阅读。

图书在版编目（CIP）数据

冠心病诊疗与康复 / 马兰，武小薇主编. —北京：科学出版社，2021.8

（中西医结合诊疗与康复系列丛书 / 李冀，于波，吴树亮总主编）

ISBN 978-7-03-069607-6

Ⅰ.①冠… Ⅱ.①马… ②武… Ⅲ.①冠心病-诊疗 ②冠心病-康复 Ⅳ.①R541.4

中国版本图书馆 CIP 数据核字（2021）第 168637 号

责任编辑：刘 亚 / 责任校对：蒋 萍

责任印制：徐晓晨 / 封面设计：蓝正设计

科学出版社出版

北京东黄城根北街 16 号

邮政编码：100717

http：//www.sciencep.com

北京中科印刷有限公司印刷

科学出版社发行 各地新华书店经销

*

2021 年 8 月第 一 版 开本：787×1092 1/16

2021 年 8 月第一次印刷 印张：13 1/2

字数：320 000

定价：88.00 元

（如有印装质量问题，我社负责调换）

中西医结合诊疗与康复系列丛书

编　委　会

冠心病诊疗与康复

编 委 会

主 编 马 兰 武小薇

副主编 房 炎 王 浩

编 委 （以姓氏笔画为序）

马 兰 哈尔滨医科大学附属第二医院
王 浩 北京王府中西医结合医院
王时望 杭州市中医院
王洪志 哈尔滨医科大学附属第二医院
王满凤 哈尔滨医科大学附属第二医院
田 力 哈尔滨医科大学附属第二医院
刘美玲 哈尔滨医科大学附属第二医院
刘滨菘 哈尔滨医科大学附属第二医院
祁小红 哈尔滨医科大学附属第二医院
李祥禄 哈尔滨医科大学附属第二医院
宋志强 哈尔滨医科大学附属第二医院
武小薇 哈尔滨医科大学附属第二医院
房 炎 哈尔滨医科大学附属第二医院
赵 丽 复旦大学附属妇产科医院
董娜娜 哈尔滨医科大学附属第二医院
樊 蕾 黑龙江省医院

总　序

中医被誉为“古老的东方智慧”，它蕴含着中国古代人民同疾病作斗争的过程中积累的临床经验和理论知识，是在古代朴素的唯物论和辩证法思想指导下，通过长期医疗实践逐步形成并不断发展的医学理论体系。近年来，随着理论研究的不断深入和技术的不断发展，中医学焕发勃勃生机，尤其是在新冠疫情以来，中医药抗疫效果显著，中医药的疗效日益得到公众的认可，人们深刻认识到中医药的独特地位。

中西医结合是中国传统医学与现代医学现实并存的必然结果，是科学发展和科学研究走向交叉、综合、系统化、国际化和多元化的必然趋势。旨在互相取长补短、提高临床疗效、发展新的医疗模式、创新医学理论、弘扬中华传统医药文化，以丰富世界医学，贡献全人类。

2021 年 6 月 30 日，国家卫生健康委、国家中医药局、中央军委后勤保障部卫生局联合发布《关于进一步加强综合医院中医药工作推动中西医协同发展的意见》，给中西医结合带来了前所未有的发展契机，这也必将带来对中西医结合人才培养和知识储备的巨大需求。鉴于此，我们集合了中医和西医领域的专家学者，从中西医结合的角度，精心编写了这套“中西医结合诊疗与康复系列丛书”，以飨读者（分册书名见下页）。希望本丛书能为广大医疗工作者解决中西医结合领域的诸多问题提供思路和方法，能对我国中西医结合事业的发展有所裨益。

丛书编委会

2021 年 7 月

中西医结合诊疗与康复系列丛书

消化系统疾病诊疗与康复

神经系统疾病诊疗与康复

内分泌疾病诊疗与康复

血液病诊疗与康复

冠心病诊疗与康复

脑卒中诊疗与康复

肾脏疾病诊疗与康复

肺癌诊疗与康复

耳鼻喉科疾病诊疗与康复

临床罕见病诊疗与康复

口腔疾病诊疗与康复

胃肠肿瘤术后诊疗与康复

骨科疾病诊疗与康复

妇产科疾病诊疗与康复

儿科疾病诊疗与康复

老年病诊疗与康复

目　录

上篇　总　　论

下篇　各　　论

上篇　总　　论

第一章

冠心病概述

第一节 冠心病的发病及诊治

冠心病（coronary heart disease，CHD），全称为冠状动脉粥样硬化性心脏病（coronary atherosclerotic heart disease），是指冠状动脉（简称冠脉）发生粥样硬化引起管腔狭窄或闭塞，导致心肌缺血缺氧或坏死而引起的心脏病，也称缺血性心脏病（ischemic heart disease）。近年来，冠心病的发病机制、治疗药物及治疗手段都有了很大的进展。

一、冠心病的起源

人们对冠心病认识的首次描述发生在希波克拉底（Hippocratēs）时代。1768 年英国医生 Heberden 首次应用心绞痛（angina）一词，到 1773 年英国人 Hunter 首先描述了心肌梗死。20 世纪初，人们对冠心病心绞痛、心肌梗死的认识逐渐深化。1912 年美国人 Harrick 描述了急性心肌梗死（acute myocardial infarction，AMI）的临床表现及病理改变，提出冠状动脉内血栓可能是心肌梗死原因的假说。1923 年 Mackenzie 提出心绞痛的原因是冠状动脉疾病引起心肌供血不足。之后随着科学的发展，医学界对冠心病的认识逐步深入和明确。

二、冠心病的发病机制

冠心病的发生是一个极其复杂的过程。心脏作为一个泵血的肌性动力器官，本身也需要足够的营养和能源，冠脉循环是供给心脏营养的血管系统。正常情况下，在神经和体液调节下，心肌的需氧和冠状动脉的供氧是保持动态平衡的。当动脉硬化发展到一定程度，冠状动脉狭窄逐渐加重，阻碍心肌供血，冠状动脉的供血与心肌的需血之间发生矛盾，冠状动脉血流量不能满足心肌代谢的需要，就可引起心肌缺血缺氧。暂时的缺血缺氧引起心绞痛，而持续严重的心肌缺血可引起心肌坏死，即为心肌梗死。

稳定型心绞痛的发病机制主要是在冠状动脉已有固定狭窄或部分闭塞的基础上发生心肌需氧量的增加，从而导致心肌血氧供需失衡。在休息时可无症状；劳力、情绪激动、饱食、受寒等情况下，一旦心脏负荷突然增加，使心率增快、心肌张力和心肌收缩力增加，就可导致心肌氧耗量增加，而冠状动脉的供血却不能相应地增加以满足心肌对血液的需求，即可引起心绞痛。

而不稳定型心绞痛或心肌梗死的发生机制主要是粥样硬化斑块的破裂、出血、表面溃疡或糜烂，引发血小板聚集、不同程度的血栓形成和远端血管栓塞，或发生冠状动脉痉挛导致管腔狭窄程度急剧加重（不完全或完全性阻塞），使心肌供氧明显减少，代谢产物清除也发生障碍，严重时可导致心肌细胞坏死。

从病理和病理生理学角度，冠心病的发病机制目前存在几种公认的发病学说：①脂肪浸润学说：该学说的主要理论是血中增高的脂质以低密度脂蛋白、极低密度脂蛋白或其残粒的方式侵入动脉壁，从而引起平滑肌细胞增生。②内皮损伤反应学说：该学说认为冠心病的最基本病理改变是动脉粥样硬化。而血管内皮损伤被认为是动脉粥样硬化最重要的始动环节。③血栓形成与血小板聚集学说：该学说认为局部凝血机制亢进形成血栓，形成的血栓被增生的血管细胞覆盖，凝集在动脉管壁上，成为动脉壁的一部分，而血栓崩解释放出脂质和其他物质，形成粥样斑块。冠脉血栓大多在动脉粥样硬化斑块破裂或损伤的基础上发生。④平滑肌细胞克隆学说：该学说认为每一个斑块是由一个突变的平滑肌细胞衍化而来。

除上述学说外，还有炎症学说、免疫学说等。近年还发现一些尚需考证的与冠心病发病机制有关的因素：①高同型半胱氨酸血症：是动脉粥样硬化的独立危险因素，因而可导致冠心病的发生。②瘦素：可以促进血小板聚集，并增加交感神经兴奋性，促进冠心病的发生。冠心病的发病是一个极其复杂的过程，这些学说并不是互相独立的，而是在病理生理上紧密相连的。

三、冠心病的分型

由于病理解剖和病理生理变化的不同，冠心病有不同的临床分型。我国第一次对冠心病的分型是在 20 世纪 60 年代提出的，由董承琅、陶寿淇主编的《实用心脏病学》提出冠心病分为心肌梗死、心绞痛、充血性心力衰竭、心律失常、隐匿性或无症状型。此后冠心病的分型数次变更，近年来，根据冠心病发病机制、进展速度、治疗原则和预后的不同，临床上又将冠心病分为慢性心肌缺血综合征和急性冠脉综合征两大类。①慢性心肌缺血综合征（chronic ischemic syndrome）：包括稳定型心绞痛、缺血性心肌病和隐匿性冠心病等。②急性冠状动脉综合征（acute coronary syndrome，ACS）：包括不稳定型心绞痛（unstable angina pectoris，UAP）、非 ST 段抬高型心肌梗死（non-ST-segment elevation myocardial infarction，NSTEMI）和 ST 段抬高型心肌梗死（ST-segment elevation myocardial infarction，STEMI）等。

四、冠心病的诊断

冠心病的诊断随着现代科学的发展而不断进步。1901 年荷兰 Einthoven 首次在人体描记到心电图。1930 年美国 Wilson 应用心前导联可诊断心肌梗死和心肌缺血，从而使心肌梗死的临床诊断有了客观标准。随后发现并开始应用磷酸肌酶同工酶（creatine kinase-MB，CK-MB）、肌钙蛋白 I（cardiac troponin I，cTnI）和肌钙蛋白 T（cardiac troponin T，cTnT）等血清酶学测定诊断 AMI，进一步提高 AMI 诊断的敏感性和特异性。

对心肌缺血的诊断也在不断发展。1942 年 Master 首先应用标准化二级梯运动试验诱发心肌缺血，此后多年中该试验曾被作为诊断心肌缺血的标准方法，直至 1956 年踏车运动试验被用来检测心肌缺血并评估心脏综合功能。20 世纪 70 年代初 Bruce 提出，应用分级活动平板运动试验检测心肌缺血。1949 年 Holter 发明了动态心电图记录装置，于 1961 年应用于临床中。

对冠心病的深入认识和精准诊断离不开心导管技术的发展。1929 年德国 Forssmann 医生完成了世界上第一例右心导管术。1940 年法国 André F Cournand 和美国 Dickson W. Richards 等将右心导管技术在临床上开展和应用。1958 年 Sones 进行了世界上第一例选择性冠状动脉造影，由于方法简便易于掌握，使冠状动脉造影技术逐渐被推广，并成为冠心病诊断的金标准。近代还出现了一批心脏相关的检查技术，如心肌核素灌注扫描、心肌代谢显像、多层计算机断层显像、光学相干断层扫描（optical coherence tomography，OCT）及血管内超声（intravascular ultrasound，IVUS）等。其中 OCT 可多方面弥补血管造影的不足，准确观察血管腔形态、管壁之间关系，测量血管狭窄程度和判断斑块性质，为冠心病的诊断带来革命性变化。

五、冠心病的治疗

随着临床治疗手段的不断丰富和发展，目前冠心病的治疗主要包括预防治疗、药物治疗、介入治疗、手术治疗、干细胞治疗和心脏康复等。

（一）预防治疗

冠心病的一级预防是指在疾病尚未发生时针对病因或危险因素采取措施，降低有害暴露的水平，从而达到预防疾病发生的目的。包括控制血压、控制体重、防治高脂血症、戒烟、积极治疗糖尿病、保持情绪平稳、积极参加体育锻炼。尽早地进行干预治疗，建立较为完善的预防方法，对防止冠心病的发生和发展可起到积极的作用。

冠心病二级预防指针对有诸多冠心病危险因素的患者及已患冠心病的人群，防止病情加重、提高生活质量、防止再次心肌梗死、防止心脏扩大及心功能不全、防止心源性猝死。二级预防与心脏康复密切相关。

（二）药物治疗

冠心病的药物治疗一直是医学专家研究的热点，抗缺血、调脂、抗血小板等药物是治疗冠心病的主要药物。临床常用药物包括：①硝酸酯类；②β受体阻滞剂；③钙通道阻滞剂；④他汀类降脂药；⑤抗血小板制剂；⑥中药制剂；⑦溶栓治疗药物等。

（三）介入治疗

我国从 20 世纪 70 年代开始开展冠状动脉疾病的介入治疗。1973 年，陈灏珠和孙瑞龙分别在上海和北京首先开展了择期冠状动脉造影术。1985 年，郑笑莲在西安进行了我国首例经皮冠状动脉球囊成形术（percutaneous coronary balloon angioplasty），开创了我国介入心脏病学新纪元。20 世纪 80 年代末期，一些医院陆续开展了激光血管成形术、斑块旋切术、斑块旋磨术。1992 年我国在北京第一医院完成了第一例冠脉支架植入术。2000 年，世界上出现了首个药物洗脱支架（drug eluting stent，DES），2 年后进入我国，DES 可有效预防血管再狭窄的发生。经过十多年的技术推广和普及和 DES 的广泛使用，经皮冠状动脉介入术（percutaneous coronary intervention，PCI）作为成熟技术在国内迅速发展。

（四）手术治疗

尽管近年来 PCI 的应用解决了大部分冠心病的手术治疗，但在一些情况下，冠心病患者仍然需要实施冠状动脉旁路移植术（coronary artery bypass graft，CABG）。CABG 适合于左心室射血分数（LVEF）＜40%的多支病变，PCI 不能进行完全血管重建的患者。CABG 是外科治疗冠心病的主要手术方式，疗效好，术后 65%～85%的患者生活质量得到提高。但因其创伤大，故需掌握好适应证。

（五）干细胞治疗

干细胞是一类具有自我复制和多向分化能力的不成熟细胞。已有许多基础和临床研究表明，干细胞有分化为具有收缩功能的心肌细胞、修复受损心肌细胞、增强血管新生等作用，从而缩小心肌梗死面积，改善心功能。干细胞移植治疗冠心病是一种不同于以往的全新疗法，目前的临床应用只是一个初步的探索和尝试，尚没有大样本、随机的临床试验，其中存在的诸多问题亟待解决。将来干细胞移植、基因治疗、细胞因子与常规治疗技术联合应用可能会拥有更重要的临床意义和更广阔的应用前景。

（六）心脏康复

心脏康复是一门发展中学科，近年来日益受到临床医生和患者的重视。通过药物、运动、营养、心理和社会支持等多方面、多学科的综合干预，使患者生理、心理和社会功能恢复至最佳，减少残疾并促使其回归社会。心脏康复治疗应该在心血管疾病症状出现时就启动，并贯穿整个疾病过程。

参考文献

高润霖，2015. 冠心病诊断治疗百年历程［J］. 中华心血管病杂志，43（2）：97-101.

Sino-SIRIUS 研究组，2003. 国人应用雷帕霉素药物洗脱支架预防再狭窄的初步经验——Sino-SIRIUS 临床试验［J］. 中华心血管病杂志，31（11）：814-817.

ANTMAN E M，TANASIJEVIC M J，THOMPSON B，et al，1996. Cardiac-specific troponin I levels to product the risk of mortality in patients with acute coronary syndromes［J］. The New England journal of medicine，335（18）：1342-1349.

CHONG W K，LAWRENCE R，GARDENER J，et al，1993. The appearance of normal and abnormal arterial morphology on intravascular ultrasound［J］. Clinical radiology，48（5）：301-306.

GAO R L，YAO K B，CHEN J L，et al，1996. Emergency percutaneous transluminal coronary angioplasty in acute myocardial infarction complicated with cardiogenic shock［J］. Chinese Medical Journal，1099（8）：583-587.

GUZY P M，1977. Creatine phosphokinase-MB （CPK-MB） and the diagnosis of myocardial infarction［J］. The Western journal of medicine，127（6）：455-460.

HERRICK J B，1983. Clinical features of sudden obstruction of the coronary arteries［J］. JAMA，250（13）：1757-1765.

RIVERA R M，CAJAVILCA C，VARON J，2008. Einthoven s string galvanometer：the first electrocardiograph［J］. Texas heart institute journal，35（2）：174-178.

SONES F M，SHIREY E K，1962. Cine coronary arteriography［J］. Modern concepts of cardiovascular disease，31：735-738.

（马　兰）

第二节　冠心病与心脏康复

目前，我国冠状动脉疾病的患病率及死亡率仍处于上升阶段，心血管病占人群疾病死亡构成的 40%以上，为我国居民的首位死亡原因。冠心病不仅具有致残、致死率高和发病凶险的特点，而且具有慢性迁延性和高复发性特点，因此在治疗管理上，不能仅关注缓解心绞痛发作和急性心肌梗死的血运重建，还要特别关注发病前的预防及发病后的康复。

冠心病的心脏康复（cardiac rehabilitation，CR）是一门融合生物医学、运动医学、营养医学、心身医学和行为医学的专业防治体系，是指以医学整体评估为基础，将冠心病预防管理措施系统化、结构化、数字化和个体化，通过五大核心处方——药物处方、运动处方、营养处方、心理处方（含睡眠管理）和戒烟限酒处方的综合模型干预危险因素，为冠心病患者在急性期、恢复期、维持期以及整个生命过程中提供生理、心理和社会的全面和全程管理服务和关爱。

一、冠心病患者心脏康复的意义

随着冠心病治疗药物和介入治疗手段的不断发展和完善，冠心病的临床治疗在我国一些医疗条件相对较好的地区已经获得了相当令人满意的成果。然而，人们发现尽管冠心病的临床缓解率尚可，冠心病患者的再住院率却始终居高不下，严重冠心病患者回归社会、回归工作岗位的情况也并不理想。

始于 20 世纪初的心脏康复经过不断的试验、发展、临床验证、再发展完善，目前在国际上已经形成了一系列行之有效的评估康复模式。大量的临床研究结果显示，心脏康复能够延缓动脉粥样硬化进程，降低再发冠状动脉事件风险和反复住院率，降低医疗费用，延长健康寿命。因此，心脏康复已经成为冠心病患者持续治疗的重要一环，不论对患者、医生还是社会都具有重要意义。

（一）对冠心病患者的意义

冠心病患者尤其是重症冠心病患者在发病后，安静卧床休息，能够降低基础代谢率，有利于疾病的恢复，这是疾病急性期处理的原则。但长期限制活动，却会对机体带来不利的影响：导致心脏萎缩；肺通气功能减低，易发生肺不张、坠积性肺炎和肺血栓栓塞症（pulmonary thromboembolism，PTE）；骨骼肌纤维变细和氧化酶含量减少，骨骼肌失用性萎缩，肌力和肌耐力减退，甚至骨质疏松、关节挛缩和获得性肌无力；对疼痛的耐受性下降，认知功能也逐渐下降；食欲减退，肠蠕动减弱，可以引起排便困难和长期便秘，而老年性括约肌松弛，可以导致大小便失禁；老年患者易发生压疮；影响患者的自信心，精神抑郁，以致发生性格改变或痴呆等精神变化。以上的不良后果又称运动不足病或废用综合征。

而适量的运动对心血管系统具有显而易见的好处。大量研究显示通过有效强度的运动刺激，可改善血管内皮功能，稳定冠状动脉斑块，促进侧支循环建立，改善心功能，提高肌肉内肌红蛋白的含量，增加氧的利用能力和机体组织的最大摄氧能力，减少病后抑郁症的发生。

因此，通过系统的心脏康复治疗，可以降低冠心病患者猝死率、再发病率、再入院率，提高运动耐量和肌肉功能，改善心肺功能，控制危险因素，改善自主神经功能、末梢循环、炎症指标，解除焦虑抑郁等心理压力，提高社会复职回归率，延长健康寿命。

（二）对医生的意义

无论是中医还是西医，传统意义上的医疗主要分为预防、治疗和康复。狭义上的临床医学主要包含住院和门诊治疗，其目的主要着眼于生命的延长（adding life to years）。心脏康复和二级预防的目的主要着眼于生命预后的改善。因此，心脏康复将从根本上扭转单纯生物医学的模式，为患者提供全程医疗，实现生命的长度和质量双重改善的目标。

（三）对社会的意义

我国已进入老龄化社会，2020年中国65岁及以上的老年人约有1.9亿，占总人口的13.5%；由于老年人群是冠心病的主要人群，随着人口老龄化的加剧，预计到2030年心血管衰老等相关疾病的比重将超过50%。庞大和持续上升的心血管患病人数，使得心血管疾病的预防和康复的需求更加紧迫。

心脏康复是一个长期的全面的多学科合作的医疗过程，需要由心血管内科医生、外科医生、理疗科医生、护工、营养管理师、心理治疗师、运动康复科医生等多个工种组成专业的医疗康复团队；康复的开展还需要众多创新性康复设备。从短期看对冠心病患者的心脏康复需要大量的人力物力的投入，增加了医疗相关费用的支出。但通过系统的心脏康复治疗能够明显减少疾病的复发率，降低急性事件的发生和再入院率，从而显著减少相关医疗保险费用支付。而且通过心脏康复能够大大提高冠心病患者的复职回归率，为社会创造新的价值。

二、心脏康复的历史及演变

公元前5世纪，Herodicus（古希腊时代的医师）提出运动可推迟衰老、促进健康，至1910年“康复”一词应用于残疾人的治疗。第二次世界大战后康复领域的制度逐渐完善，确定了康复医学的概念。而最早的心脏康复主要是针对急性心肌梗死的治疗。1912年，美国Herrick医生描述了急性心肌梗死的临床特征，并制订医嘱要求心肌梗死患者绝对卧床2个月。此后，在长达半个世纪的时间里，临床医生普遍认为急性心肌梗死患者需要日夜看护，任何动作都需要由护士帮助，避免患者自发用力及活动。20世纪30年代Redwood、Rosing和Epsteinn发现延长卧床时间会导致体力减退、步行时心动过速、体位性低血压、血栓栓塞、肺活量下降、负氮平衡和治愈时间延迟。而体力活动可使心率减慢、收缩压下降，并增加氧利用和身体耐力。

20世纪40年代后期，大量文献对延长卧床效果提出质疑。1944年，Levine和Lown建议急性心肌梗死患者采用“椅子疗法”，解除患者的严格卧床。同年，Dock证实坐位较卧位的心脏获益有避免长期卧床导致的血栓栓塞、肌肉萎缩、骨密度降低、胃肠功能紊乱、泌尿道并发症和血管舒缩功能不稳定。他建议患者使用床边便桶，但应减少用力避免 Valsalva 动作。上述做法不仅放宽了心肌梗死患者绝对卧床时间，而且启动了心脏康复的新纪元。

20 世纪 50 年代，以急性心肌梗死患者早期活动为基础的心脏康复概念雏形初现。Newman 及其同事将早期活动定义为急性心肌梗死后第 4 周，每天 2 次，每次 2～5 分钟散步活动。1956 年，Brunmer 等让患者在急性心肌梗死后 2 周内开始早期活动。1961 年，Cain 报告了心肌梗死早期实施活动计划的安全性和有效性。1964 年，鉴于心肌梗死后康复治疗取得的进展，世界卫生组织（World Health Organization，WHO）成立了心血管病康复专家委员会，肯定了心脏康复疗法。WHO 提出了心脏康复的定义："心脏康复是使心血管疾病患者获得最佳的体力、精神及社会状况活动的总和，从而使患者通过自己的努力在社会上重新恢复尽可能正常的位置，并能自主生活。"1973 年，Wenger 研究小组总结了住院期间心脏康复方案，首次发表了以运动疗法为主的急性心肌梗死康复 14 步疗程。1982 年，该方案经美国心脏协会审定，成为急性心肌梗死患者住院标准化治疗的一部分。

20 世纪 80～90 年代，以运动为核心的心脏康复疗法得以迅速发展，随之而来的大量临床研究也证实了心脏康复的获益。20 世纪 80 年代的随机对照试验证明，心脏康复能降低心肌梗死后患者全因死亡率 8%～37%和心血管病死率 7%～38%；大量研究还显示，稳定型心绞痛、冠状动脉旁路移植术（CABG）、经皮冠状动脉介入治疗（PCI）、各种原因导致的慢性心力衰竭、心脏瓣膜置换或修复术后以及心脏移植术后患者可从心脏康复项目中获益。研究表明，家庭心脏康复与传统心脏康复具有同等的获益，并且提高了治疗依从性，可以作为传统心脏康复中心模式的替代模式。日本、美国、欧洲、部分亚洲国家越来越认识到心脏康复对冠心病患者治疗的重要价值，纷纷制定指南，并将心脏康复纳入医疗保险。欧洲心脏病学学会、美国心脏协会和美国心脏病学学会均将心脏康复列为心血管疾病防治的 Ⅰ 级推荐。在临床实践中，心脏康复的内涵也逐渐发生了演变。康复的内容由单纯运动发展到集药物、运动、营养、心理和戒烟限酒为一体的综合干预，为心血管疾病患者在住院、门诊、家庭以及整个生命过程中提供全面和全程管理服务。

三、中国心脏康复的现状

20 世纪 80 年代，随着国际心脏康复的蓬勃发展，中国的临床医生开始大量翻译国外关于心脏康复的论文，我国开始了心脏康复治疗的实践。到 20 世纪 90 年代，我国的心脏康复临床研究结果陆续面世。1991 年，刘江生等开展了有心力衰竭等并发症的老年急性心肌梗死的康复医疗。1992 年，于波、王茂斌分别报道了急性心肌梗死的康复治疗程序。此后，国内关于心肌梗死的心脏康复屡见报道。到 20 世纪 90 年代末，对急性心肌梗死患者的心脏康复不仅包含了运动康复，同时也涉及了心理康复。由于心脏康复在国内的兴起，1991 年中国康复医学会心血管病专业委员会（Cardiovascular Committee of Chinese Association of Rehabilitation Medicine，CCCARM）成立。该学会 1992 年创办了《中国心血管康复医学》杂志，1998 年公开出版，定名为《心血管康复医学杂志》，先后制定了《中国心肌梗塞康复程序参考方案》一～四版、《心脏分级运动试验结果判定标准》、《冠心病人康复危险分层法》、《中国经皮冠状动脉介入治疗的康复程序》、《中国心血管病人生活质量评定问卷》，出版了《康复心脏病学》等专著。到 2010 年我国的心脏康复不再局限于急性心肌梗死后，还包含了冠心病、心脏介入治疗后、心律失常、心力衰竭，以及心血管疾病危险因素的康复，如高血压、糖尿病、吸烟、心理行为因素和生活质量等。

2013 年中国康复医学会心血管病专业委员会颁布《冠心病心脏康复与二级预防中国专家共识》，首次明确冠心病康复的具体内容：生活方式的改变、双心健康、循证用药、生活质量的评估和职业康复等问题。2015 年中国康复医学会心血管病专业委员会颁布《中国心血管疾病康复/二级预防指南》，2018 年更新了该指南，对心脏康复的评估、心脏康复的方法和心脏康复机构的基本标准进行了详细介绍。

21 世纪初心脏康复机构在我国快速发展，2016 年中国康复医学会心血管病专业委员会统计的数字显示，短短 5 年，心脏康复机构从 2012 年的 30 余家增长为 200 余家。心脏康复治疗为心血管疾病患者带来了巨大的好处，不仅降低再发病率、再住院率，而且显著提高患者生活质量和重返社会职业率。心脏康复已经成为心血管病医疗服务新的增长点。由此，我国对心脏康复专门人才的需求大大增加。心脏康复是以心血管医师为核心，理疗师、护士、临床药师、营养师、运动指导师、心理咨询师、检查技师、健康信息管理人员、志愿者等多学科多业种共同作业的团队医疗。目前，我国还没有完善和完整的心脏康复及二级预防的培训体系，对心脏康复机构和人员的准入制度尚需完善。大量从业人员需要系统地学习相关知识，以提高心脏康复技能。

四、心脏康复内容

随着国际国内心脏康复/二级预防的不断发展，心脏康复的内容和模式也发生了巨大的变化，不再是单纯的运动康复，时间上也不仅是住院治疗期间的康复。《中国心脏康复与二级预防指南（2018 版）》明确心脏康复的具体内容包括：①系统评估：初始评估、阶段评估和结局评估是实施心脏康复的前提和基础。②循证用药：控制心血管危险因素。③改变不健康生活方式：主要包括戒烟、合理饮食和科学运动。④情绪和睡眠管理：关注精神心理状态和睡眠质量对生活质量和心血管预后的不良影响。⑤健康教育行为改变：指导患者学会自我管理是心脏康复的终极目标。⑥提高生活质量、回归社会、回归职业。

在当今医疗中，为冠心病患者提供从住院、门诊到家庭的持续性医疗服务已成为一种趋势。这种方式能够更好地降低疾病的复发率，让更多的重症冠心病患者回归社会、回归职业。心脏康复也贯彻这种全程医疗的理念，分为三期，即Ⅰ期康复（院内康复期）、Ⅱ期康复（门诊康复期）、Ⅲ期康复（院外长期康复），通过连续的三期康复为冠心病患者提供全程全方位的照护与关爱。在心脏康复中心，可以采取六步临床路径进行系统康复（图 1-1）。

（1）识别住院或门诊心脏康复适应证患者，尽早转诊接受心脏康复治疗，建议医院设自动转诊流程。

（2）心脏康复专业人员对患者进行首次评估。

（3）心脏康复专业医师根据评估结果制定个体化心脏康复处方。

（4）由心脏康复专业人员指导患者在医院或家庭完成 36 次心脏康复处方。

（5）心脏康复专业人员完成对患者心脏康复结局评估，并提供心脏康复效果分析报告。

（6）向患者提供院外心脏病长期治疗方案。

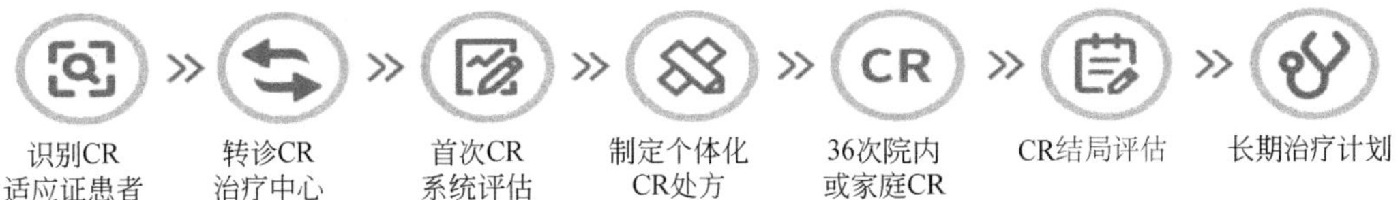
CR
识别CR
适应证患者
转诊CR
治疗中心
首次CR
系统评估
制定个体化
CR处方
36次院内
或家庭CR
CR结局评估
长期治疗计划

图 1-1　心脏康复（CR）标准化临床路径

参考文献

国家统计局，国务院第七次全国人口普查领导小组办公室，2021. 第七次全国人口普查公报（第五号）——人口年龄构成情况[EB/OL].（2021-05-11）[2021-05-20]. http://www.stats.gov.cn/ztjc/zdtjgz/zgrkpc/dqcrkpc/ggl/202105/t20210519_1817698.html.

刘江生，2010. 我国康复心脏病学的发展及现状［J］. 中国康复理论与实践，16：406-407.

于波，曾定尹，1992. 急性心肌梗塞的康复疗法［J］. 医师进修杂志，2：6-8.

中国康复医学会心血管病专业委员会，2018. 中国心脏康复与二级预防指南（2018 版）［M］. 北京：北京大学医学出版社.

中国中医药研究促进会中西医结合心血管病预防与康复专业委员会，2019. 稳定性冠心病中西医结合康复治疗专家共识［J］. 全科医学临床与教育，17：196-202.

中华医学会心血管病学分会，中国康复医学会心血管病专业委员会，中国老年学学会心脑血管病专业委员会，2013. 冠心病康复与二级预防中国专家共识［J］. 中华心血管病杂志，41：267-275.

BUCKINGHAM S A，TAYLOR R S，JOLLY K，et al，2016. Home-based versus centre-based cardiac rehabilitation：abridged Cochrane systematic review and meta-analysis［J］. Open Heart，3：22-26.

CORRA U，PIEPOLI M F，CARRE F，et al，2010. Secondary prevention through cardiac rehabilitation：physical activity counselling and exercise training：key components of the position paper from the cardiac rehabilitation section of the European Association of Cardiovascular Prevention and Rehabilitation［J］. European heart journal，31：1967-1974.

FLRYVCHRT G F，ADES P A，KLIGFIELD P，et al，2013. Exercise standards for testing and training：a scientific statement from the American Heart Association［J］. Circulation，128：873-934.

STEWART K J，BADENHOP D，BRUBAKER P H，et al，2003. Cardiac rehabilitation following percutaneous revascularization，heart transplant，heart valve surgery，and for chronic heart failure［J］. Chest，123：2104-2111.

（武小薇　房　炎）

第二章

冠心病患者康复评估

第一节 冠心病患者康复评估概述

综合评估是制定个体化心脏康复处方的前提，通过评估，了解患者的整体状态、危险分层以及影响其治疗效果和预后的各种因素，从而为患者制定急性期和慢性期最优化治疗策略，实现全面、全程的医学管理。

一、目的和意义

在评估冠心病患者病情的基础上进行康复，不仅可以减少疾病的猝死率、再发生率以及再住院率，而且可以帮助患者控制疾病的危险因素，延缓动脉粥样硬化的发展进程，从而提高患者的生活质量，改善精神状态，帮助其早日回归社会，通过二级预防改善疾病预后。运动康复是心脏康复的核心内容，在改善患者的心肺功能和提高运动耐力的同时，也为患者带来了一定的风险，包括突发的心律失常、心肌梗死和心搏骤停等。老年人由于心肺功能减退、肌肉萎缩和运动能力下降会使得其发生运动不良事件的风险大幅度增高，因此在心脏康复治疗之前进行风险评估并制定适合的康复方案对于降低运动风险具有重要意义。心脏康复评估不仅能够协助临床医师制定个性化康复方案，使安全性得到保障，还能对患者日常生活进行指导，提高康复疗效。医师与患者间在评估过程中的有效互动也能为患者提供生物、心理和社会等多方面的综合管理服务，改善患者的依从性和参与率。

二、适 应 人 群

心脏康复原则上适用于所有成人和儿童心血管病患者，包括冠心病及支架或搭桥术后、心力衰竭、心律失常、心肌病、心脏瓣膜置换术后、心脏移植术后、大血管及外周血管手术后和先天性心脏病等，应根据疾病限制及个体耐受性选择相应的康复锻炼。运动训练心脏康复的禁忌证包括绝对禁忌证和相对禁忌证。绝对禁忌证包括：不稳定型心绞痛、重度主动脉瓣狭窄、未控制的严重心律失常、未控制的心力衰竭、急性心包炎或心肌炎、急性肺栓塞或肺梗死、安静时 ST 段抬高或压低（＞2mm）、急性血栓性静脉炎、急性全身疾病或发热（如感染、甲状腺功能亢进)、严重限制运动能力的运动系统异常性疾病。相对禁忌证包括：电解质异常、快速性心律失常或缓慢性心律失常、高度房室传导阻滞、心房颤动且心室率未得到控制、梗阻性肥厚型心肌病、已知的主动脉夹层、安静时收缩压＞200mmHg 或舒张压＞110mmHg、体位性低血压、精神障碍无法配合试验。

三、评 估 内 容

心脏康复前的综合评估是有效、安全开展心脏康复的基础，是制定个体化和科学的心脏康复方案的必要条件。心脏康复评估内容主要包括以下几个方面（表 2-1)：①一般医学评估，也称为生物学病史评估；②危险因素评估，包括体重、血脂、糖代谢等多方面的评估；③体适能评估，包括身体成分评估与心肺适能评估等方面；④日常生活活动评估；⑤精神/心理评估；⑥运动心肺功能测试风险评估；⑦职业活动能力水平评估；⑧中医评估。医师可通过综合评估对冠心病患者进行危险分层，制定适合的心脏康复处方，预测运动康复过程中可能发生的风险并给予针对性的监护手段。评估时间包括 5 个时间点，分别为初始评估、每次运动治疗前评估、针对新发或异常体征/症状的紧急评估、心脏康复治疗周期中每 30 天再评估和 90 天结局评估。

表 2-1　患者评估的内容

项目	内容
病史	与本次心血管病相关的诊断、并发症、合并症以及既往病史
体格检查	心肺功能评估 肌肉骨骼系统功能评估，特别是四肢和腰部
静息心电图	了解有无静息心电图 ST—T 改变、严重心律失常等
用药情况	包括药物种类、名称、剂量和次数
心血管病危险因素	不可校正的危险因素：年龄、性别、心血管病家族史 可校正的危险因素： 吸烟情况：包括一手烟和二手烟 高血压病史及控制情况 血脂异常病史及控制情况：6～8 周内血脂谱，包括总胆固醇、低密度脂蛋白胆固醇、高密度脂蛋白胆固醇、甘油三酯 饮食结构：特别是膳食纤维、饱和脂肪、胆固醇和热量摄入量 身体构成：体重、身高、体重指数（BMI）、腰围、腰臀比、体脂含量（%） 空腹血糖、糖化血红蛋白及糖尿病病史和血糖控制情况 体力活动状态：休闲运动情况、最喜欢的运动形式、每日静坐时间 心理社会功能评估：抑郁、焦虑情况，精神疾病家族史 其他问卷资料：如睡眠障碍和睡眠呼吸暂停（匹兹堡睡眠质量量表，PISQ）
运动能力	运动试验 心肺运动试验 6 分钟步行试验
心肌坏死标志物	血肌钙蛋白浓度
超声心动图	心腔大小，左心室射血分数

参考文献

丁荣晶，胡大一，2018. 中国心脏康复与二级预防指南 2018 精要［J］. 中华内科杂志，57（11）：802-810.

中国康复医学会心血管病专业委员会，2018. 中国心脏康复与二级预防指南（2018 版）［M］. 北京：北京大学医学出版社.

MCMAHON S R，ADES P A，THOMPSON P D，2017. The role of cardiac rehabilitation in patients with heart disease［J］. Trends in cardiovascular medicine，27（6）：420-425.

POFFLEY A，THOMAS E，GRACE S L，et al，2017. A systematic review of cardiac rehabilitation registries［J］. European journal of preventive cardiology，24（15）：1596-1609.

（刘美玲　武小薇）

第二节　医学评估

一、一般医学评估

一般医学评估以问诊为主，辅以体格检查及量表测评，包括采集患者的一般信息，询问现病史、既往史、个人史及药物治疗史，了解其用药种类、剂量以及是否规范服药，结合体格检查和量表测评了解患者的运动习惯，评估其运动耐量，检查是否有限制活动的因素等。同时，静息心电图、超声心动图以及心肌坏死标志物也应作为参考评估指标。医师可通过评估对患者的状态及治疗方案有所了解，预测影响活动的因素，从而给予针对性的处理，制定个体化康复方案。

二、危险因素评估

（一）体重指数

超重和肥胖是冠心病的危险因素之一，与心血管疾病的死亡率呈正相关。体重指数（body mass index，BMI）是衡量超重与肥胖的常用指标，其计算公式为 BMI=体重（kg）/身高^2（m^2）。正常成年人的 BMI 应控制在 18.5～23.9kg/m^2，若在 24～27.9kg/m^2 则为超重，需要开始控制体重，若 BMI≥28kg/m^2 则为肥胖，需要开始减重。将 BMI 保持在正常范围内可有效降低冠心病的患病风险。

减重速度一般存在个体差异，通常目标以每周降低 0.5～1.0kg 为宜，6～12 个月内减少 5%～10%。减重方式以控制饮食摄入及医师开具的运动处方为主，每次患者就诊时评估 BMI，调整方案，不推荐通过药物减重。

（二）血脂

血脂是血清中的胆固醇、甘油三酯（triglyceride，TG）和类脂的总称。血脂异常是冠心病在发生发展过程中的主要危险因素。WHO 最新研究指出，血清胆固醇水平升高与全球 50%的冠心病的发生相关。目前临床上诊断血脂异常以检测总胆固醇（total cholesterol，TC）、TG、低密度脂蛋白胆固醇（low density lipoprotein-cholesterol，LDL-C）和高密度脂蛋白胆固醇（high density lipoprotein-cholesterol，HDL-C）为主，根据血脂水平分层标准（表 2-2）将血脂异常分为高胆固醇血症、混合型高脂血症和低高密度脂蛋白胆固醇血症。

表 2-2　血脂合适水平和异常分层标准　　单位：mmol/L（mg/dl）

分层	TC	LDL-C	HDL-C	TG
理想水平	—	＜2.6（100）	—	—
合适水平	＜5.2（200）	＜3.4（130）	—	＜1.7（150）
边缘水平	≥5.2（200）且＜6.2（240）	≥3.4（130）且＜4.1（160）	—	≥1.7（150）且＜2.3（200）
升高	≥6.2（240）	≥4.1（160）	—	≥2.3（200）
降低	—	—	＜1.0（40）	—

研究显示，LDL-C 与心血管疾病的发病风险密切相关。LDL-C 每降低 1%可使心血管疾病事件减少 1%，而 HDL-C 每升高 1%可使未来心血管疾病事件降低 2%～4%。2019 年血脂异常基层诊疗指南建议，20～40 岁成年人至少应每 5 年检测 1 次血脂；40 岁以上男性和绝经后女性应每年检测血脂；冠心病患者及其高危人群应每 3～6 个月检测 1 次血脂；因冠心病而住院的患者应在入院时或入院 24 小时内检测血脂。由于 LDL-C 在冠心病的发病中占据核心地位，因此推荐以 LDL-C 为主要干预靶点，通过降低 LDL-C 的水平来达到预防心血管疾病的目的。根据《中国成人血脂异常防治指南（2016 年修订版）》的建议，动脉粥样硬化性心血管疾病需根据糖尿病、高血压或其他危险因素制定控制目标值（图 2-1），并将人群分为极高危、高危、中危和低危四组，不同危险人群的血脂控制目标值间也存在较大差异。

（三）糖代谢

参考 WHO 糖尿病专家委员会提出的分类标准，可将糖代谢状态分为以下几类：正常血糖（normal glucose regulation，NGR）、空腹血糖受损（impaired fasting glucose，IFG）、糖耐量减低（impaired glucose tolerance，IGT）以及糖尿病（diabetes mellitus，DM），见表 2-3。据相关研究统计，冠心病患者群体中，糖代谢异常的总患病率高达 76.9%，其中糖尿病占据 52.9%。在糖尿病患者中，不仅冠心病的发病率高于非糖尿病者 2～4 倍，且病情进展也较为迅速。其机制可能与凝血因子、血小板功能异常及胰岛素抵抗等因素加速动脉粥样硬化的进展相关。

糖化血红蛋白（HbA1c）是红细胞内血红蛋白与血清中糖类相结合的产物，由于整个反应不可逆且保持时间较长，在 120 天左右，因此临床上常用 HbA1c 来评估患者的血糖控制情况。HbA1c 的正常参考值为 4%～6%，对于糖尿病患者来说，为了预防心血管疾病，应控制 HbA1c≤7%，对于病程较短、预期寿命较长、无并发症、未合并心血管疾病的 2 型糖尿病患者，控制 HbA1c＜6.5%能够起到降低微血管并发症的作用，其前提是无低血糖或其他不良反应。相对宽松的 HbA1c 目标（如＜8.0%）更适合于有严重低血糖史、预期寿命较短、有显著的微血管或大血管并发症，或伴有严重合并症、糖尿病病程长和尽管进行了糖尿病自我管理教育和适当的血糖监测、接受有效剂量的多种降糖药物包括胰岛素治疗但仍很难达到常规治疗目标的患者。

符合下列任意条件者，可直接列为高危或极高危人群
极高危：ASCVD患者
高危：(1)LDL-C≥4.9mmol/L或TC≥7.2mmol/L
(2)糖尿病患者1.8mmol/L≤LDL-C＜4.9mmol/L(或)3.1mmol/L≤TC＜7.2mmol/L
且年龄≥40岁

↓ 不符合者，评估10年ASCVD发病危险

危险因素个数*		血清胆固醇水平分层(mmol/L)		
		3.1≤TC＜4.1(或) 1.8≤LDL-C＜2.6	4.1≤TC＜5.2(或) 2.6≤LDL-C＜3.4	5.2≤TC＜7.2(或) 3.4≤LDL-C＜4.9
无高血压	0~1个	低危(＜5%)	低危(＜5%)	低危(＜5%)
	2个	低危(＜5%)	低危(＜5%)	中危(5%~9%)
	3个	低危(＜5%)	中危(5%~9%)	中危(5%~9%)
有高血压	0个	低危(＜5%)	低危(＜5%)	低危(＜5%)
	1个	低危(＜5%)	中危(5%~9%)	中危(5%~9%)
	2个	中危(5%~9%)	高危(≥10%)	高危(≥10%)
	3个	高危(≥10%)	高危(≥10%)	高危(≥10%)

↓ ASCVD10年发病危险为中危且年龄小于55岁者，评估余生危险

具有以下任意2项及以上危险因素者，定义为高危：
◎收缩压≥160mmHg或舒张压≥100mmHg
◎非-HDL-C≥5.2mmol/L(200mg/dl)
◎HDL-C＜1.0mmol/L(40mg/dl)
◎BMI≥28kg/m²
◎吸烟

图 2-1 动脉粥样硬化性心血管疾病危险评估流程图

*：包括吸烟、低 HDL-C 及男性≥45 岁或女性≥55 岁。慢性肾病患者的危险评估及治疗请参见特殊人群血脂异常的治疗。ASCVD：动脉粥样硬化性心血管疾病；TC：总胆固醇；LDL-C：低密度脂蛋白胆固醇；HDL-C：高密度脂蛋白胆固醇；非-HDL-C：非高密度脂蛋白胆固醇；BMI：体重指数。1mmHg=0.133kPa

表 2-3 糖代谢分类标准

糖代谢分类	静脉血浆葡萄糖（mmol/L）	
	空腹血糖	糖负荷后 2 小时血糖
NGR	＜6.1	＜7.8
IFG	6.1～7.0	＜7.8
IGT	＜7.0	7.8～11.1
DM	≥7.0	≥11.1

建议所有冠心病住院患者在病情稳定后进行血糖相关的初步筛查，包括空腹血糖、随机血糖或 HbA1c，在必要时行口服葡萄糖耐量试验（oral glucose tolerance test，OGTT）检查。对于糖代谢异常者，需要在医师的指导下调整生活方式，控制饮食，日常尽量选择低血糖生成指数的食物，平衡膳食摄入，在此基础上进行合适的运动。若饮食及运动不能有效控制血糖达到目标值，则需应用降糖药物进行治疗。

（四）高血压

冠心病是高血压的常见合并症，血压的控制情况与冠心病的发病风险紧密相连。因此对冠心病患者应进行详细的血压情况评估。高血压的诊断标准为未使用降压药物的情况下，静息状态下上臂肱动脉诊室收缩压≥140mmHg 和（或）舒张压≥90mmHg，一般需要非同日测量 3 次。在评估过程中，需确定患者的血压水平，判断其是否具有其他心血管危险因素，寻找高血压的病因及靶器官损害情况，并对预后进行评估。

一般血压控制的目标值应在 140/90mmHg 以下；对于合并稳定性冠心病、糖尿病、慢性肾病的患者血压控制目标值应在 130/80mmHg 以下；65 岁以上的老年人收缩压的目标值应在 150mmHg 以下，在可耐受的情况下可进一步降低收缩压值，且避免过度、过快降压。

控制血压应首选生活方式干预，包括调整钠盐的摄入、合理饮食、戒烟戒酒、保持适宜的体重和增强体力活动等。对于血压过高且存在多种心血管危险因素的患者应及时加用降压药物治疗，同时应加强对患者的健康教育，改善患者依从性。

（五）同型半胱氨酸

同型半胱氨酸（homocysteine，Hcy）是半胱氨酸与蛋氨酸代谢的中间产物，其代谢异常可引起高同型半胱氨酸血症。多项研究表明，多数冠心病患者的血清 Hcy 水平高于正常值，且 Hcy 也被认为是冠心病的危险因素之一，Hcy 水平每升高 5μmol/L，冠心病的发生风险将会增加 20%。

Hcy 水平升高可通过以下机制参与动脉粥样硬化的发生，包括通过氧化应激反应引起血管内皮损伤及内皮细胞功能障碍、刺激血管平滑肌细胞增殖、增强凝血功能并诱导血栓形成、促进炎性因子表达和影响血脂代谢等，从而影响冠心病的发生及发展。

对于高同型半胱氨酸血症（Hcy＞15μmol/L）的患者，可建议其服用叶酸、维生素 B_6 和维生素 B_{12} 等维生素补充剂，同时在日常饮食中增加富含维生素食物的摄入，达到降低 Hcy 水平的目的。

（六）烟草

吸烟是我国疾病负担的第 2 位危险因素，2017 年吸烟造成我国 249 万人死亡。众多研究已证实吸烟是冠心病的独立危险因素，与不吸烟者比较，吸烟者冠心病的发病率和死亡率都明显升高。戒烟则是降低冠心病发病率的有效途径，戒烟的长期获益至少等同于现阶段的二级预防药物，30 岁、40 岁或 50 岁时戒烟可分别延长约 10 年、9 年或 6 年的预期寿命。因此对冠心病患者进行烟草评估具有重要的临床意义。

1. 询问吸烟状态

详细询问患者的吸烟状况和其他烟草制品的使用情况。量化烟草制品的使用程度和类型。询问家庭和工作场所被动吸二手烟的情况。

2. 烟草依赖的评估

存在戒断症状复吸的患者或已经患有心血管疾病的患者，经过吸烟危害教育，仍然吸烟，提示患者存在烟草依赖。按照 WHO 国际疾病分类 ICD-10 诊断标准，确诊烟草依赖综合征通常需要在过去 1 年内体验过或表现出下列 6 条中的至少 3 条：①对吸烟的强烈渴望或冲动感；②对吸烟行为的开始、结束及剂量难以控制；③当吸烟被终止或减少时出现生理戒断状态，表现为戒烟后出现烦躁不安、易怒、焦虑、情绪低落、注意力不集中、失眠、心率降低、食欲增加、体重增加、口腔溃疡、咳嗽流涕等；④耐受性增加，必须使用较高剂量的烟草才能获得过去较低剂量的效应；⑤因吸烟逐渐忽视其他的快乐或兴趣，在获取、使用烟草或从其作用中恢复过来所花费的时间逐渐增加；⑥固执地吸烟不顾其明显的危害性后果，如过度吸烟引起相关疾病后仍然继续吸烟。核心特征是患者明确知道自己的行为有害但却无法自控。

（七）酒精

2017 年全球因长期饮酒导致的死亡人数高达 284 万，其中 67 万发生在我国，我国 15 岁以上男性和女性的饮酒率分别为 48%和 16%。饮酒与心血管病之间的关系相对复杂。一项针对长期队列随访研究的荟萃分析发现适量饮酒可降低缺血性心脏病发生风险，还可升高 HDL-C、载脂蛋白 A1 和脂联素水平。但过量饮酒会增加脑卒中、心房颤动和心力衰竭发生风险。传统流行病学和遗传学的研究发现，饮酒能显著增加血压水平和脑卒中的发生风险，且呈剂量反应关系。

WHO 提出安全摄入酒精的界限为男性每天不超过 40g，女性不超过 20g。《中国居民膳食指南（2016）》中，建议每天可摄入的酒精量成年男性＜25g，成年女性＜15g。酒精摄入量的计算公式：酒精摄入量（g）=饮酒量（ml）×酒精含量（%，V/V）/100×0.8（g/ml）。对于糖尿病患者，中华医学会糖尿病学分会发布的《中国 2 型糖尿病防治指南（2017）》中不推荐饮酒，且糖尿病患者应当警惕饮酒可能引发低血糖。此外，肝肾功能不良、高血压、心房颤动、怀孕者均不应饮酒。因此在临床工作中，医生应注意与患者进行详细沟通，告知利弊，对于一般无酒精依赖的患者虽无需特殊药物治疗，但应密切随访询问其饮酒情况。

（八）超敏 C 反应蛋白

血清超敏 C 反应蛋白（hypersensitive C-reactive protein，hs-CRP）是炎性因子的一种，其水平升高与动脉粥样硬化斑块的形成与脱落相关，可帮助预测心血管事件的危险性。多项研究表明，hs-CRP 水平升高与冠状动脉的病变程度间存在相关性，hs-CRP 水平越高，血管狭窄越严重。降低 hs-CRP 水平后心血管事件也随之减少。结合其他临床指标后，可为冠心病的诊断及预后评估提供有价值的参考依据。

参考文献

葛均波，徐永健，2013. 内科学［M］. 8 版. 北京：人民卫生出版社.

胡大一，2018. 心脏康复［M］. 北京：人民卫生出版社.

中国康复医学会心血管病专业委员会，2018. 中国心脏康复与二级预防指南（2018 版）［M］. 北京：北京大学医学出版社.

中华医学会，中华医学会杂志社，中华医学会全科医学分会，等，2019. 血脂异常基层诊疗指南（2019 年）［J］. 中华全科医师杂志，18（5）：403-416.

诸骏仁，高润霖，赵水平，等，2016. 中国成人血脂异常防治指南（2016 年修订版）［J］. 中国循环杂志，31（10）：937-953.

CASTRO A R，SILVA S O，SOARES S C，2018. The use of high sensitivity C-reactive protein in cardiovascular disease detection［J］. Journal of pharmacy & pharmaceutical sciences，21（1）：496-503.

DONG Y，WANG X，ZHANG L，et al，2019. High-sensitivity C reactive protein and risk of cardiovascular disease in China-CVD study［J］. Journal of epidemiology and community health，73（2）：188-192.

LIU W，WANG T，SUN P，et al，2019. Expression of Hcy and blood lipid levels in serum of CHD patients and analysis of risk factors for CHD［J］. Experimental and therapeutic medicine，17（3）：1756-1760.

WEINREB S J，PIANELLI A J，TANGA S R，et al，2019. Risk factors for development of obesity in an ethnically diverse CHD population［J］. Cardiology in the young，29（2）：123-127.

（刘美玲　房　炎）

第三节　体适能评估

体适能评估是心脏康复评估项目中的重要组成部分，也是进行康复治疗的基础。进行体适能评估有助于判断患者的身体情况及运动耐量，是否具有运动康复的禁忌证，预测康复过程中可能出现的危险因素并及时规避，并制定个体化的康复方案。最大摄氧量是目前评估运动耐量的金标准。最大摄氧量主要取决于心脏泵血和运输氧的能力、肺气体交换能力以及骨骼肌代谢能力。能够改善以上能力的方法都可以提高运动耐量。不同药物对运动耐量的作用机制和影响不完全相同，进行运动处方时，也应考虑药物作用对运动耐量的影响。运动耐量的提高，不仅可以显著提高冠心病患者的生活质量，使患者生活得更好，还可以显著改善预后，延长冠心病患者的寿命，对心脏康复有重要指导意义。目前体适能评估由以下几个部分组成：身体成分评估、心肺适能评估、肌肉适能评估、柔韧性适能评估以及平衡适能评估。

一、身体成分评估

身体成分评估常用的指标包括身高、体重、BMI、腰围、臀围以及腰臀比。BMI 可以反映身体的营养情况，并排除了身高对体重的影响，是衡量超重与肥胖的常用指标。BMI 的计算公式为 BMI=体重（kg）/身高 ^{2}（m^2）。我国正常成年人的 BMI 应控制在 18.5～23.9kg/m^2，若＜18.5kg/m^2 则为体重过轻，若在 24～27.9kg/m^2 则为超重，若 BMI≥28kg/m^2 则为肥胖。BMI 只能初步判断身体的营养情况，不能体现身体中肌肉与脂肪的构成比例，因此需要其他能反映身体脂肪分布的指标如腰围、臀围以及腰臀比等来进行深入评估。腰围可初步反映人体腹部内脏脂肪含量，臀围可反映人体皮下脂肪含量，腰臀比则是判定中心性肥胖（腹型肥胖）的重要指标。腰臀比的计算公式为腰臀比=腰围（cm）/臀围（cm）。目前我国以男性腰围≥90cm，女性腰围≥85cm 或男性腰臀比＞0.9，女性腰臀比＞0.8 作为中心性肥胖的诊断标准。

除以上常用评估指标外，仪器检测可更准确了解体内肌肉及脂肪的分布。目前常用的检测方法包括：计算机断层扫描（computed tomography，CT）、磁共振成像（magnetic resonance imaging，MRI）、双能 X 线吸收法（dual energy X-ray absorptiometry，DEXA）和生物电阻抗法（bioelectrical impedance analysis，BIA）。

二、心肺适能评估

（一）心肺适能徒手评估法

心肺适能评估是开展心脏康复的基础，旨在了解患者的循环系统及呼吸系统功能，有助于为患者制定相应的运动处方。心肺适能的徒手评估是基层医疗机构开展心脏康复的常规评估手段，也是对不能耐受器械评估人群的补充，以步行测试为主，成本低且易操作，主要包括 2 分钟踏步试验（2-minute step test，2MST）、6 分钟步行试验（6-minute walk test，6MWT）和 200 米快速步行试验（200-meter fast walk test，200mFWT）。

2MST 是对受试者 2 分钟内单侧膝盖能达到的指定高度次数进行计数，指定高度通常以髌骨和髂前上棘连线中点的高度为准。进行 2MST 时对周围环境无特殊要求，仅需一面墙即可完成，体弱者也可扶墙完成测试。受试者可以根据自身的情况调整踏步的频率甚至中途停止，休息后继续测试，但休息期间不能停止计时。对于不能耐受 6MWT 者，可以选择 2MST 进行替代。

6MWT 是指受试者按照试验要求，尽可能持续行走 6 分钟所能达到的最远距离。根据 6MWT 的结果可以将心功能不全患者分为 4 个等级：1 级＜300 米；2 级 300～374.9 米；3 级 375～449.9 米；4 级≥450 米。测试过程中可根据患者的身体情况检测患者心率、血压、血氧饱和度等指标，辅助评估患者心肺功能。

200mFWT 是指受试者快速步行 200 米所需的时间。200mFWT 对受试者的体能需求高于 6MWT。研究发现 200mFWT 与心肺运动试验中测得的最大心率显著相关，其公式为最大心率=130−0.6×年龄＋0.3×心率$_{200mFWT}$，通过计算最大心率可评估受试者的心肺适能，制定个体化的康复运动处方。

（二）心肺适能器械评估法

心肺适能的器械评估目前包括心肺运动试验（cardiopulmonary exercise test，CPET）、运动负荷心电图、运动心脏超声以及动态心脏核素扫描等方法。CPET 可通过标准的运动试验以及气体代谢技术来评估受试者的心肺功能和运动耐力，评价治疗干预措施效果，辅助制定运动处方。CPET 可根据其使用的设备（运动平板、踏车）、功率大小、运动终点及运动部位（上肢、下肢）分为多种类型。相对于运动平板来说，踏车的安全性更高，因此 CPET 选用踏车的比例较高。

三、肌肉适能评估

（一）肌肉适能徒手评估法

肌肉适能徒手评估法可评估受试者肌肉的功能状态，需受试者以自身重量或简单工具进行，虽不能精确反映负荷量的精确参数，但仍可用于评估康复治疗的效果。以下是常见的徒手评估法。

1. 握力测试

握力可通过握力计测得，是抓握物体时所产生的最大力量。最大握力达 9kg 是满足日常生活活动所需的最低值。握力测试不仅能获得量化数值，同时能够简单、快速进行，是评估上肢功能的重要手段。

2. 俯卧撑

对受试者 1 分钟完成俯卧撑的总次数进行计数，以评估其上肢、肩背部及核心肌群的力量和耐力。

3. 30 秒手臂屈曲试验

在优势手负重情况下，对受试者 30 秒内完成前臂屈曲的次数进行计数，以评估其上肢肌群力量。测试时男性需抓握 3.6kg 哑铃，女性抓握 2.25kg 哑铃。

4. 原地坐下站立试验

受试者需用最少的支撑完成“立位—原地盘坐—起立”这一过程，并对其进行评分，用以评估下肢肌力。

5. 30 秒椅子站立试验

对受试者在 30 秒内所能完成的坐位转换为站立位的次数进行计数，以评估其下肢肌群及核心肌群的力量。

6. 爬楼梯试验

记录受试者爬 10 级楼梯所需的时间，以评估腿部力量。

7. 1 分钟仰卧起坐试验

对受试者在 1 分钟内所能完成的仰卧起坐的次数进行计数，以评估其躯干肌群的力量和耐力。

8. Borg 劳累度评估量表

患者需根据自己运动时感觉的劳累程度打分，由最轻至最重分别对应 6～20 分（表 2-4）。通常建议患者在 12～16 分范围内运动。

表 2-4　对自我理解的用力程度进行计分的 Borg 评分

Borg 评分	自我理解的用力程度
6～8	非常非常轻
9～10	很轻
11～12	轻
13～14	有点用力
15～16	用力
17～18	很用力
19～20	非常非常用力

（二）肌肉适能器械评估法

目前公认的准确肌力评估设备是等速肌力测试仪，可全面反映受试者肌力和肌肉耐力。若条件有限，也可使用可调阻力的抗阻训练器械进行评估，完成一次最大负荷量测试。

四、柔韧性适能评估

关节活动度正常是能够活动的基础，而关节活动度异常的具体表现是柔韧性降低。因此身体柔韧性降低可限制正常的身体活动，影响日常活动。柔韧性评估可帮助患者进行运动及治疗方案的制定。

1. 抓背试验

受试者在测试时需肩后伸，一手从上往下，另一手从下往上，双手尽量沿脊柱方向接触或重叠，动作稳定并维持 2 秒以上时测量双手中指指尖间的距离，以评估受试者肩关节柔韧性。

2. 改良转体试验

对受试者转体后手能达到的距离进行测量，以评估其躯干旋转和躯干核心肌群的柔韧性。

3. 座椅前伸试验

受试者坐于高 43cm 的标准座椅上，优势侧腿伸直，脚跟着地，另一腿屈膝呈 90 度，脚平放于地面，双手掌心向下重叠，双臂伸直并尽力前伸，测量中指指尖与足尖的距离。可以此评估受试者下肢及下背部的柔韧性。

五、平衡适能评估

（一）平衡适能徒手评估法

平衡适能徒手评估法常包括观察法及量表法，但观察法含主观判断且无法量化数据，故并不常用，量表法常应用于神经系统功能障碍的患者，对心血管系统疾病患者意义不大。因此对于此类患者的评估常应用以下几种方法。

1. 功能性前伸试验

受试者在站立状态下，手臂尽量前伸且保持身体稳定，以所能达到的距离作为测量结果。此方法主要用于测试老年患者的平衡性。

2. 单腿站立试验

受试者需一腿屈膝，抬离地面 15～20cm，在双腿不相碰的情况下，保持双手自然下垂于身体两侧，记录其动作维持时间。维持时间超过 60 秒者可增加难度，使其在闭眼状态下重复上述动作。

3. 2.4 米起身行走试验

受试者需从坐高 43cm 的椅子上起身，步行 2.4 米后，返回椅子并恢复原位，记录其完成这一过程所需的时间，以评估其平衡适能及日常生活能力。

（二）平衡适能器械评估法

平衡测试仪是平衡适能器械评估法中常用的方法。平衡测试仪可记录受试者在各种体位状态（静态、动态、立位、坐位）下的运动轨迹和运动范围，并通过计算机分析得到受试者的平衡适能，结果较精确。

参 考 文 献

陈俊，2011. 中国心血管病预防指南［J］. 中华心血管病杂志，5（5）：2.

ADACHI H，2017. Cardiopulmonary exercise test［J］. International heart journal，58（5）：654-665.

AGARWALA P，SALZMAN S H，2020. Six-minute walk test：Clinical role，technique，coding，and reimbursement［J］. Chest，157（3）：603-611.

BOHANNON R W，CROUCH R H，2019. Two-minute step test of exercise capacity：systematic review of procedures，performance，and clinimetric properties［J］. Journal of geriatric physical therapy，42（2）：105-112.

FOSBØL M，ZERAHN B，2015. Contemporary methods of body composition measurement［J］. Clinical physiology and functional imaging，35（2）：81-97.

FUJITA K，KABATA T，KAJINO Y，2017. Quantitative analysis of the trendelenburg test and invention of a modified method［J］. Journal of orthopaedic science，22（1）：81-88.

MARRA M，SAMMARCO R，DE LORENZO A，2019. Assessment of body composition in health and disease using bioelectrical impedance analysis（BIA）and dual energy X-ray absorptiometry（DXA）：A critical overview［J］. Contrast media & molecular imaging，2019：3548284.

MIYAMOTO N，HIRATA K，KIMURA N，et al，2018. Contributions of hamstring stiffness to straight-leg-raise and sit-and-reach test scores［J］. International journal of sports medicine，39（2）：110-114.

NUSAIR S，2017. Interpreting the incremental cardiopulmonary exercise test［J］. The American journal of cardiology，119（3）：497-500.

SIBLEY K M，STRAUS S E，INNESS E L，2013. Clinical balance assessment：perceptions of commonly-used standardized measures and current practices among physiotherapists in Ontario，Canada［J］. Implementation science，8：33.

WILDER R P，GREENE J A，WINTERS K L，et al，2006. Physical fitness assessment：an update［J］. Journal of long-term effects of medical implants，16（2）：193-204.

（刘美玲　田　力）

第四节　日常生活活动评估

一、日常生活活动评估概述

日常生活活动（activities of daily living，ADL）是指人们在每日生活中所涉及的一系列基本活动，包括衣、食、住、行，保持个人卫生整洁和独立的社区活动，是人们为了维持生存及适应环境而每天必须反复进行的、最基本的、最具有共性的活动。

近年来，虽然心血管疾病的发病率逐年增加，但随着治疗水平的不断提高，心血管疾病的死亡率逐渐下降，继而患有心血管疾病而长期生存的人逐渐增多，这类人群的生活质量越来越得到重视。以往对于心血管疾病患者多注重检查及运动功能评定，常常忽视老年人、残疾人等一些日常生活需要照料的人群的日常生活能力评定，老年患者逐渐增多，因此增加患者的日常生活活动评估是必然的趋势。

（一）ADL 的分类

1. 躯体的或基本的日常生活能力

躯体的或基本的日常生活能力（basic or physical activities of daily living，BADL 或 PADL）是指人为维持基本的生存、生活所需要的每天必须反复进行的基本活动，包括进食、穿衣、个人卫生等自理性活动和坐、站立、行走、上下楼梯等与身体活动有关的基本活动。反映的是粗大的运动功能、基本的活动能力，适用于较重的身体活动受限的患者，如残疾、偏瘫等。

2. 工具性日常生活能力

工具性日常生活能力（instrumental activities of daily living，IADL）是指人在社区中维持独立生活所需要的较高级的技能，完成这些活动需要借助工具进行，包括购物、洗衣、使用交通工具、家务管理、处理个人事物、照顾他人或宠物等。IADL 是建立在基础性日常生活活动的基础上发展起来的体现人类社会属性的一系列活动，反映较为精细的功能，适用于较轻的身体活动受限的患者。

（二）ADL 能力评估的目的和意义

1. 确定患者 ADL 方面的独立情况

通过评估可确切地了解患者日常生活各项活动的完成情况，判断患者是否具有独立生活的能力，评价日常生活质量，以及独立的程度。

2. 指导临床康复治疗及康复护理

根据评定结果，针对患者所存在的问题，结合患者和家属对医院的需求，制定适合患者实际情况的康复目标、治疗方案。

3. 评价康复治疗及护理的临床疗效

经过一段时间的康复治疗及护理，再次评估，对疗效进行评价，判断患者的功能预后，适时调整康复治疗方案。

4. 安排患者返家及就业

根据患者评价结果，对患者回归家庭后的家庭进行改造，以利于康复治疗及防止危险发生，对工伤等患者回归工作岗位提供有效的依据和帮助。

二、评 估 方 法

（一）评估内容

1. BADL 评定

BADL 评定需要尽可能准确地了解并概括残疾者日常生活的各项基本功能状况，即明确他们是怎样进行日常生活的，能做多少日常活动，难于完成的是哪些项目，功能障碍的程度如何。

（1）身体基本活动

床上活动，如良姿位的摆放，床上体位转换，在床上不同方向移动等。轮椅运动和移动，如乘坐轮椅、使用轮椅、室内移动、室外移动等。上下台阶或楼梯借助助行器行走，如使用助行器、手杖、穿戴支架、矫形器、假肢等。

（2）自理性活动

穿衣或更衣，包括穿脱内衣、内裤、套头衣、开衫、罩衫、袜子，穿脱假肢器具，扣纽扣，拉拉链，系腰带，系鞋带等。进食，包括使用餐具、咀嚼、吞咽能力等。个人清洁，包括洗手、洗脸、刷牙、洗发、洗澡、梳头、修指甲、化妆等。上厕所，包括使用尿壶、便盆或进入厕所大小便，便后会阴部清洁、衣物整理、排泄物冲洗等。

2. IADL 评定

（1）使用交通工具

乘坐公交车或地铁，骑自行车、摩托车，上下汽车，驾驶汽车等。

（2）交流方面

包括打电话，阅读，书写，使用计算机、录音机、智能手机，识别环境标识等。

（3）家务管理

包括购物，准备食物，洗衣，整理房间，照料孩子，安全使用生活用品、家用电器及安排收支预算等。

（二）评估方法分类

1. ADL 评估的形式

（1）提问访谈法

提问访谈法是通过提问或者访谈的形式来收集信息，从而进行评定的方法，包括口头提问和问卷提问两种。谈话可以在电话、视频中进行，答卷也可以采取邮寄的方式。就某一项活动提问，提问可以是多方面的，尽可能让受试者本人回答问题。检查者在听取受试者的描述时，应注意受试者所述内容的客观性和真实性，是否准确。当受试者由于某些原因不能回答问题时，可以请了解受试者情况的家属或陪护回答问题。

（2）观察法

观察法是指检查者通过直接观察受试者日常生活情况来进行评定的方法。观察的场所不局限于实际环境，也可以是实验室。实际环境指受试者日常生活中进行各种活动的生活环境，这里所指的环境，包括地点，如在家里，也包括所使用的物品，如家中的浴盆、肥皂以及适当的时间等。社区康复常采用在实际环境中观察 ADL 的方法，检查者可在清晨起床后在被检查者家中的盥洗室里观察其洗漱情况。住院患者的 ADL 观察评定则通常在模拟的家庭或工作环境的实验室中进行。不同的环境会对受试者 ADL 表现的质量产生很大的影响，实际环境与实验室环境条件下被检查者的 ADL 表现可能有所不同。

（3）量表检查法

常用的标准化的 BADL 评定方法或量表有 Barthel 指数、功能独立性评定、Katz 指数、改良 PULSES 评定量表以及修订的 Kenny 自理评定等。常用 IADL 标准化量表有工具性日常生活活动能力量表、Frenchay 活动指数、功能活动问卷（the functional activities questionary，FAQ）、快速残疾评定量表（rapid disability rating scale，RDRS）等。

2. ADL 评估的方法

（1）日常生活活动能力量表（Barthel 指数评定量表）

Barthel 指数（Barthel index，BI）由美国 Florence Mahoney 和 Dorothy Barthel 等设计并应用于临床，是美国康复医疗机构常用的评定方法。Barthel 指数评定简单，可信度及灵敏度较高，使用广泛，可用于预测治疗效果、住院时间和预后。Barthel 指数不仅可以用来评定治疗前后的功能状况，而且可以预测治疗效果、住院时间及预后。Barthel 指数评定量表包括 10 项内容，根据是否需要帮助及其帮助程度分为 0 分、5 分、10 分、15 分四个功能等级，总分为 100 分。得分越高，独立性越强，依赖性越小。如果患者不能达到项目中规定的标准时，给 0 分。60 分以上提示患者生活基本可以自理，40～60 分者生活需要帮助，20～40 分者生活需要很大帮助，20 分以下者生活完全需要帮助。Barthel 指数 40 分以上者康复治疗的效益最大。Barthel 指数评定量表见表 2-5，评分标准见表 2-6。

表 2-5 日常生活活动能力量表（Barthel 指数评定量表）

项目	评分标准		入院时	出院时
吃饭	0 分	依赖		
	5 分	需部分帮助		
	10 分	自理		
洗澡	0 分	依赖		
	5 分	自理		
修饰（洗脸、梳头、刷牙、剃须）	0 分	需帮助		
	5 分	自理		
穿衣（解系纽扣、拉链、穿鞋等）	0 分	依赖		
	5 分	需部分帮助		
	10 分	自理		
大便	0 分	失禁或需灌肠		
	5 分	偶有失禁		
	10 分	能控制		

续表

项目		评分标准	入院时	出院时
小便	0分	失禁或插尿管和不能自理		
	5分	偶有失禁		
	10分	能控制		
用厕（包括拭净、整理衣裤、冲水）	0分	依赖		
	5分	需部分帮助		
	10分	自理		
床←→椅转移	0分	完全依赖，不能坐		
	5分	需大量帮助（2人），能坐		
	10分	需少量帮助（1人）或指导		
	15分	自理		
平地移动	0分	不能移动，或移动少于45米		
	5分	独自操纵轮椅移动超过45米，包括转弯		
	10分	需1人帮助步行超过45米（体力或言语指导）		
	15分	独立步行超过45米（可用辅助器）		
上楼梯	0分	不能		
	5分	需帮助（体力、言语指导、辅助器）		
	10分	自理		
合计总分				

表2-6　Barthel 指数评分标准

项目		评分标准
大便控制	0分	失禁；或无失禁，但有昏迷
	5分	偶尔失禁，每周≤1次，或在帮助下使用灌肠剂或栓剂，或需要器具帮助
	10分	能控制；如果需要，能使用灌肠剂或栓剂
小便控制	0分	失禁；或需要他人导尿；或无失禁，但有昏迷
	5分	偶尔失禁，每24小时≤1次，每周>1次，或需要器具帮助
	10分	能控制：如需要可使用集尿器或其他用具，并清洗，如自行导尿并清洁导尿管视为控制
修饰	0分	依赖或需要帮助
	5分	自理：在提供器具的情况下，可独立完成洗脸、刷牙、梳头、剃须
洗澡	0分	依赖或需要帮助
	5分	自理：指无需指导和他人帮助能安全进入浴池，并完成洗澡全过程
如厕	0分	依赖
	5分	部分帮助：在穿脱衣裤、使用卫生纸擦净会阴、保持平衡或便后清洁时需要帮助

续表

项目		评分标准
如厕	10 分	自理：能独立进入厕所，使用厕所或便盆，并能穿脱衣裤，使用卫生纸，擦净会阴和冲洗排泄物，或倒掉并清洗便盆
进食	0 分	依赖
	5 分	需要部分帮助：能吃任何正常食物，但在切割、搅拌食物或夹菜、盛饭时需要帮助，或较长时间才能完成
	10 分	自理：能使用任何必要的装置，在适当的时间内独立完成包括夹菜、盛饭在内的进食过程
穿衣	0 分	依赖
	5 分	需要帮助：在适当的时间内至少做完一半的工作
	10 分	自理：在无人指导的情况下能独立穿脱适合自己身体的各类衣裤，包括穿鞋、系鞋带、系纽扣、解纽扣、开关拉链、穿脱矫形器和各类护具等
上下楼梯	0 分	依赖：不能上下楼梯
	5 分	需要帮助：在体力帮助或言语指导、监督下上、下一层楼梯
	10 分	自理（包括使用辅助器）：能独立地上、下一层楼，可以使用扶手或用手杖、拐等辅助用具
转移	0 分	依赖：不能坐起，需两人以上帮助，或用提升机
	5 分	需大量帮助：能坐，需两个人或一个强壮且动作娴熟的人帮助
	10 分	需小量帮助：为保安全，需一人搀扶或言语指导、监督
	15 分	自理：能独立地从床上转移到椅子上并返回。独立从轮椅到床，再从床回到轮椅，包括从床上坐起，刹住轮椅，抬起脚踏板
平地行走	0 分	依赖：不能行走
	5 分	需大量帮助：如果不能行走，能使用轮椅行走 45m，并能向各个方向移动以及进出厕所
	10 分	需小量帮助：在一人帮助下行走 45m 以上，帮助可以是体力或言语指导、监督。如坐轮椅，必须是无需帮助，能使用轮椅行走 45m 以上，并能拐弯。任何帮助都应由未经特殊训练者提供
	15 分	自理：能在家中或病房周围水平路面上独自行走 45m 以上，可以使用辅助装置，但不包括带轮的助行器

（2）功能独立性评定（functional independence measurement，FIM）

FIM 量表是由美国医疗康复（UDS）系统研制的一个结局管理系统，它是一个功能独立性测量的应用工具，是一个有效的、公认的等级评分量表。它在反映残疾或功能丧失水平或需要帮助的程度的方式上比 Barthel 指数评定量表更详细、精确、敏感，是分析判断康复疗效的一个有力指标。FIM 量表不但评定由于运动功能损伤而致的 ADL 能力障碍，而且也评定认知功能障碍对于日常生活的影响。

FIM 量表包括 6 个方面，共 18 项，其中包括 13 项运动性 ADL 和 5 项认知性 ADL。评分采用 7 分制，即每一项最高分为 7 分，最低分为 1 分。总积分最高分为 126 分，最低分为 18 分。得分的高低以患者独立的程度、对于辅助工具或辅助设备的需求以及他人给予帮助的量为依据（表 2-7）。

表 2-7　功能独立性评定（FIM）量表

姓名　　　性别　　　年龄　　　床号　　　诊断　　　住院号

项目				评估日期	
运动功能	自理能力	1	进食		
		2	梳洗修饰		
		3	洗澡		
		4	穿裤子		
		5	穿上衣		
		6	上厕所		
	括约肌控制	7	膀胱管理		
		8	直肠管理		
	转移	9	床、椅、轮椅间		
		10	移动到厕所		
		11	盆浴或淋浴		
	行走	12	步行/轮椅		
		13	上下楼梯		
		运动功能评分			
认知功能	交流	14	理解		
		15	表达		
	社会认知	16	社会交往		
		17	解决问题		
		18	记忆		
		认知功能评分			
FIM 总分					
评估人					

评分标准：

独立：活动中不需他人帮助。

a. 完全独立（7 分）：构成活动均能规范、合理地完成，不需修改和辅助设备或用品，并在合理的时间内完成。

b. 有条件的独立（6 分）：具有下列一项或几项：活动中需要辅助设备；活动需要比正常长的时间；或需要安全方面的考虑依赖；为了进行活动，患者需要另一个人予以监护或身体的接触性帮助。

依赖：活动中需他人帮助。

a. 有条件的依赖：患者付出 50%或更多的努力，其所需的辅助水平如下。

a）监护或准备（5 分）：患者所需的帮助只限于备用、提示或劝告，帮助者和患者之间没有身体的接触或帮助者仅需要帮助准备必需用品；或帮助带上矫形器。

b）少量帮助（4 分）：患者所需的帮助只限于轻轻接触，自己起到 75%或以上的作用。

c）中度身体接触的帮助（3 分）：患者需要中度的帮助，自己能起到 50%～75%作用。

b. 完全依赖：患者需要一半以上的帮助或完全依赖他人，否则活动就不能进行。

a）大量帮助（2 分）：需要他人接触身体提供大量帮助，才能完成活动，自己起到 50%以下的作用，但大于 25%。

b）完全依赖（1 分）：患者付出的努力小于 25%。

FIM 的最高分为 126 分（运动功能评分 91 分，认知功能评分 35 分），最低分为 18 分。126 分：完全独立；108～125 分：基本独立；90～107 分：有条件的独立或极轻度依赖；72～89 分：轻度依赖；54～71 分：中度依赖；36～53 分：重度依赖；19～35 分：极重度依赖；18 分：完全依赖。

（3）工具性日常生活活动能力量表（IADL 量表）

IADL 量表（表 2-8）包括 8 个项目：上街购物、外出活动、食物烹饪、家务维持、洗衣服、使用电话的能力、服用药物、处理财务能力。评分可以显示使用工具的生活能力，如跟踪检测，可以反映功能的改善和恶化。评定时应按表格逐项询问，如遇受试者不能回答问题（痴呆、失语等），则通过家属、陪护人员等知情人进行量表测评。

表 2-8 工具性日常生活活动能力量表（IADL 量表）

工具性日常生活活动能力（IADL）（以最近一个月的表现为准）	
1.上街购物【□不适用（勾选“不适用”者，此项分数视为满分）】	勾选 1.或 0.者，列为失能项目
□3.独立完成所有购物需求	
□2.独立购买日常生活用品	
□1.每一次上街购物都需要有人	
□0.完全不会上街购物	
2.外出活动【□不适用（勾选“不适用”者，此项分数视为满分）】	勾选 1.或 0.者，列为失能项目
□4.能够自己开车、骑车	
□3.能够自己搭乘大众运输工具	
□2.能够自己搭乘出租车但不会搭乘大众运输工具	
□1.当有人陪同时可搭出租车或大众运输工具	
□0.完全不能出门	
3.食物烹调【□不适用（勾选“不适用”者，此项分数视为满分）】	勾选 0.者，列为失能项目
□3.能独立计划、烹煮和摆设一顿适当的饭菜	
□2.如果准备好一切佐料，会做一顿适当的饭菜	
□1.会将已做好的饭菜加热	
□0.需要别人把饭菜煮好、摆好	
4.家务维持【□不适用（勾选“不适用”者，此项分数视为满分）】	勾选 1.或 0.者，列为失能项目
□4.能做较繁重的家事或需偶尔家事协助（如搬动沙发、擦地板、洗窗户）	
□3.能做较简单的家事，如洗碗、铺床、叠被	
□2.能做家事，但不能达到可被接受的整洁程度	
□1.所有的家事都需要别人协助	
□0.完全不会做家事	
5.洗衣服【□不适用（勾选“不适用”者，此项分数视为满分）】	勾选 0.者，列为失能项目
□2.自己清洗所有衣物	
□1.只清洗小件衣物	
□0.完全依赖他人	
6.使用电话的能力【□不适用（勾选“不适用”者，此项分数视为满分）】	勾选 1.或 0.者，列为失能项目
□3.独立使用电话，含查电话簿、拨号等	
□2.仅可拨熟悉的电话号码	
□1.仅会接电话，不会拨电话	
□0.完全不会使用电话	
7.服用药物【□不适用（勾选“不适用”者，此项分数视为满分）】	勾选 1.或 0.者，列为失能项目
□3.能自己负责在正确的时间用正确的药物	
□2.需要提醒或少许协助	
□1.如果事先准备好服用的药物分量，可自行服用	
□0.不能自己服用药物	

续表

工具性日常生活活动能力（IADL）（以最近一个月的表现为准）	
8.处理财务能力【□不适用（勾选“不适用”者，此项分数视为满分）】 □2.可以独立处理财务 □1.可以处理日常的购买，但需要别人协助 □0.不能处理钱财	勾选0.者，列为失能项目
注：上街购物、外出活动、食物烹调、家务维持、洗衣服等5项中有3项以上需要协助者即为轻度失能	

IADL 结果分析方法：

指导语：根据职能水平对受试者的以下功能进行评定，如“您能做饭吗？您能独立把饭做好吗？如果别人帮助您，您能做饭吗？”

评分标准：4分=自己完全可以做；3分=有些困难，自己尚能完成；2分=需要帮助；1分=根本没法做。当患者从来不做但是能够胜任评定为1分，从来不做但做起来有困难，但不需要别人帮助评定为2分，从来不做但做起来需要帮助评定为3分，从来不做，也无法完成时评定为4分。总分为24分，得分越高提示受试者IADL独立性越好。

参考文献

胡大一，2018. 心脏康复［M］. 北京：人民卫生出版社.

袁丽霞，丁荣晶，2019. 中国心脏康复与二级预防指南解读［J］. 中国循环杂志，34：86-90.

中国康复医学会心血管专业委员会，2018. 中国心脏康复与二级预防指南（2018版）［M］. 北京：北京大学医学出版社.

WHO，2007. Prevention of cardiovascular disease：guidelines for assessment and management of cardiovascular risk. Tetrahedron letters，54（22）：2817-2820

（李祥禄　樊　蕾）

第五节　精神/心理评估与双心医学

冠心病患者和家属面临着适应疾病、适应治疗、适应身体状况的问题，心理上会发生较大的变化，积极地调整心理对治疗及康复均有重要的作用。通过精神/心理评估，早期发现并干预心理问题，对心脏康复十分重要。

一、认知功能评估

认知（cognition）是认识和知晓事物过程的总称。包括感知、辨别、记忆、学习、注意、理解、推理和判断方面的能力，是大脑为解决问题而摄取、储存、重整和处理信息的基本功能。认知障碍（cognitive deficit）是认知过程一方面或多方面的损害，导致上述过程效率的降低或功能受损的病理状态。包括注意障碍、记忆障碍、推理能力降低、判断力差和交流障碍等。

冠心病患者认知功能障碍与冠心病本身无确切关系，多为其他脑血管疾病所导致，多为老年人，临床上评估认知功能障碍的量表较多，有些需要培训才能掌握。简易精神状态量表

（mini-mental state examination，MMSE）是认知检查最常用的一个量表，对于评估心血管疾病的老年人的认知功能十分简单方便。该量表包括以下 7 个方面：时间定向力、地点定向力、即刻记忆、计算力和注意力、延迟记忆、语言、视空间。见表 2-9。

表 2-9 简易精神状态量表（MMSE）

项目	分数	最高分
定向力（10 分）		
现在是（星期几）（几号）（几月）（什么季节）（哪一年）？		5
我们在哪里：（省市）（区或县）（街道或乡）（什么地方）（第几层楼）		5
记忆力（3 分）		
我要说三样东西的名称，在我讲完之后，请您重复说一遍。		3
请您记住这三样东西，因为几分钟后要再问您的。		
（请仔细说清楚，每一样东西一秒钟）。		
“皮球”“国旗”“树木”		
请您把这三样东西说一遍（以第一次答案计分）。		
计算力和注意力（5 分）		
请您算一算 100 减去 7，然后从所得的数目再减去 7，如此一直地计算下去，请您将每减一个 7 后的答案告诉我，直到我说“停”为止。		5
（若错了，但下一个答案是对的，那么只计一次错误）		
93，86，79，72，65。		
回忆力（3 分）		
请您说出刚才我让您记住的那三样东西。“皮球”“国旗”“树木”		3
语言能力（9 分）		
（出示手表）这个东西叫什么？		1
（出示铅笔）这个东西叫什么？		1
我要说一句话，请您跟着我清楚地重复一遍。“四十四只石狮子”		1
我给您一张纸请您按我说的去做，开始：“用右手拿着这张纸，用两只手将它对折起来，放在您的大腿上”。（不要重复说明，也不要示范）		3
请您念一念这句话，并且按上面的意思去做。（闭上您的眼睛）		1
给我写一个完整的句子。（句子必须有主语、动词，有意义）		1
记下所叙述句子的全文		
这是一张图，请您在同一张纸上照样把它画下来。（对：两个五边形的图案，交叉处又有个小四边形）		1
总分		**30**
画图处：		

评分参考：分数在 27～30 分，正常。分数<27 分，认知功能障碍：21～26 分，轻度；10～20 分，中度；0～9 分，重度。

二、生活质量评估

生活质量（quality of life）又称生命质量，其定义多种多样，较普遍适用的定义是以社会经济、文化背景和价值取向为基础，人们对自己的身体状态、心理功能、社会能力以及个人整体情形的一种感觉体验，是一种主观感受。冠心病作为一种慢性疾病，发病率、死亡率逐年增加，在治疗冠心病时，我们不仅要抢救患者生命，还要在治疗过程中评估患者的生活质量，改善或提高患者的生活质量是冠心病治疗的重要结果和目标。从心脏康复角度来说，药物及手术治疗只是疾病治疗的开始，通过康复减轻疾病所带来的身体、精神、心理痛苦，重新回归家庭和社会才更为重要。

常用的生活质量普适量表包括世界卫生组织生活质量测定量表（World Health Organization quality of life assessment instrument，WHOQOL）及简表（WHOQOL-BREF）、健康调查简表36（36-item short-form health survey，SF-36）和欧洲五维健康量表（european quality of life 5 dimensions，EQ-5D 或 EuroQol）。常用的心血管疾病患者专用生活质量量表包括西雅图心绞痛量表（Seattle angina questionnaire，SAQ）和中国心血管疾病患者生活质量评定问卷。临床工作中，推荐选择一个普适量表和一个专用量表评估患者的生活质量。

（一）世界卫生组织生活质量测定量表（WHOQOL）

WHOQOL 测定的是最近 2 周的生存质量的情况，但在实际工作中，根据工作不同阶段的特殊性，量表可以调查不同时间长度的生存质量。如评价一些慢性疾病（如关节炎、心绞痛）患者的生存质量，可调查近 4 周的情况。

WHOQOL-100 包括 6 个领域（domain）24 个方面（facet）以及 1 个评价一般健康状况和生存质量的评分。6 个领域指的是生理（PHYS）、心理（PSYCH）、独立性（IND）、社会关系（SOCIL）、环境（ENVIR）和精神/宗教/信仰（DOM6）。各个领域和方面的得分均为正向得分，即得分越高，生存质量越好。我们并不推荐将量表所有条目得分相加计算总分。考察一般健康状况和生存质量的 4 个问题条目（即 G1、G2、G3、G4）的得分相加，总分可作为评价生存质量的一个指标，量表所包含的内容见表 2-10。

表 2-10　WHOQOL-100 量表的结构

Ⅰ. 生理领域（PHYS）	
1. 疼痛与不适（pain）	2. 精力与疲倦（energy）
3. 睡眠与休息（sleep）	
Ⅱ. 心理领域（PSYCH）	
4. 积极感受（pfeel）	5. 思想、学习、记忆和注意力（think）
6. 自尊（esteem）	7. 身材与相貌（body）
8. 消极感受（neg）	
Ⅲ. 独立性领域（IND）	
9. 行动能力（mobil）	10. 日常生活能力（activ）
11. 对药物及医疗手段的依赖性（medic）	12. 工作能力（work）
Ⅳ. 社会关系领域（SOCIL）	
13. 个人关系（relat）	14. 所需社会支持的满足程度（supp）
15. 性生活（sex）	

续表

Ⅴ. 环境领域（ENVIR）	
16. 社会安全保障（safety）	17. 住房环境（home）
18. 经济来源（finan）	19. 医疗服务与社会保障：获取途径与质量（service）
20. 获取新信息、知识、技能的机会（inform）	21. 休闲娱乐活动的参与机会与参与程度（leisur）
22. 环境条件（污染/噪声/交通/气候）（envir）	23. 交通条件（transp）
Ⅵ. 精神/宗教/信仰领域（DOM6）	
24. 精神支柱/宗教/个人信仰（spirit）	

注：括号内为相应领域或方面的英文单词缩写。

计分方法：

方面计分（facet scores）：各个方面的得分是通过累加其下属的问题条目得到的，每个条目对方面得分的贡献相等。条目的计分根据其所属方面的正负方向而定，许多方面包含需要将得分反向的问题条目。对于正向结构的方面，所有负向问题条目需反向计分。有 3 个反向结构的方面（疼痛与不适、消极感受、对药物及医疗手段的依赖性）不包含正向结构的问题条目。各国附加的问题条目归于其所属的方面，且计分方向与该方面一致，下面举例说明方面计分，如：不需要反向计分的方面：积极感受（pfeel）=（F4.1＋F4.2＋F4.3＋F4.4）。包含需反向计分条目的方面：精力与疲倦（energy）=［F2.1＋（6−F2.2）＋F2.3＋（6−F2.4）］。

领域计分（domain scores）：每个方面对领域得分的贡献相等，各国附加的方面归属于相应的领域，且按正向计算分。各个领域的得分通过计算其下属方面得分的平均数得到，计算公式如下，注意根据下面的计算程序负向结构的方面的得分需要反向换算。

生理领域（PHYS）=［(24−pain）＋energy＋sleep］/3

心理领域（PSYCH）=［pfeel＋think＋esteem＋body＋（24−neg)］/5

独立性领域（IND）=［mobil＋activ＋（24−medic）＋work］/4

社会关系领域（SOCIL）=（relat＋supp＋sex）/3

环境领域（ENVIR）=（safety＋home＋finan＋service＋inform＋leisur＋envir＋transp）/8

精神支柱/宗教/个人信仰（DOM6）=spirit。

得分转换：各个领域及方面的得分均可转换成百分制，方法是：转换后得分=（原来的得分−4）×（100/16）。

关于数据缺失：当一份问卷中有 20%的数据缺失时，该份问卷便作废。如果一个方面中有一个问题条目缺失，则以该方面中另外条目的平均分代替该缺失条目的得分。如果一个方面中有多于两个（包含两个）条目缺失，那么就不再计算该方面的得分。生理、心理和社会关系领域，如果有一个方面的得分缺失，可以用其他方面得分的平均值代替。环境领域，可以允许有两个方面的缺失，此时用其他方面得分的平均值代替缺失值。

（二）西雅图心绞痛量表（SAQ）

西雅图心绞痛量表测定共 11 项问题，包括躯体活动受限程度、心绞痛稳定状态、心绞痛发作频率、治疗满意程度、疾病的认识 5 个维度。要求受试者独立回答，在 5 分钟之内完成。见表 2-11。

表 2-11　西雅图心绞痛量表（SAQ）

条目	在选择项打“√”
1. 过去 4 周内，由于胸痛、胸部紧缩感和心绞痛所致下列各项受限程度	明显增加□　轻微增加□　相同□ 轻微减少□　明显减少□
2. 与 4 周前比较，做最大强度的活动时，胸痛、胸部紧缩感和心绞痛的发作情况	明显增加□　轻微增加□　相同□ 轻微减少□　明显减少□
3. 过去 4 周内，胸痛、胸部紧缩感和心绞痛的平均发作次数	≥4 次/天□　1～3 次/天□　≥3 次/周□ 1～2 次/周□　<1 次/周□　无发作□
4. 过去 4 周内，胸痛、胸部紧缩感和心绞痛服用硝酸酯类药物（如硝酸甘油）平均次数	≥4 次/天□　1～3 次/天□　≥3 次/周□ 1～2 次/周□　<1 次/周□　没使用□
5. 因胸痛、胸部紧缩感和心绞痛遵守医嘱服药带来的烦恼	严重□　中度□　轻微□　极少□ 无□　医生未给药□
6. 对治疗胸痛、胸部紧缩感和心绞痛的各种措施的满意程度	不满意□　大部分不满意□　部分满意□ 大部分满意□　高度满意□
7. 对医生胸痛、胸部紧缩感和心绞痛的解释满意程度	不满意□　大部分不满意□　部分满意□ 大部分满意□　高度满意□
8. 总的来说，对目前胸痛、胸部紧缩感和心绞痛的治疗满意程度	不满意□　大部分不满意□　部分满意□ 大部分满意□　高度满意□
9. 过去 4 周内，胸痛、胸部紧缩感和心绞痛影响生活乐趣的程度	不满意□　大部分不满意□　部分满意□ 大部分满意□　高度满意□
10. 在你的未来生活中如果还有胸痛、胸部紧缩感和心绞痛，你会感觉怎样	不满意□　大部分不满意□　部分满意□ 大部分满意□　高度满意□
11. 对心脏病发作和突然死亡的担心程度	一直担心□　经常担心□　有时担心□ 很少担心□　绝不担心□

结果解释：

西雅图心绞痛量表分为 5 大项 11 个条目：躯体活动受限程度（PL，问题 1），心绞痛稳定状态（AS，问题 2），心绞痛发作情况（AF，问题 3～4），治疗满意程度（TS，问题 5～8），疾病认知程度（DS，问题 9～11），对 5 大项 11 个条目逐项评分以及计算 SAQ 总分，再计算标准积分，标准积分=（实际得分-该方面最低得分）/（该方面最高分-该方面最低分）×100，评分越高患者生活质量及机体功能状态越好。

三、睡眠质量评估

失眠在世界范围内的发生率均很高，据统计，美国约为 27%，韩国约为 22%，南非高达 45%，我国有 57%的成年人在过去 12 个月中经历过失眠，而有 53%的人群失眠症状持续 1 年或以上，因失眠而影响日常功能者达 39%。

通常把睡眠障碍定义为总睡眠时间、睡眠效率降低，而睡眠潜伏期和慢波睡眠时间减少，快波睡眠时间增加，同时，睡眠结构也发生了变化，表现为睡眠时间缩短、睡眠效率下降、睡眠潜伏期延长。在原发性失眠的患者中，慢波睡眠时间减少。对于失眠的诊断，患者主观性比较强，量表来评估睡眠质量要相对客观。

临床较为常用的睡眠质量评估量表包括匹兹堡睡眠质量指数（Pittsburgh sleep quality index，PSQI）量表、失眠严重程度指数（insomnia severity index，ISI）量表、里兹睡眠评估问卷（Leeds sleep evaluation questionnaire，LSEQ）、阿森斯失眠量表（Athens insomnia scale，AIS）、睡眠障碍问卷（sleep disorders questionnaire，SDQ）、睡眠状况自评量表（self-rating scale of sleep，SRSS）、柏林问卷（Berlin questionnaire，BQ）、STOP 量表和 STOP-Bang 量表（SBQ）、清晨型夜晚型问卷（morningness-eveningness questionnaire，MEQ）、慕尼黑时间型问卷（Munich chronotype questionnaire，MCTQ）、国际不宁腿综合征量表（international restless legs scale，IRLS）、快速眼动（rapid eye movement，REM）、睡眠行为障碍筛查问卷（REM sleep behavior disorder screening questionnaire，RBDSQ）、梅奥睡眠问卷（Mayo sleep questionnaire，MSQ）。

此外，睡眠质量还与认知功能、精神状况、睡眠卫生意识、睡眠习惯相关。

（一）PSQI 量表

PSQI 量表（表 2-12）由美国匹兹堡大学医学中心精神科的睡眠专家 Buysse 教授撰写，用于评定患者近 1 个月的睡眠质量，适用于我国精神科和睡眠医学的临床研究。该表不仅可以用于 1 个月内睡眠障碍评估，还可用于短暂性或持续性睡眠障碍的鉴别。PSQI 量表由 19 个自评和 5 个他评条目构成，前 18 个条目组成主观睡眠质量、入睡时间、睡眠时间、习惯睡眠效应、睡眠障碍、催眠药物和日间功能等 7 个维度，每个维度按 0～3 等级计分（其中第 19 个自评条目和 5 个他评条目不参与计分），累计各维度得分为 PSQI 量表总分，为 0～21 分，得分越高，表示睡眠质量越差。以 7 分为参考界值判断睡眠障碍的灵敏度和特异度分别为 98.3%和 90.2%。

表 2-12　PSQI 量表

姓名　　　　性别　　　　年龄　　　　日期

一、请根据您近 1 周情况，回答下列问题：				
1. 近 1 周，晚上睡觉通常是（　　）点				
2. 近 1 周，每晚入睡通常需（　　）分钟				
3. 近 1 周，通常早上（　　）点起床				
4. 近 1 周，每夜通常实际睡眠（　　）小时（不等于卧床时间）				
二、对下列问题请用数字在每个问题后面写出最合适的答案。				
5. 近 1 个月，因下列情况影响睡眠而烦恼：				
a. 入睡困难（30 分钟内不能入睡）	①没有	②少于 1/周	③1～2/周	④3 次及以上/周
b. 夜间易醒或早醒	①没有	②少于 1/周	③1～2/周	④3 次及以上/周
c. 夜间去厕所	①没有	②少于 1/周	③1～2/周	④3 次及以上/周
d. 呼吸不畅	①没有	②少于 1/周	③1～2/周	④3 次及以上/周
e. 咳嗽或鼾声高	①没有	②少于 1/周	③1～2/周	④3 次及以上/周
f. 感觉冷	①没有	②少于 1/周	③1～2/周	④3 次及以上/周
g. 感觉热	①没有	②少于 1/周	③1～2/周	④3 次及以上/周
h. 做噩梦	①没有	②少于 1/周	③1～2/周	④3 次及以上/周
i. 疼痛不适	①没有	②少于 1/周	③1～2/周	④3 次及以上/周
j. 其他影响睡眠的事情	①没有	②少于 1/周	③1～2/周	④3 次及以上/周
如有，请说明：				
6. 近 1 周，您用催眠药的情况	①没有	②少于 1/周	③1-2/周	④3 次及以上/周
7. 近 1 周，您常感觉到困倦吗？	①没有	②少于 1/周	③1-2/周	④3 次及以上/周
8. 近 1 周，您做事情精力不足吗？	①没有	②少于 1/周	③1-2/周	④3 次及以上/周
9. 近 1 周，总的来说，您认为自己的睡眠	①很好	②较好	③较差	④很差

PSQI 计分说明：
成分Ⅰ：主观睡眠质量（问题 9）
应答/计分：很好/0，较好/1，较差/2，很差/3。
成分Ⅱ：入睡时间（问题 2、问题 5a）
问题 2 应答/计分：≤15 分钟/0，16～30 分钟/1，31～60 分钟/2，>60 分钟/3。
问题 5a 应答/计分：没有/0，每周少于 1 次/1，每周 1～2 次/2，每周≥3 次/3。
成分Ⅱ计分方法：问题 2 和问题 5a 之和/计分。
成分Ⅲ：睡眠时间（问题 4）
问题 4 应答/计分：>7 小时/0，6～7 小时/1，5～6 小时/2，<5 小时/3。
成分Ⅳ：习惯睡眠效应
睡眠小时数（问题 4）：计算床上度过的小时数
起床时间：（问题 3）
上床时间：（问题 1）
计算习惯性睡眠效率：睡眠小时数/床上度过小时数×100%=（）%
成分Ⅳ计分方法：睡眠效率/计分：>85%/0，75%～84%/1，65%～74%/2，<65%/3。
成分Ⅴ：累加问题 5b～5j 各问题计分
5b～5j 总分/计分：0/0，1～9/1，10～18/2，19～27/3。成分Ⅴ计分。
成分Ⅵ：催眠药物（问题 6）
应答/计分：没有/0，<1 次每周/1，1～2 次每周/2，≥3 次每周/3。成分Ⅵ计分。
成分Ⅶ：日间功能（问题 7、问题 8）
问题 7 应答/计分：没有/0，<1 次每周/1，1～2 次每周/2，≥3 次每周/3。
问题 8 应答/计分：没有/0，偶尔/1，有时有/2，经常有/3。
计算问题 7 和问题 8 之和：问题 7 计分＋问题 8 计分。
成分Ⅶ计分方法：问题 7 和问题 8 之和/计分：0/0，1～2/1，3～4/2，5～6/3。
PSQI 总分=成分Ⅰ＋成分Ⅱ＋成分Ⅲ＋成分Ⅳ＋成分Ⅴ＋成分Ⅵ＋成分Ⅶ。

（二）ISI 量表

ISI 量表（表 2-13）由美国弗吉尼亚大学医学院精神和心理科睡眠专家 Morin 教授撰写，共分 7 个项目，总分 28 分，0～7 分为无临床意义的失眠，8～14 分为轻度失眠，15～21 分为中度失眠，22～28 分为重度失眠。ISI 量表评定的时间范围也是近 1 个月，但 ISI 量表对失眠严重程度的评估效果好，量表的信度、效度良好，可以作为诊断失眠和评判疗效的工具之一。

表 2-13　ISI 量表

1. 入睡困难
□无　□轻度　□中度　□重度　□非常严重
2. 保持睡眠状况困难
□无　□轻度　□中度　□重度　□非常严重

续表

3. 过早醒来 □无 □轻度 □中度 □重度 □非常严重
4. 您对您睡眠状态感觉满意/不满意吗？（其中 0 表示非常满意，依次类推，4 表示非常不满意） □0 □1 □2 □3 □4
5. 您认为您的睡眠问题对您的日常生活的影响有多大？（例如：白天的疲劳程度、工作或做家务的能力、注意力、记忆力、情绪等）（其中 0 表示没有，依次类推，4 表示有明显的影响） □0 □1 □2 □3 □4
6. 您的睡眠问题与生活质量的问题相比是否更为显著？（其中 0 表示并不明显，依次类推，4 表示非常明显） □0 □1 □2 □3 □4
7. 对您现在的睡眠问题，您焦虑/担心过吗？（0 表示一点也不，依次类推，4 表示非常担心） □0 □1 □2 □3 □4

（三）一些客观评价方法

睡眠障碍客观评价方法一般需要依赖一些仪器设备或方法，包括夜帽（night cap）、微动敏感床垫、肢体活动电图（actigraph）、唤醒标记仪（arousal marker）、清醒状态维持试验、电子瞳孔描记仪以及可以监测睡眠的手环等。

四、精神/心理评估

在临床工作中，我们主要通过定式访谈、半定式访谈、他评焦虑抑郁量表、自评焦虑抑郁量表等方式来识别患者的精神心理问题。心血管医生与神经专科医生不同，大多没有经过特殊培训，心血管科能用的量表只有患者焦虑抑郁自评类量表，也就是由患者自己填写的量表。世界上已经开发了很多自评焦虑抑郁量表，包括 BECK 焦虑抑郁筛查量表、广泛焦虑问卷 7 项（generalized anxiety disorder 7-item scale，GAD-7）、患者健康问卷 9 项（patient health questionnaire depression scale，PHQ-9）、综合医院焦虑抑郁量表（hospital anxiety and depression scale，HAD）、抑郁自评量表（SDS）和焦虑自评量表（SAS）等。

这些量表并非专门针对冠心病患者而制定的，因此，在应用到心血管疾病患者身上的时候需要进行效度和信度检测，并且不同种族、不同临床情景、不同疾病患者使用其效度和信度也不同。推荐心血管科医生采用 PHQ-9、GAD-7、HAD、躯体化症状自评量表，这 4 个自评量表在心血管科经过效度和信度检测，有较好的阴性预测值，同时条目少，简单方便。自律神经测定仪和心理量表软件可以作为补充工具。如评估发现患者有重度焦虑或抑郁等心理问题，需请精神专科会诊，评估结果为轻度或中度的患者，可以给予对症治疗，包括心血管药物及抗焦虑、抗抑郁药物。

冠心病患者多为急性起病，或有急性加重风险，医生在治疗过程中难以较细致地询问精神心理方面的病史，所以心理问题筛查尤为重要。在诊疗同时，可以采用简短的三问法，初步筛出可能有问题的患者，这 3 个问题是：①是否有睡眠不好，已经明显影响白天的精神状态或需要用药？②是否有心烦不安，对以前感兴趣的事情失去兴趣？③是否有明显身体不适，但多次检查都没有发现能够解释的原因？3个问题中如果有2个回答是，符合精神障碍的可能性为80%左右。

量表、筛查问卷、简短三问法都不能作为精神心理疾病的诊断标准，只是提示患者可能并存精神心理问题，在治疗冠心病的同时给予一些药物或非药物治疗，中、重度患者还需要请双心医学科、精神科会诊。

（一）PHQ-9量表（表2-14）

表2-14　PHQ-9量表

在过去的2周里，您是否有以下9种问题困扰，请选择并在相应位置上画“√”

编号	项目	0=从来没有	1=偶尔有几天	2=经常（一半时间有）	3=几乎每天
1	做什么事都没兴趣，没意思				
2	感到心情低落，抑郁，绝望				
3	入睡困难，睡眠不深或睡眠不足				
4	常感到很疲惫				
5	食欲不好或暴饮暴食				
6	感觉自己失败，或感觉给自己或家庭带来失败				
7	阅读或看电视时不能集中精力				
8	行动或说话缓慢到引起人们的注意，或刚好相反，烦躁不安走动增多				
9	有自杀念头或想以某种方式伤害自己				

判断标准：5～9分，轻度；10～19分，中度；>20分，重度。

（二）GAD-7量表（表2-15）

表2-15　GAD-7量表

在过去2周，有多少时间您受以下任何问题困扰？（在相应位置上画“√”）	0=完全不会	1=几天	2=一半以上日子	3=几乎每天
1. 感觉紧张、焦虑或着急				
2. 不能停止担忧或自我控制担忧				
3. 对各种各样的事情担忧过多				
4. 很难放松下来				
5. 由于不安而无法静坐				
6. 变得容易烦恼或急躁				
7. 感到似乎将有可怕的事情发生而害怕				

判断标准：5～9分，轻度；10～19分，中度；>20分，重度。

（三）HAD 量表（表 2-16）

HAD 量表分两部分：即焦虑亚量表 HAD（A）和抑郁亚量表 HAD（D），分别有 7 个条目，合计 14 条。每条分 4 级（0 分、1 分、2 分、3 分）计分。分别计算 A、D 两表的分值，按原作者推荐标准，亚量表分：0～7 分为无表现，8～10 分属可疑，11～21 分属有反应。总分：0～7 分代表正常，8～10 分表示轻度抑郁/焦虑，11～14 分表示中度抑郁/焦虑，总分 15～21 分表示严重抑郁/焦虑。据此可采用两种方法：①在筛选时，可以以 8 分为起点，即可疑及有反应者；②也可按 3 级评总分划等，只取两头为有或无。

表 2-16 HAD 量表

情绪对大多数疾病的发生、发展起着重要作用，如果医生了解您的情绪变化，他们就可以更加全面地了解您的病情，从而给您更多帮助。请您根据近 1 个月的感受回答如下问题：

A 综合医院焦虑情绪测定题

1. 我感到紧张（或痛苦）（3→0 分）

   a. 几乎所有时候；b. 大多数时候；c. 有时；d. 根本没有

2. 我感到有点害怕，好像预感到有什么可怕的事情要发生（3→0 分）

   a. 非常肯定和十分严重；b. 是的，但并不严重；c. 有一点，但并不使我苦恼；d. 根本没有

3. 我的心中充满烦恼（3→0 分）

   a. 大多数时间；b. 常常如此；c. 时时，但并不经常；d. 偶然如此

4. 我能够安闲而轻松地坐着（0→3 分）

   a. 肯定；b. 经常；c. 并不经常；d. 根本没有

5. 感到一种令人发抖的恐惧（0→3 分）

   a. 根本没有；b. 有时；c. 很经常；d. 非常经常

6. 我有点坐立不安，好像感到非要活动不可（3→0 分）

   a. 确实非常多；b. 是不少；c. 并不很多；d. 根本没有

7. 我突然有恐慌感（3→0 分）

   a. 确实很经常；b. 时常；c. 并非经常；d. 根本没有

D 综合医院抑郁情绪测定题

1. 我对以往感兴趣的事情还是有兴趣（0→3 分）

   a. 肯定一样；b. 不像以前那样多；c. 只有一点儿；d. 基本上没有了

2. 我能够哈哈大笑，并看到事物有趣的一面（0→3 分）

   a. 我经常这样；b. 现在已经不大这样了；c. 现在肯定是不太多了；d. 根本没有

3. 感到愉快（3→0 分）

   a. 根本没有；b. 并不经常；c. 有时；d. 大多数时间

4. 我好像感到人变迟钝了（3→0 分）

   a. 几乎所有时间；b. 经常；c. 有时；d. 根本没有

5. 我对自己的外表（打扮自己）失去兴趣（3→0 分）

   a. 肯定；b. 经常；c. 并不经常；d. 根本没有

6. 我怀着愉快的心情憧憬未来（0→3 分）

   a. 差不多是这样做的；b. 并不完全是这样做的；c. 很少这样做；d. 几乎从来不这样做

7. 我能欣赏一本好书或一段好的广播或电视节目（0→3 分）

   a. 常常；b. 有时；c. 并非经常；d. 根本没有

（四）SAS 量表（表 2-17）

表 2-17　SAS 量表

请根据您近 1 周的感觉来进行评分，数字的顺序依次为： 1→从无、2→有时、3→经常、4→持续	
（1）我觉得比平常容易紧张和着急（焦虑）	1 2 3 4
（2）我无缘无故地感到害怕（害怕）	1 2 3 4
（3）我容易心里烦乱或觉得惊恐（惊恐）	1 2 3 4
（4）我觉得我可能将要发疯（发疯感）	1 2 3 4
（5）我觉得一切都很好，也不会发生什么不幸（不幸预感）	4 3 2 1
（6）我手脚发抖打颤（手足颤抖）	1 2 3 4
（7）我因为头痛、颈痛和背痛而苦恼（躯体疼痛）	1 2 3 4
（8）我感觉容易衰弱和疲乏（乏力）	1 2 3 4
（9）我觉得心平气和，并且容易安静坐着（静坐不能）	4 3 2 1
（10）我觉得心跳很快（心悸）	1 2 3 4
（11）我因为一阵阵头晕而苦恼（头昏）	1 2 3 4
（12）我有晕倒发作或觉得要晕倒似的（晕厥感）	1 2 3 4
（13）我呼气吸气都感到很容易（呼吸困难）	4 3 2 1
（14）我手脚麻木和刺痛（手足刺痛）	1 2 3 4
（15）我因为胃痛和消化不良而苦恼（胃痛或消化不良）	1 2 3 4
（16）我常常要小便（尿意频数）	1 2 3 4
（17）我的手常常是干燥温暖的（多汗）	4 3 2 1
（18）我脸红发热（面部潮红）	1 2 3 4
（19）我容易入睡并且一夜睡得很好（睡眠障碍）	4 3 2 1
（20）我做噩梦（噩梦）	1 2 3 4
焦虑自评量表（SAS）结果的解释： 按照中国常模结果，SAS 标准分的分界值为 50 分。①轻度焦虑：50～59 分；②中度焦虑：60～69 分；③重度焦虑：69 分以上	

五、双 心 医 学

（一）双心医学的概念

双心医学（psycho-cardiology）由胡大一教授于 1995 年在国内率先提出，一直在不断探索，通过积累临床实践经验，不断进步，近年双心医学获得很大发展。双心医学又称为心理心脏病学或行为心脏病学，是研究与处理心脏疾病与情绪、社会环境和行为相关的科学。双心医学的目的，不仅是简单地把心理疾病和心脏病放到一个单元进行治疗，而是强调在临床治疗中关注患者躯体疾病的同时，要关注患者的精神心理状态，尊重患者的主观感受，倡导真正意义上的健康，即心身的全面和谐统一，最终目标是改善患者的心血管疾病预后，实现患者躯体和心理的完全康复。

（二）双心医学在冠心病患者中的应用

双心医学将精神心理卫生作为心脏整体防治体系的组成部分，从而从整体上治疗冠心病，在康复治疗过程中更应该注意患者心理变化。心理障碍和心脏病是互相影响、互相转归的。据统计，仅有 30%心理障碍患者在心理咨询专科就诊，而高达 70%的心理障碍患者就诊于社区卫生服务中心或综合医院，致使社区卫生服务中心及综合医院就诊的患者中有高达 1/3 为心理障碍患者，社区卫生服务中心以及综合医院逐渐变成了心理障碍诊治的主战场。这也就可以解释为什么心理障碍仅仅让精神专科医生去识别和干预是远远不够的。

抑郁是冠心病的独立危险因素，有研究显示，患有抑郁的人群发生冠心病的概率是没有患抑郁人群的 1.5～2.0 倍；而在冠心病患者中，合并有抑郁的人群远期发生心血管事件的危险度是未合并抑郁的 2.0～2.5 倍。焦虑是心血管疾病患者最常见的精神心理问题，最近文献显示焦虑是冠心病的独立危险因素。

与心血管疾病发生和预后不良有关的精神心理问题不仅是焦虑和抑郁，大量研究证实，敌意、愤怒、社会孤立、低社会经济地位、担心、悲观、工作压力、感觉受到不公正待遇等与心血管疾病的发生和预后不良密切相关，而乐观、有社会支持、生活有目标可减少心血管疾病的发生风险，降低死亡率。

（三）提高识别心理障碍患者的能力

WHO 组织的有 14 个国家参加的“综合医院就诊者中的心理障碍”多中心协作研究表明，综合医院医生对心理障碍的识别率只有 15.9%。其误诊率高原因是多方面的：①精神医学和其他临床医学分属两个不同的范畴，综合医院和社区卫生服务中心中相当部分的医生对心理障碍的知识相对贫乏，对心理障碍引起的躯体化症状表现认识不足；②过去的传统教育模式即生物医学模式，医生对患者心理障碍诊断普遍持谨慎态度，对患者的症状多做一元化诊断，且习惯于依靠实验室检查对疾病做出诊断，而心理障碍性疾病缺乏有效的实验室检查指标，主要靠患者的主诉和医生的经验判断来诊断；③前往综合医院就诊的心理障碍患者常拒绝与医生讨论抑郁、焦虑等心理问题。

提高心血管医生识别心理障碍的能力，首先，应该了解心理障碍的相关症状表现，认识到在冠心病患者中心理障碍是一种常见的合并症或并发症。其次，应熟悉相关量表，实践表明，心理量表是简单有效的工具，能够快速识别心理障碍的类型和严重程度，同时可以对治疗前后进行评估。

参考文献

丁荣晶，2014. 双心医学研究进展［J］. 四川精神卫生，27（3）：193-197.

方积乾，2000. 生存质量测定方法及应用［M］. 北京：北京大学医学出版社.

刘贤臣，唐茂芹，胡蕾，等，1996. 匹兹堡睡眠质量指数的信度和效度研究［J］. 中华精神科杂志，29（2）：103-107.

潘霄，童天朗，柏涌海，等，2020. 成人睡眠障碍标准化评估量表的临床应用［J］. 内科理论与实践，（3）：146-151.

ALBOUGAMI A，MANZAR M D，2019. Insomnia severity index：a psychometric investigation among Saudi nurses［J］. Sleep and breathing，23（3）：987-996.

CHIU H Y，CHEN P Y，CHUANG L P，2017. Diagnostic accuracy of the Berlin questionnaire，STOP-BANG，STOP，and Epworth sleepiness scale in detecting obstructive sleep apnea：a bivariate meta-analysis［J］. Sleep medicine reviews，36：57-70.

（李祥禄　武小薇）

第六节　心肺运动危险分层评估

一、危险分层的意义

进行运动治疗前，应对患者进行一般医学评估和体适能评估。掌握患者的一般情况及病史，筛查其心血管危险因素、合并症及并发症。对患者进行初步的心功能分级，检查运动系统、神经系统等能够影响运动的因素，了解身体其他重要脏器的功能和患者日常活动水平与运动习惯，评估患者的有氧运动能力和水平以及患者的肌力、柔韧性、平衡和协调能力。在对患者进行充分评估的基础上，将患者进行运动的危险分为低危、中危和高危三个等级，以便有针对性地进行患者管理，采取不同等级的运动指导和监护策略。对患者进行综合评估和危险分层评估，能够帮助患者改变生活方式，控制危险因素。评估后根据患者的意愿和接受能力，制定以患者为中心的个性化康复方案，与患者达成一致的目标，使其积极参与到康复过程中，并保持长期随访，从而实现降低目标的患病风险的目的。

二、危 险 分 层

《中国心脏康复与二级预防指南（2018 版）》指出，冠心病患者在进行康复治疗前均需进行心肺运动风险评估，了解其运动耐量，并对患者进行危险分层，可以帮助患者选择监护方案，制订运动计划，降低运动风险，保证患者在运动中的安全性。患者的运动耐量由心脏泵血能力、肺通气换气能力和骨骼肌运动能力所决定，是其身体所能达到或承受的最大运动，临床上常用代谢当量（metabolic equivalent，MET）来表示。对于心血管疾病患者，运动耐量可以反映其心、肺、骨骼肌的整体功能，并可作为对患者进行危险分层、日常生活指导、制定运动处方和评估治疗疗效的根据。患者运动过程中可能发生心血管事件的具体危险分层如表 2-18 所示。

表 2-18　危险分层

项目		危险分层		
		低危	中危	高危
运动试验指标	心绞痛	无	可有	有
	无症状，但有心肌缺血心电图改变	无	可有，但心电图 ST 段下移＜2mm	有，心电图 ST 段下移≥2mm
	其他不适，如气促、头晕等	无	可有	有
	复杂性心律失常	无	无	有
	血流动力学反应（随运动负荷增加，心率增快，收缩压升高）	正常	正常	异常，包括随着运动负荷量的增加心率变化时功能不良或收缩压下降

续表

项目		危险分层		
		低危	中危	高危
非运动试验指标	功能储备	≥7.0METs	5.0～7.0METs	≤5.0METs
	左心室射血分数	≥50%	40%～50%	<40%
	猝死史或猝死	无	无	有
	静息时复杂室性心律失常	无	无	有
	心肌梗死或再血管化并发症	无	无	有
	心肌梗死或再血管化后心肌缺血	无	无	有
	充血性心力衰竭	无	无	有
	临床抑郁	无	无	有

注：低危项目中所有项目均满足为低危，高危项目中满足任意一项即为高危。

不同危险分层的患者在运动过程中所需的人员监测与心电监护的推荐级别也不同，具体参考表 2-19。

表 2-19 不同危险分层下人员监测及心电监护强度推荐

推荐项目	危险分层		
	低危	中危	高危
人员监测次数或持续时间	最初 6～18 次或事件后或再血管化后 30 天	最初 12～24 次或事件后或再血管化后 60 天	18～36 次或事件后或再血管化后 90 天
心电监护次数及类型	最初 6～12 次连续监护，之后酌情脱离监护	最初 12～18 次连续监护，之后酌情改为间断或脱离监护	连续监护，酌情改为间断监护

运动康复治疗可以使冠心病的发病率和死亡率有所下降，提高患者的生活质量，帮助患者回归家庭与社会。综合评估与危险分层是进行运动的基础，能够保证该方案的有效性及安全性，同时辅以心电监护，有助于及时发现与处理突发心血管事件，最大程度保证患者安全。

参考文献

丁荣晶，胡大一，2018. 中国心脏康复与二级预防指南 2018 精要［J］. 中华内科杂志，57（11）：802-810.

中国中医药研究促进会中西医结合心血管病预防与康复专业委员会，2019. 稳定性冠心病中西医结合康复治疗专家共识［J］. 中西医结合心脑血管病杂志，17（3）：321-329.

中华医学会心血管病学分会预防学组，中国康复医学会心血管病专业委员会，2018. 冠心病患者运动治疗中国专家共识［J］. 中华心血管病杂志，43（7）：575-588.

TESSLER J，BORDONI B，2020. Cardiac rehabilitation. in：stat pearls ［J］. Treasure island （FL）：stat pearls publishing.

THOMAS R J，KING M，LUI K，et al，2007. AACVPR/ACC/AHA 2007 performance measures on cardiac rehabilitation for referral to and delivery of cardiac rehabilitation/secondary prevention services［J］. Journal of cardiopulmonary rehabilitation and prevention，27（5）：260-290.

（刘美玲 田 力）

第七节　职业活动能力水平评估

一、心脏功能分级与恢复工作能力的关系

心血管疾病患者作为社会中的一员，能否恢复正常的社会活动及恢复有薪酬的工作，是评定心血管康复结局的重要指标。心功能分级、最大耗氧量和身体工作能力之间的相关性并不十分密切，由于耗氧量是一个较易实际测量的指标，因此通常以 MET 作为特定工作时能量需求的客观标准。MET 的最大优点是将人体所消耗的能量标准化。比如说，有临床症状的心功能Ⅲ级患者，仍有可能达到 4METs，这就意味着患者仍可以从事某些轻至中等强度的坐位，甚至站立位的工作。因此，详细了解心功能分级、临床情况与最大耗氧量之间的关系非常重要，详见表 2-20。

表 2-20　心功能分级、临床情况和最大耗氧量之间的关系

MET［mlO_2/（kg·min）］	1.6	2	3	4	5	6	7	8	9	10	11	12	13	14	15
	5.6			14		21		28		35		42		49	
临床表现		有临床症状的患者													
	病态的或恢复状态的患者														
			坐位工作的患者或一般健康人												
					很有活动能力的患者和健康人										
心功能分级	Ⅳ			Ⅲ				Ⅱ						Ⅰ和正常	

二、恢复就业能力的评定

恢复就业能力，对于大多数心血管疾病患者来说，是一件十分重要的事，是心脏康复的终极目标。恢复工作能力的评定，不仅取决于疾病的诊断、预计恢复的工作种类及工作特点，而且与其他一些客观和主观因素有关（如体力评估、环境评估、心理评估等）。

（一）对体力的评估

评估心血管疾病患者是否恢复就业时，应权衡患者的健康状况和工作性质的相关风险，特别是体力劳动与工作特点之间的风险评估。运动试验通常被用来评价选定的患者的功能能力、心肌缺血以及心电图不稳定性。如患者能进行＞7METs 的运动而没有发生心绞痛，超声心动图显示左心室射血分数＞40%，在负荷测试过程中没有心电图改变提示心肌缺血或心电不稳定性，以上情况可以被认为是低风险的患者。根据运动负荷试验结果获得患者的体能信息（MET 值），结合表 2-21 各种工作的身体能量需求，以及心率（脉搏）测定、自感劳累强度等，可以判断患者是否具备足够体力恢复正常工作。

另一种方法为工作模拟和试验，是检验恢复工作时体力能力的最后手段。为评定患者恢复

工作的体力，可以模拟该项工作的特殊环境，在准备恢复的工作场所中进行体力试验。此方法要求较高，除适合的工作场所外，患者及其家属、康复医生、治疗师、工作模拟的管理员等均需要了解该项工作的意义及其安全性，最终根据模拟工作的结果，判断患者恢复该项特定工作的能力。

表 2-21　MET 与工作能力

最高运动能力	工作强度	平均 MET	峰值 MET
≥7METs	重体力劳动	2.8～3.2	5.6～6.4
≥5METs	中等体力劳动	<2.0	<4.0
3～4METs	轻体力劳动	1.2～1.6	2.4～3.2
2～3METs	坐位工作，跑、跪、爬、站立或走动的时间不能超过工作时间的 10%		

（二）对工作环境的评估

在评定某种工作所需的能量消耗和用力程度时，必须进一步考虑工作环境的影响，如在高温、高湿、高海拔（低气压）的条件下，尽管某种工作的能量需求并不高，可患者所能承受的工作能力却大大降低。因此，康复程序应在与患者即将恢复工作的实际环境相似的情况下实施。例如，在有空调的康复机构中实施的康复程序，就不适宜将来室外作业的患者。

（三）对心理的评估

心理因素（如焦虑、抑郁、紧张等情绪，以及工作满意度和激励）被认为在个人的恢复就业过程中发挥重要作用。急性精神的压力可诱发心肌缺血，导致心血管疾病患者胸痛、胸闷、心悸及气短等各种不适症状加重，使复职时间延迟及无法回到以前工作岗位、工作或社会满意度低。心理评估包括智力、解决问题的能力、性格、情绪、复工的动力、工作人际关系、对工作负荷的自我感受以及心理调节能力。在进行工作心理负荷检测（包括心理测验）时，可监测心电图、心率及血压等心血管反应，判断工作心理负荷对心脏的影响。也可在工作模拟或试验期间进行动态心电图及动态血压监测，了解实际工作中心理负荷的影响。

参考文献

胡大一，2018. 心脏康复［M］. 北京：人民卫生出版社.

胡大一，王乐民，丁荣晶，2017. 心脏康复临床操作实用指南［M］. 北京：北京大学医学出版社.

中国康复医学会心血管病专业委员会，2018. 中国心脏康复与二级预防指南（2018 版）［M］. 北京：北京大学医学出版社.

ROSS R，BLAIR S N，ARENA R，2016. Importance of assessing cardiorespiratory fitness in clinical practice：A case for fitness as a clinical vital sign：A scientific statement from the American Heart Association［J］. Circulation，134（24）：e653-e699.

（王满凤　樊　蕾）

第三章

冠心病患者的康复治疗

第一节　冠心病的康复处方

心脏康复的处方代表了冠心病康复治疗的诸多方法，包括药物处方、运动处方、营养处方、心理处方（含睡眠指导）、戒烟限酒处方等，这是一个全面、全程的医学管理服务。

一、药 物 处 方

无论治疗哪种疾病，用药的前提是有效药物、有效剂量、控制危险因素、主动管理药物的相互作用和不良反应、提升药物治疗的依从性。康复团队与药师团队应该密切结合，共同管理药物处方，实现药物治疗的最大疗效，同时实现医疗服务的目的。

（一）用药方案规范化

药物治疗是冠心病治疗的基础，其贯穿治疗始终，包括心肌梗死、急性冠脉综合征、稳定型心绞痛、冠心病康复。冠心病长期用药包括改善缺血、减轻症状的药物。根据我国和欧美稳定性冠心病诊治指南冠心病常用药物包括改善缺血、减轻症状的药物，抗血小板药物，稳定斑块的药物，改善心肌能量代谢的药物，改善心肌重构的药物等。上述药物的应用应遵循指南建议给予规范化药物处方。

（二）用药方案个体化

个体化用药方案应综合考虑各方面因素，根据患者性别、年龄、既往用药史、基础疾病以及药物依从性等，制定治疗方案，调整所需要使用的药物类别、剂量大小、应达到的治疗目标。冠心病患者较常用到的药物包括β受体阻滞剂、抗血小板药物、他汀类药物、降压药物和降糖药等。建议根据指南结合患者的病情、合并症和基本生命体征等情况等有针对性地选择药物。

1. β受体阻滞剂

各大指南均推荐应用β受体阻滞剂控制心率。美国心脏协会（American Heart Association，AHA）颁布的二级预防指南推荐，左心室射血分数正常的心肌梗死或急性冠脉综合征（acute coronary syndrome，ACS）患者持续使用β受体阻滞剂3年，根据病情可以停用，而左心室射血分数为40%的冠心病患者应长期使用。β受体阻滞剂用量要个体化调整。患者清醒时静息心率控制在55～60次/分，如未达标或不能耐受β受体阻滞剂，可以选择伊伐布雷定，适用于窦性心率＞70次/分的慢性稳定型心绞痛患者，可单独或与β受体阻滞剂联合应用。患者如为年龄大于75岁的老年患者，或身材矮小、低体重、血压或心率偏低者，应从小剂量开始；如年轻、肥胖、血压或心率偏快，可从常规剂量开始。β受体阻滞剂的应用还应结合既往用药时患者对药物的反应。

2. 他汀类药物

冠心病患者在没有禁忌证的情况下，无论总胆固醇还是低密度脂蛋白胆固醇是否升高，均应早期启动并长期使用他汀类药物。如使用他汀类药物低密度脂蛋白胆固醇没有达到目标值，或不能耐受他汀类药物，可联合使用依折麦布。

3. 控制血压

冠心病患者血压应控制达标，一般高血压患者血压降至140/90mmHg以下，老年高血压患者（年龄＞65岁）的血压降至150/90mmHg以下，如果能耐受，可进一步降至140/90mmHg以下。一般糖尿病或慢性肾脏病患者的血压目标可以再适当降低。降压药物的治疗原则包括小剂量开始、尽量用长效药、联合用药和个体化治疗。

当前常用于降压的药物主要有以下5类：钙通道阻滞剂（CCB）、血管紧张素转化酶抑制剂（ACEI）、血管紧张素Ⅱ受体阻滞剂（ARB）、噻嗪类利尿药、β受体阻滞剂。以上5类降压药及固定低剂量复方制剂均可作为高血压初始或维持治疗的选择药物。如有必要，还可以选择α受体阻滞剂和其他降压药。

4. 控制血糖达标

冠心病患者所患糖尿病多为2型糖尿病。HbA1c是反映长期血糖控制水平的主要指标之一，可作为治疗效果的监测指标。一般冠心病患者应控制HbA1c≤7%，但仍需制定个体化控制目标。

（三）注意药物的安全性和药物相互作用

1. 注意药物的安全性

冠心病患者常用药物包括硝酸酯类、抗血小板药物及抗凝药、β受体阻滞剂、钙通道阻滞剂、肾素血管紧张素系统抑制剂（ACEI、ARB）、他汀类药物、洋地黄类药物、中成药等。

硝酸酯类的代表药物：硝酸甘油、硝酸异山梨酯、单硝酸异山梨酯。作用机制：①扩张冠状动脉。②扩张小动脉和小静脉，降低心脏前后负荷。不良反应：心率增快、头痛、低血压等。禁忌证：收缩压＜90mmHg。处理方法：小剂量开始使用。

抗血小板药物及抗凝药的代表药物：阿司匹林、氯吡格雷、替格瑞洛、西洛他唑、替罗非班、肝素、低分子肝素钠。此类药物的不良反应：出血，尤其是胃肠道出血，最严重的是脑出血。禁忌证：脑出血3个月内，消化道出血30天内。处理方法：收缩压≥160mmHg避免使用；用药前评估出血风险，评估胃肠道症状及病史，老年、有胃病史或幽门螺杆菌感染的患者加用抑酸药物；应用抗凝药要监测凝血象，观察凝血酶原时间。

β受体阻滞剂的代表药物：美托洛尔、比索洛尔、卡维地洛。禁忌证：心率＜50 次/分；二度及三房室传导阻滞；收缩压＜90mmHg；哮喘急性发作；中、重度左心衰竭。处理方法：建议应用高选择性的β_1受体阻滞剂，从小剂量开始逐渐增加剂量；糖尿病患者应该加强血糖监测。

钙通道阻滞剂的代表药物：维拉帕米、地尔硫䓬、硝苯地平、非洛地平、氨氯地平。禁忌证：收缩压＜90mmHg；心力衰竭，射血分数＜30%的患者不应给予二氢吡啶类药物。处理方法：小剂量开始使用。

肾素血管紧张素系统抑制剂的代表药物：依那普利、福辛普利、贝那普利、培哚普利、氯沙坦钾、缬沙坦、奥美沙坦、替米沙坦、厄贝沙坦。禁忌证：收缩压＜90mmHg、血肌酐＞3.0mg/dl、双侧肾动脉狭窄。处理方法：血压偏低时从小剂量开始滴定，监测血压、血肌酐、血钾，有严重咳嗽症状者换用血管紧张素受体阻滞剂。

他汀类药物的代表药物：氟伐他汀、普伐他汀、辛伐他汀、匹伐他汀、瑞舒伐他汀、阿托伐他汀。禁忌证：转氨酶升高大于 3 倍，肌酶升高大于 5 倍。处理方法：开始药物治疗前及治疗后 4～8 周复查血脂和肝功能、肌酸激酶；如血脂达标且肝功能、肌酸激酶正常，以后每 6～12 个月复查 1 次上述指标；如肝脏转氨酶大于正常值 3 倍或肌酸激酶大于正常值 5 倍，停用他汀类药物，并监测相关指标至正常。

洋地黄类药物的不良反应主要是洋地黄中毒。禁忌证：肥厚型心肌病、严重窦性心动过缓、二度及以上房室传导阻滞等。处理方法：立即停药；纠正离子紊乱；纠正心律失常。

2. 注意药物的相互作用

冠心病患者常合并高血压、糖尿病、高尿酸血症、高同型半胱氨酸血症、胃病等。制定治疗方案时应全面了解患者服用的各种疾病用药，避免重复用药，从而减少药物相互作用。很多种药物通过肝脏细胞色素 P450 酶系统代谢，联合用药可能发生药物相互作用。例如，他汀类药物在冠心病治疗中应用很广，联合应用奥美拉唑、利福平、地塞米松、卡马西平等药物，可减弱他汀类药物的作用。

（四）关注药物对运动耐量的影响

β受体阻滞剂，主要通过减慢心率、减弱心肌收缩力、降低心肌耗氧量、延长心脏舒张期而增加缺血心肌的血液灌注，通过血流重新分布增加缺血区心肌的血液灌注，提高运动耐量。硝酸酯类药物的药理机制是扩张冠状动脉和扩张静脉系统，从而降低心脏前负荷，改善心肌供血和降低心肌耗氧，具有治疗心绞痛和降低前负荷作用，可以提高运动耐量。开始应用时较多患者出现头痛与低血压，是常见不良反应。CCB 包括二氢吡啶类与非二氢吡啶类。两种类型的 CCB 药理学作用有所不同，其抗心绞痛机制也有所不同。此类药物对运动耐量的影响主要体现在对心脏的影响上，通过降低心脏负荷、降低心肌耗氧量缓解心绞痛症状，可以提高运动耐量。伊伐布雷定可以选择性抑制窦房结的起搏功能，减慢心率，在不影响心肌收缩力的情况下减少心肌耗氧量。改善心肌细胞代谢的药物有曲美他嗪和雷诺嗪，具有提高运动耐量的作用。尼可地尔，具有提高运动耐量的作用。他汀类药物的肌肉副作用及其对运动耐量是否构成影响，也是近年来的热点问题。尽管尚存争议，但现有多数结果更倾向于他汀类药物治疗不影响服药者的有氧运动能力。

（五）药物管理与运动康复

1. 了解及掌握患者的用药情况

对服用抗心绞痛药物的患者，运动康复时药物的服用时间和服用剂量应与运动评估前的服用方法保持一致，尤其是β受体阻滞剂、非二氢吡啶类 CCB 和硝酸酯类药物，以免不同时间和剂量导致的药效不同，影响运动评估或运动训练效果。如更改上述药物剂量，需重新评估，制定新的运动处方。治疗师在开展运动治疗时需保证备有硝酸甘油，并提醒患者运动时携带硝酸甘油，以防止严重心血管事件的发生。对于发作稳定劳力性心绞痛的患者，可在运动前 5～10 分钟使用二硝酸异山梨酯 10mg 或硝酸酯类喷雾剂，减少运动中出现的心肌缺血，保证运动疗法的有效实施。

2. 了解诱发患者心肌缺血的运动阈值

在运动处方和运动指导时避免过高的运动强度，急性心肌梗死患者容易发生急性左心衰竭，心脏康复医师和治疗师在进行康复治疗时需警惕急性左心衰竭的症状，如频繁咳嗽、呼吸困难，肺部湿啰音和泡沫痰等。

3. 将心率作为运动靶目标时应考虑药物对心率的影响

一些药物可能会减弱心脏对急性运动负荷的反应能力，如应用β受体阻滞剂和非二氢吡啶类 CCB，服用后患者的心肌变时性（心率反应）和变力反应（泵血功能）都相应下降。给患者开运动处方和监测患者运动效果时，应向患者强调运动康复时药物的服用时间和服用剂量应与运动评估前保持一致，如果更改上述药物剂量或服药时间，需重新评估，制定新的运动处方，避免仍然继续使用原心率目标，或使用自我感觉用力程度分级（Borg 评分）来判断患者的运动强度。

4. 关注药物副作用对健康的影响

硝酸酯类和 CCB 都具有外周血管扩张作用，运动时骨骼肌血管床扩张，在服用降压药物的基础上，可能进一步增加外周血管的扩张。使用扩张外周血管的药物，在运动康复时需注意低血压和体位性低血压的发生，避免在运动康复训练过程中让患者突然改变体位或其他类似活动。

他汀类药物可出现肌痛或乏力等症状，可致患者的运动耐量下降或对运动康复训练的依从性差。其原因不明，有研究认为可能与该类药物致骨骼肌细胞内线粒体受损和能量供应不足有关。

服用利尿剂的患者容易出现过度疲劳和虚弱，这可能是酸碱失衡或电解质失衡的早期症状。心脏康复医师和治疗师与患者的紧密接触，应了解患者利尿剂种类及剂量，用药后尿量情况，应注意观察利尿剂导致的严重的代谢或电解质失衡。

地高辛是改善心力衰竭症状的药物，虽不能改善预后，但在临床常用。服用地高辛的患者出现头晕、恶心、心律失常、意识障碍，这可能是地高辛中毒症状，心脏康复医师和治疗师与患者接触时间较多，应注意早期识别，防止严重或致命的后果发生。

有些冠心病患者因合并疾病长时间卧床，血栓形成风险增加，需预防性服用抗凝药物。心脏康复医师和治疗师需了解抗凝药物的使用方法和出血风险。对于应用抗凝药物的患者，治疗师在康复治疗中，特别是手法治疗如深部组织按摩或排痰时，应注意避免运动中损伤出血。

（六）提高患者服药依从性

PURE 研究提示我国冠心病患者服药依从性差。应利用心脏康复中与患者频繁接触的优势，不断向患者介绍坚持药物治疗的必要性，停用药物治疗的后果，通过规律随访观察药物副作用，了解患者对药物的认识误区，了解患者的经济状态。根据患者存在的问题调整药物，可以显著提高治疗依从性。

二、运动处方

运动处方是指治疗师或医师对体育锻炼者或患者，根据医学检查资料（包括运动试验和体力测验），按其健康、体力以及心血管功能状况，用处方的形式规定运动种类、运动强度、运动时间及运动频率，提出运动中的注意事项。运动处方是指导人们有目的、有计划和科学地锻炼的一种方法。运动疗法具有独立地降低心血管疾病风险的作用。欧洲和美国的心血管疾病二级预防指南均强调运动疗法的价值，建议临床医生不仅要给患者提供药物处方，同时应给患者提供运动处方。

（一）运动疗法的一般原则

1. 制定运动处方的意义

运动治疗是心脏康复的基石，其对心脏病患者的益处已得到公认。实践证明：遵循科学的运动处方是患者康复安全有效的保障。同时，运动治疗也存在一定的风险，因此选择合适的运动处方是关键。心血管疾病患者的运动处方应根据患者病情，结合病史资料、体格检查、辅助检查、体适能评估等，制定个体化的治疗目标和循序渐进的治疗方案。

2. 运动处方的概念和组成

运动处方是指由医生、康复治疗师、体育指导者等根据患者、运动员、健身者的年龄、性别、心肺功能状态、运动器官的功能水平以及身体健康状况、锻炼经历等，以处方的形式制定的系统化、个体化的运动方案。

一个完整的运动处方应包括有氧运动、肌力及肌耐力训练、柔韧性训练及平衡功能训练四个部分，每个部分互相关联，并能达到提高心肺功能或骨骼肌功能、减轻体重、控制血糖、降低血脂等目的，从而使患者提高生活质量、重返工作岗位。具体内容包括：运动方式、运动强度、运动时间、运动频率和注意事项。

（二）运动疗法的适应证与禁忌证

1. 运动疗法的适应证

运动疗法对多数心血管疾病有治疗作用。经过全面评估后，对存在下列疾病的患者建议根据病情尽早制定个体化运动处方并启动运动治疗程序，这些疾病包括但不限于：①病情稳定的各型冠心病，包括无症状性心肌缺血、稳定型心绞痛、急性冠状动脉综合征和（或）急性心肌梗死恢复期、冠状动脉血运重建术后（PCI 或 CABG)、陈旧性心肌梗死；②风湿性心脏病心脏瓣膜置换术后；③病情稳定的慢性心力衰竭；④外周血管疾病，如间歇性跛行；⑤存在冠心病危险因素者，如高血压、血脂异常、糖尿病、肥胖等。

2. 运动疗法的相对禁忌证

存在以下情况的患者，给予运动疗法时应慎重考虑：电解质紊乱，心动过速或严重的心动过缓或静息心电图显示明显的心肌缺血，二度房室传导阻滞，未控制的高血压（静息收缩压≥160mmHg 或舒张压≥100mmHg)，低血压（舒张压＜60mmHg 或收缩压＜90mmHg)，血流动力学障碍（肥厚梗阻性心肌病，左室流出道压力阶差＜50mmHg；中度主动脉弓狭窄压力阶差在 25～50mmHg)，未控制的代谢性疾病（如糖尿病、甲状腺功能亢进、黏液水肿)，室壁瘤或主动脉瘤，有症状的贫血。

3. 运动疗法的绝对禁忌证

存在以下情况时禁止进行运动治疗：生命体征不平稳，病情危重需要抢救；不稳定型心绞痛、近期心肌梗死或者急性心血管事件病情未稳定者；血压反应异常，直立引起血压明显变化并伴有症状、运动中收缩压不升反降＞10mmHg 或血压过高收缩压＞220mmHg，存在严重的血流动力学障碍，如重度或有症状的主动脉瓣狭窄或其他瓣膜病、严重主动脉弓狭窄、肥厚梗阻性心肌病（左室流出道压力阶差≥50mmHg）等；未控制的心律失常（房颤伴快速心室率，阵发性室上性心动过速，多源、频发性室性期前收缩)，二度房室传导阻滞；急性心力衰竭或慢性失代偿性心力衰竭；夹层动脉瘤；急性心肌炎或心包炎；可能影响运动或因运动加重病情的非心源性疾病（如感染、甲状腺毒症、血栓性疾病等)。

（三）不同康复时期运动处方的制定原则

1. Ⅰ期（院内期）康复的运动处方

心血管疾病患者Ⅰ期的运动治疗的主要目标：促进患者功能恢复，改善患者心理状态，帮助患者恢复体力及日常生活活动能力，出院时达到生活基本自理，避免卧床带来的不利影响，如运动耐量减退、低血容量、血栓栓塞性并发症。预后差的患者运动康复的进展宜缓慢，反之，可适度加快进程。一般来说，患者一旦脱离急性危险期，病情处于稳定状态，即可在综合评估运动风险的基础上开始运动治疗。运动方案须循序渐进：从被动运动开始，逐步过渡到床上坐位、坐位双脚悬吊在床边、床旁站立、床旁行走，病室内步行，上一层楼梯或固定踏车训练。这个时期患者运动康复和恢复日常活动的指导必须在心电和血压监护下进行（推荐使用遥测运动心电监护系统，每个分机的显示屏具备独立的心率、心律及心电图显示，方便患者活动及医护人员监护)，运动量宜控制在较静息心率增加 20 次/分以内，同时患者感觉不大费力（Borg 评分＜12)。如果运动或日常活动后心率增加大于 20 次/分，患者感觉费力，宜减少运动量或日常活动。另外需指出，开胸手术患者术后需进行呼吸训练，用力咳嗽，促进排痰，预防肺部感染。应在术前教会患者呼吸训练方法，避免患者术后伤口疼痛影响运动训练效果。为防止用力咳嗽时，手术伤口震裂，可让患者手持定制的小枕头，保护伤口。

出院计划：应评估患者出院前的功能情况。如果病情允许，建议出院前行运动负荷试验客观评价患者运动能力，据此指导患者出院后的日常生活及运动康复。并告知患者复诊时间，重点推荐患者参加院外早期心脏康复计划（Ⅱ期康复）。

2. Ⅱ期（门诊期）康复的运动处方

指在出院后1～6个月开始院后康复，并在患者2周复诊时告知。由于心血管病患者Ⅰ期康复时间有限，Ⅱ期康复为核心阶段，既是Ⅰ期康复的延续，也是院外（Ⅲ期）康复的基础。Ⅱ期康复中运动治疗的目标是在Ⅰ期康复的基础上进一步改善患者的身心状况和功能状态。

经典的Ⅱ期康复运动程序包括三个步骤：

第一步：准备活动，即热身运动。多采用低水平有氧运动或低强度的拉伸运动，持续5～15分钟，目的是放松和伸展肌肉、提高关节活动度和心血管的适应性，降低运动中发生心脏事件及运动损伤的风险。一般来说，病情越重或心肺功能越差，热身时间宜越长。

第二步：训练阶段，包含有氧运动、阻抗运动、柔韧性运动、平衡功能等各种运动方式训练。其中有氧运动是基础，阻抗运动、柔韧性运动是补充。

第三步：放松运动，有利于运动系统的血液缓慢回到心脏，避免心脏负荷突然增加诱发心脏事件。放松方式可以是慢节奏有氧运动的延续或是柔韧性训练，根据患者病情轻重可持续5～10分钟，病情越重，放松运动的持续时间宜越长。

3. Ⅲ期（社区及家庭期）康复的运动处方

Ⅲ期康复指社区、家庭的康复，可以是Ⅱ期运动处方的延续，应嘱患者定期复诊、积极参与随访计划，以便于及时更新运动处方。受社区和家庭的条件限制，达到Ⅱ期康复目标、能够脱离监护并掌握运动方法的患者才适合回到社区和家庭继续康复。同时，受社区和家庭运动设备限制，运动形式宜选用太极拳、八段锦、健身操等。

持续的心脏康复计划和二级预防不仅仅是运动计划，应通过心血管危险因素的定期评估和定期随访，监测患者病情进展，准确而详细地保存记录，这样才有助于优化治疗效果。

（四）运动疗法的注意事项

运动疗法的注意事项主要围绕“安全性”和“有效性”两个关键词展开。其中，安全包含“心脏的安全”和“运动系统的安全”两方面，是一切治疗开展的根本，必须给予足够的重视。

1. 运动前评估

见第二章第三节。

2. 运动三部曲

注意运动的三部曲就是“热身期、运动期、放松期”，适用于多数运动。运动前热身运动要充分，运动后要有放松期。热身期常采用低水平的有氧运动，时间约为5～15分钟，主要作用是放松和伸展肌肉、提高血管和关节适应性，避免心血管意外及运动器官损伤。放松期常采用慢节奏有氧运动或柔韧性训练，时间为5～10分钟，主要作用是让集中在运动系统的血液再分布，恢复至静息水平，避免增加心血管事件发生的风险，特别是老年患者及病情较重者，放松时间须相对延长。

3. 运动过程中严密观察

有心电监护指征的，如高危患者、中危患者运动初期，一定在监护下进行运动，同时监测血压和血氧饱和度。选择适当的运动方式，严格把握患者的运动强度及运动量，避免竞技性运动。运动中多询问、多观察，识别可能的危险信号。如有胸痛、头昏、气短、恶心呕吐等症状立即停止运动，一旦患者出现不适能正确判断并及时处理（备急救药品、抢救设备）。另外，应在患者感觉良好时进行运动，如果患者睡眠不佳，或有发热等症状，应暂停运动治疗。

4. 避免运动损伤

提供安全、舒适的运动环境，穿着运动装、运动鞋，必要时使用护具，重视热身和放松运动，指导患者规范地使用运动器材，避免运动造成的运动系统损伤。选择相对安全的运动器材及运动方式，如弹力带阻抗运动、徒手健身操等，可以降低运动损伤的风险。

5. 循序渐进，逐渐增量

心血管病患者运动方案要循序渐进、逐渐增量，并持之以恒、维持终生。要定期或根据患者运动时的反馈，适时地对患者进行再评估，并修正运动处方。避免过度训练造成不良后果或半途而废，也不要训练强度过低达不到治疗效果。

三、营 养 处 方

膳食营养是影响心血管疾病的主要环境因素之一。现有的证据显示，从膳食中摄入过多的饱和脂肪和反式脂肪，以及蔬菜水果摄入不足等，会增加心血管疾病发生的风险，而合理科学的膳食可降低心血管疾病风险，不健康的膳食模式可导致冠心病、心肌梗死。摄入高饱和脂肪和人工反式脂肪、盐、糖、酒精导致非传染性疾病死亡风险增加。膳食治疗是预防和治疗心血管疾病的基石，是冠心病二级预防和治疗综合措施的重要组成部分之一。对冠心病患者进行营养干预能够改善危险因素，降低死亡风险。

（一）冠心病与膳食营养

1. 膳食营养与患心血管疾病风险

流行病学研究、实验研究和临床研究表明，心血管疾病与许多膳食因素和生活方式密切相关。详见表3-1。

表 3-1　膳食、营养因素与患心血管疾病风险研究证据水平

证据水平	降低风险	没有相关	增加风险
令人信服	鱼和鱼油（EPA 和 DHA） 蔬菜和水果（包括浆果） 亚油酸 钾 适量酒精（对冠心病） 植物甾醇 规律的身体活动	维生素 E	饱和脂肪酸（豆蔻酸和棕榈酸） 反式脂肪酸 高钠摄入 大量饮酒 超重和肥胖

续表

证据水平	降低风险	没有相关	增加风险
很有可能	α-亚麻酸 油酸 膳食纤维（非淀粉多糖） 全粒类谷物 无盐坚果 叶酸	硬脂酸	膳食胆固醇 未过滤的熟咖啡
可能	类黄酮 大豆制品		富含月桂酸的脂肪 β-胡萝卜素补充剂 胎儿营养不良
证据不足	钙 镁 维生素 C 维生素 D		碳水化合物 铁

2. 膳食脂肪酸和胆固醇

（1）饱和脂肪酸

目前，大量关于膳食脂肪与心血管疾病尤其是与冠心病之间的动物实验、人群观察研究、临床试验和代谢研究均证明饱和脂肪酸和膳食胆固醇与心血管疾病密切相关。

（2）反式脂肪酸

常用植物油的脂肪酸均属于顺式脂肪酸。植物油部分氢化过程可产生大量反式脂肪酸。代谢研究和人群研究证明，反式脂肪酸摄入过多不仅升高血 LDL-C，而且还降低 HDL-C，易诱发动脉粥样硬化，增加冠心病风险。反式脂肪酸主要存在于氢化植物油（如起酥油、人造奶油）及其制品中，常见食物如酥皮糕点、人造奶油蛋糕、植脂末、各类油炸油煎食品、高温精炼的植物油和反复煎炸的植物油。

（3）不饱和脂肪酸

代谢研究证明，用单不饱和脂肪酸和 n-6 多不饱和脂肪酸代替饱和脂肪酸可以降低血 TC 和 LDL-C 水平，其中多不饱和脂肪酸比单不饱和脂肪酸降脂效果更好。油酸是唯一的单不饱和脂肪酸，主要存在于茶油、橄榄油、菜籽油和坚果中。多不饱和脂肪酸包括 n-6 和 n-3 多不饱和脂肪酸。n-6 多不饱和脂肪酸主要是亚油酸，葵花子油、玉米油和豆油中含量丰富。n-3 多不饱和脂肪酸来自植物油的α-亚麻酸和鱼及鱼油中的 EPA 和 DHA。n-3 多不饱和脂肪酸具有广泛的生物学作用，对血脂和脂蛋白、血压、心脏功能、动脉顺应性、内分泌功能、血管反应性和心脏电生理均具有良好的作用，并有抗血小板聚集和抗炎作用。EPA 和 DHA 有较强的降血 TG、升高 HDL-C 效果，有一定预防冠心病的作用。

（4）胆固醇

血 TC 来源于膳食胆固醇和内源性合成的胆固醇。动物食品如肉、内脏、皮、脑、奶油和蛋黄是胆固醇主要的膳食来源。尽管胆固醇摄入量与心血管疾病关系的研究证据尚不完全一致，但是膳食胆固醇摄入过多升高血 TC 水平，因此应尽可能减少膳食胆固醇的摄入。蛋黄富含胆固醇，但蛋黄不含饱和脂肪酸。如果能很好控制肉类食物的摄入量，就不需要非常严格地限制蛋黄的摄入。研究显示，每天不超过 1 个蛋黄，对健康有益，但冠心病患者应减少摄入量。

3. 植物甾醇

植物甾醇存在广泛，如米糠油、玉米油、芝麻油、蔬菜、水果、豆类、坚果及谷物中。临床试验和荟萃分析证实，植物甾醇通过抑制胆固醇的吸收可降低血清 TC，每日摄入 1.5～2.4g 的植物甾醇可减少膳食中 30%～60%胆固醇吸收，平均降低血液 LDL-C 水平 10%～11%。2009 年美国食品药品监督管理局（FDA）声称“每日最少摄入量为 1.3g 的植物甾醇酯，作为低饱和脂肪和胆固醇膳食的一部分，可以降低心脏病发生危险”。我国卫生和计划生育委员会已经批准植物甾醇为新甾源食品。

4. 膳食纤维

研究表明，绝大多数膳食纤维可降低血 TC 和 LDL-C，高膳食纤维以及富含全谷粒的食物、豆类、蔬菜、水果的膳食可降低冠心病风险。研究表明膳食纤维可降低机体 C 反应蛋白、白介素-6、白介素-8 等炎性因子水平，因此推测膳食纤维通过发挥抗炎作用及改善脂质代谢促进冠状动脉斑块稳定。

5. 抗氧化营养素（剂）、叶酸和类黄酮

荟萃分析、病例对照研究和前瞻性观察研究结果显示，膳食维生素 A 和维生素 E 含量与心血管病风险负相关。但心脏预后评估试验（HOPE）临床干预研究结果显示，单纯补充维生素 E 对男女心肌梗死、脑卒中或心血管原因引起的死亡无影响。对心脏保护的研究结果显示，高危人群补充维生素 E、维生素 C 和β-胡萝卜素未见明显益处。目前的证据显示，只有通过天然食物摄入的抗氧化营养素才有益于健康。

叶酸对心血管健康的有益作用已得到广泛证实，是通过其对同型半胱氨酸的影响得出的结论。同型半胱氨酸是一个独立的冠心病危险因素。血浆叶酸水平的下降与血浆同型半胱氨酸水平的升高有很大关系，补充叶酸可以降低血浆同型半胱氨酸水平。类黄酮是多酚类化合物，广泛存在于各种新鲜蔬菜和水果、茶叶等食物中。前瞻性研究显示膳食类黄酮含量与冠心病负相关。

6. 钠和钾

以往研究表明膳食钠摄入量与颈动脉粥样硬化斑块的产生密切相关，与低钠摄入相比，高钠可致颈动脉粥样硬化斑块发生率升高 24%，高钠可致血浆 C 反应蛋白、基质金属蛋白酶-9、血管细胞黏附分子-1、E-选择素及单核细胞趋化蛋白-1 等炎性因子水平升高，表达增强。因此根据既往研究结果推测膳食高钠摄入可通过增强炎性因子活性、诱导炎性反应影响斑块稳定性。因此，对冠心病患者进行膳食指导，减少其食盐摄入，对增强冠状动脉斑块稳定性、延缓疾病进展至关重要。

RCT 的荟萃分析表明，提高钾摄入量可使正常人收缩压/舒张压下降 1.8/1.0mmHg，使高血压患者血压下降 4.4/2.5mmHg。大样本人群研究发现，钾摄入量与脑卒中呈负相关。虽然证明钾补充剂对血压和心血管疾病有保护作用，但没有迹象显示必须长期使用钾补充剂才能减少心血管疾病风险。建议多摄入蔬菜和水果保障足够钾的摄入。

7. 维生素 D（vitamin D）

大型前瞻性队列研究显示，人体内较低浓度的 25-羟维生素 D 与心血管疾病、癌症及全因病死率相关，但目前缺少干预研究证据，应用维生素 D 防治心血管病时应慎重。

（二）营养处方原则

医学营养疗法（medical nutrition therapy，MNT）是心血管疾病综合防治的重要措施之一。营养治疗的目标是控制血脂、血压、血糖和体重，降低心血管疾病危险因素的同时，增加保护因素。鼓励内科医生自己开营养处方，或推荐患者去咨询临床营养师。营养治疗和咨询包括客观的营养评估、准确的营养诊断、科学的营养干预（包括营养教育）、全面的营养监测。推荐首次门诊的时间为 45～90 分钟，第 2～6 次的随访时间为 30～60 分钟，建议每次都有临床营养师参与。从药物治疗开始前，就应进行饮食营养干预措施，并在整个药物治疗期间均持续进行膳食营养干预，以便提高疗效。

总原则如下：

1）食物多样化，粗细搭配，平衡膳食。

2）总能量摄入与身体活动要平衡，保持健康体重，BMI 在 18.5～24.0kg/m²。

3）低脂肪、低饱和脂肪膳食：膳食中脂肪提供的能量不超过总能量的 30%，其中饱和脂肪酸不超过总能量的 10%，尽量减少摄入肥肉、肉类食品和奶油，尽量不用椰子油和棕榈油。每日烹调油用量控制在 20～30g。

4）减少反式脂肪酸的摄入，控制其不超过总能量的 1%：少吃含有人造黄油的糕点、含有起酥油的饼干和油炸油煎食品。

5）摄入充足的多不饱和脂肪酸（总能量的 6%～10%）：n-6 与 n-3 多不饱和脂肪酸的适宜比例（n-6/n-3）为（5%～8%）/（1%～2%），即 n-6/n-3 达到（4～5）：1。适量使用植物油，每人每天 25g，每周食用鱼类≥2 次，每次 150～200g，相当于 200～500mg EPA 和 DHA。素食者可以通过摄入亚麻籽油和坚果获取α-亚麻酸。提倡从自然食物中摄取 n-3 脂肪酸，不主张盲目补充鱼油制剂。

6）适量的单不饱和脂肪酸：占总能量的 10%左右。适量选择富含油酸的茶油、玉米油、橄榄油、米糠油等烹调用油。

7）低胆固醇：膳食胆固醇摄入量不应超过 300mg/d。限制富含胆固醇的动物性食物，如肥肉、动物内脏、鱼子、鱿鱼、墨鱼、蛋黄等。富含胆固醇的食物同时也多富含饱和脂肪，选择食物时应一并加以考虑。

8）限盐：每天食盐不超过 6g，包括味精、防腐剂、酱菜、调味品中的食盐，提倡食用高钾低钠盐（肾功能不全者慎用）。

9）适当增加钾：钾/钠=1，即每天钾摄入量为 70～80mmol。每天摄入大量蔬菜水果获得钾盐。

10）足量摄入膳食纤维：每天摄入 25～30g，从蔬菜水果和全谷类食物中获取。

11）足量摄入新鲜蔬菜（400～500g/d）和水果（200～400g/d）：包括绿叶菜、十字花科蔬菜、豆类、水果，可以减少患冠心病、脑卒中和高血压的风险。

12）增加身体活动：身体活动每天 30 分钟，中等强度，每周 5～7 天。

四、心理处方（含睡眠管理）

（一）心理康复

心脏康复不仅要关注体力活动的恢复，也需要重视心理因素对康复的影响。实际上，冠心病的情绪管理应贯穿冠心病全程管理的始终。临床治疗以及康复过程中，患者容易出现情绪波动，会伴躯体不适，医生有责任帮助患者判断这种不适是否由心脏病引起，很多时候这种表现与神经功能失调有关。运动康复可非常有效地化解这种症状，同时有助于患者克服焦虑、抑郁情绪，提高自信心。当患者能够完成快步走或慢跑，或能够完成一个疗程的运动康复后，会更加坚信自己可从事正常活动，包括回归工作、恢复正常家庭生活。

康复目标：识别患者的精神心理问题，并给予对症处理。

1. 如何识别精神心理问题

参见第二章第五节精神/心理评估与双心医学。

2. 心血管病合并精神心理问题患者的临床处理

认知因素在决定患者的心理反应中起关键性作用，包括对病因和疾病结果的态度，对治疗预期作用的态度等。患者在获得诊断和治疗决策阶段，以及后续治疗和康复阶段，可能经历多种心理变化，作为心脏科医生主要的帮助手段是认知行为治疗和运动指导。

（1）一般患病反应的处理——认知行为治疗

1）健康教育：合理解释患者心脏疾病转归和预后，纠正患者不合理的负性认知，恢复患者的自信心，可使很多患者的焦虑抑郁情绪得到有效缓解。健康教育可有多种方式，一对一讲解，健康讲座等均可以采取。内容包括冠心病、高血压、心律失常、心力衰竭等疾病的防治课程，让患者了解疾病的发生和预后，减少对疾病的误解和不了解造成的心理障碍。同时让患者了解精神心理障碍对心脏疾病发生的影响，使得患者重视精神心理障碍的治疗。

2）心理支持：有精神障碍的患者往往有大量主诉，患者常会感到自己的病症得不到医生的重视和家人理解，使患者心生怨言。医生要对患者病情表示理解和同情，耐心倾听和接受患者对疾病的描述，在患者阐述病情时，除了心血管病症状，要尽可能详细询问患者有无其他不适主诉，结合本专业知识，对患者进行合情合理的安慰，给其适当的健康保证，打消其顾虑，使患者看到希望，恢复患者战胜疾病的勇气和信心。

3）提高治疗依从性：研究显示，合并有精神障碍的患者治疗依从性差，表现为对抗焦虑抑郁治疗的不依从，以及对心血管康复/二级预防的不坚持。因此，提高患者的治疗依从性对改善患者预后非常重要。

4）随访：有利于定期了解患者病情变化和指导患者进一步治疗，可提高治疗依从性，提高患者对治疗的信心。随访从患者接受治疗开始，可 1 周或 2 周一次，之后适当延长随访时间。随访中，医生主要观察患者治疗的效果及药物反应，并根据随访情况调整用药及支持性治疗内容；治疗早期随访非常重要，根据副作用的情况尽量把药物剂量加到有效值，同时鼓励患者治疗达到足够疗程，减少复发。远期随访可获得长期效果，随访过程对患者具有持续心理支持作用。随访方式可通过门诊咨询、电话或信件等方式进行。

随访过程中，如反复出现治疗依从性不好，患病行为异常（如陷入疑病状态不能自拔）或出现报警信号（缺乏依据的投诉医生或有自我伤害行为），应请精神科或临床心理科会诊，缓冲患者负面情绪造成的压力，避免与患者陷入纠缠乃至对立的医患关系。

（2）运动疗法

运动治疗对冠心病的益处已经是医学界的共识，大量研究也证明运动改善冠心病患者生存率的同时能够改善患者的焦虑、抑郁症状。Lavie 等进行的随机对照研究显示运动训练可改善冠心病患者的焦虑和抑郁症状，并且无论患者是年轻人还是老年人都有效。Richard 等对 522 名冠心病患者追踪观察平均长达 4 年，结果显示运动治疗能使合并抑郁障碍的冠心病患者死亡率降低73%，同时该研究结果还提示只需较小程度改善患者的心肺功能，即可降低抑郁障碍的发病率以及冠心病患者的死亡率。国内学者的研究同样得出相似结论：3 个月的运动治疗显著改善心血管神经症患者的焦虑、抑郁负性心理障碍，进一步提示运动治疗对心血管疾病和负性心理应激两方面都有肯定疗效。

（二）药物治疗

抗抑郁焦虑药物按作用机制分为如下八类：单胺氧化酶抑制剂；三环类抗抑郁药和四环类抗抑郁剂；选择性 5-羟色胺（5-HT）再摄取抑制剂（SSRI）；5-HT 受体拮抗和再摄取抑制剂（SARI）；5-HT 和去甲肾上腺素（NE）再摄取抑制剂（SNRI）；去甲肾上腺素和特异性 5-HT 受体拮抗剂（NaSSA）；多巴胺和去甲肾上腺素再摄取抑制剂（NDRI/NARI）；氟哌噻吨美利曲辛复合制剂。

（1）有安全性证据的用于心血管病患者的抗抑郁焦虑药物

1）选择性 5-HT 再摄取抑制剂：是目前治疗焦虑、抑郁障碍的一线用药，由于一般应用 2 周以上起效，适用于达到适应障碍或更慢性的焦虑和抑郁情况。研究认为该类药物用于心管疾病患者相对安全。

适应证：各种类型和各种不同程度的抑郁障碍，焦虑症、疑病症、恐惧症、强迫症、惊恐障碍、创伤后应激障碍等。

禁忌证：对 SSRI 类过敏者；禁止与单胺氧化酶抑制剂、氯米帕明、色氨酸联用。用法：SSRI 类药物镇静作用较轻，可白天服用；若患者出现困倦乏力可晚上服用。为减轻胃肠道刺激，通常餐后服药。建议心血管病患者从最低剂量的半量开始，老年体弱者从 1/4 量开始，每 5～7 天缓慢加量至最低有效剂量。

2）苯二氮䓬类（BZ）药物：用于焦虑症和失眠的治疗。特点是抗焦虑作用起效快。按半衰期，大致可以分为长半衰期药物和短半衰期药物两类。常用的长半衰期药物有地西泮、艾司唑仑、氯硝西泮等；常用的短半衰期药物有劳拉西泮、阿普唑仑、咪达唑仑、奥沙西泮等。

长半衰期药物，更适合用于伴有失眠的情况，睡眠时用药。由于老年患者代谢慢，第二天上午往往也有抗焦虑效果，但应注意其肌松作用，老年人要防止跌倒、体位性低血压，重症患者注意呼吸抑制。

苯二氮䓬类药物由于有一定成瘾性，现在临床一般作为抗焦虑初期的辅助用药，较少单独用于控制慢性焦虑。

注意事项：有呼吸系统疾病者要慎用，易引起呼吸抑制，导致呼吸困难。长期使用会产生药物依赖，突然停药可引起戒断反应。建议连续应用不超过 4 周，逐渐减量停药。唑吡坦和佐匹克隆是在苯二氮䓬类药物基础上开发的新型助眠药物，没有肌松作用和成瘾性。特点是对入睡困难效果好，晨起没有宿醉反应。但相应缺乏改善中段失眠的作用，也不能改善早醒。没有抗焦虑作用。部分老年患者用唑吡坦后，可能出现入睡前幻觉（视幻觉为主）。

3）复合制剂：氟哌噻吨美利曲辛（黛力新）是种复合制剂，含有氟哌噻吨（神经阻滞剂）和美利曲辛（抗抑郁剂），其中美利曲辛含量为单用剂量的1/10～1/5，降低了药物副作用，并协同调节中枢神经系统功能，具有抗抑郁、抗焦虑和兴奋特性。

适应证：轻中度焦虑抑郁、神经衰弱、心因性抑郁、抑郁性神经官能症、隐匿性抑郁、心身疾病伴焦虑和情感淡漠、更年期抑郁、嗜酒及药瘾者的焦躁不安及抑郁。

禁忌证：心肌梗死急性期，循环衰竭，房室传导阻滞，未经治疗的闭角型青光眼，急性酒精、巴比妥类药物及鸦片中毒。禁与单胺氧化酶抑制剂同服。

用法：成人通常每天2片，早1片，午1片；严重病例早晨剂量可加至2片。老年患者也可以早晨服1片。维持量：通常每天1片，早晨口服。对失眠或严重不安的病例，建议在急性期加服镇静剂。老年人或此前未接受过精神科治疗的患者，有时半片也能达到效果。

（2）目前尚无安全性证据的用于心血管病患者的抗抑郁焦虑药物

SARI 代表药曲唑酮，主要用于有轻-中度抑郁或焦虑合并失眠的患者，该类药物可引起体位性低血压，建议夜间使用。SNRI 类药物文拉法辛、度洛西汀和 NaSSA 类药物米氮平：这两类药物抗焦虑抑郁效果较好，但 SNRI 类药物有升高血压风险，NaSSA 类药物有增加体重和糖代谢紊乱风险，目前临床上用于心血管病患者的安全性还不明确。单胺氧化酶抑制剂临床很少用。多巴胺和去甲肾上腺素再摄取抑制剂（NDRI/NARI）丁螺环酮、坦度螺酮，具有抗焦虑作用，可作为高血压伴焦虑患者的用药，对其他心血管病的安全性不明确。

（3）三环类和四环类抗抑郁药

因副作用多，药物相互作用复杂，目前已不是抗抑郁和抗焦虑的一线用药。但小剂量用药，有一定优势，如小剂量氯米帕明（每晚50mg），对不典型疼痛有效（不依赖其抗焦虑作用）；小剂量阿米替林或多塞平夜间服用，有催眠作用，而没有肌松作用或剂量耐受性。该类药物有导致QT间期延长和恶性心律失常风险，不建议用于心血管病患者，禁用于心肌梗死急性期、有严重传导阻滞和心电节律不稳定的患者。

（三）放松训练与生物反馈技术

放松训练包括运用腹式呼吸和集中注意力的想象进行渐进性肌肉放松、自我催眠、沉思、冥想及生物反馈训练。正确应用放松训练可减少心血管事件及再发，促进病情恢复。对于手术患者表现出术后精神症状（谵妄）减少，并发症减少，住院时间缩短。

生物反馈治疗倾向用于那些喜爱器械或怀疑“谈话治疗”的患者。通过传感器将采集到的内脏活动信息加以处理和放大，及时并准确地用人们所熟悉的视觉信号或听觉信号加以显示，相当于让人们听到或看到自己内脏器官的活动情况。通过学习和训练，人们就能在一定范围内做到对内脏器官活动的随意性控制，对偏离正常范围的内脏器官活动加以纠正，恢复内环境的稳态，从而达到防治疾病的目的。

（四）分工、转诊以及与精神科合作

对于同时患有冠心病和心理障碍疾病的患者，主管医生可以根据病情采取一定治疗措施，

但由于专业不同，对于一些治疗难度大，治疗效果不好的患者，还应专科专治，专科医生的作用是无法替代的。

对生物医学模式可以很好解释的脑病问题（重症患者的谵妄），心脏科医生经培训也不难掌握。由于谵妄经常出现在重症监护等场合，精神科医生不可能随时在场，及时发现和处理对躯体疾病的预后又有肯定的影响，因此识别和处理谵妄也是以心脏科医生为主，精神科医生协助的处理模式。

精神科医生的长处在于与特殊服务对象和各种长期陷于精神痛苦、反应方式特殊的患者打交道。精神科医生熟悉和精于处理各种精神症状，特别是重症现象（如迟滞性抑郁），能够辨析精神症状背后的精神病理意义，组织和采取相应的应对措施。

在分工方面，凡是经过培训的心脏科医生处理困难的病例，原则上应请精神科会诊或会商。精神科医生可帮助明确精神科诊断（包括潜在的心理动力特点分析和个性发展问题呈递），明确处理的目标和预期效果。同时，帮助内科同行丰富相关专业知识和改善自己的心理应对方法。

具体需要会诊和转诊情况包括：

1）难治性病例，即经过一次调整治疗仍不能耐受副作用或仍无改善的病例。

2）依从性不好的病例，在医生恰如其分地交代病情和处理必要性、注意事项的前提下，仍反复中断治疗，导致病情波动的。

3）重症病例，伴有明显迟滞、激越、幻觉，或转为兴奋、敌对的。

4）危险病例，有自伤或自杀危险，或有伤人危险的。

5）投诉病例，抱怨不同医生处理不当，理据并不充分的。

（五）门诊处理心理问题患者注意事项及流程

在心脏科就诊的患者，主要是来解决心脏主诉的，即使伴有情绪问题，也未必主动叙述情绪症状；而是诉说睡眠不好、乏力、心悸、胸闷、胸痛、头晕、背痛等躯体症状；相当部分患者，精神症状没有典型精神障碍者严重，潜在的心理问题是异质性的，有的仅仅是一般心理适应问题。

在门诊面对患者时，建议采用以下流程：

1）详细询问病史。在常规询问患者的现病史、既往病史及用药情况时，自然也就弄清了是否有躯体症状反复就诊而没有很好的解释。另外，询问一般生活中的普通症状，如食欲、进食、二便、睡眠问题等，也有提示情绪问题的意义。在患者发现医生重视其生活中的困扰、关心他的生活情况下，适当问及情绪困扰（如遇事紧张或难以平复、兴趣活动缩窄等），也就弄清了症状发生与情绪背景，给患者提供机会梳理各种症状与情绪波动有无相关性，对帮助患者认识某些躯体症状与情绪的关系有帮助。

2）做必要的相关心血管病检查，使对患者躯体疾病或生理功能紊乱的判断更有依据。如：主诉中哪部分可用心血管疾病解释，哪些不能；针对心血管疾病的性质和程度，应有什么处理。

3）如果患者三问筛查中有 2 个以上给予肯定回答，或发现其他心理问题线索，可有针对性地进行躯体症状自评量表、PHQ9/GAD7 或 HAD 量表评估。

4）如果精神症状存在已有较长时间（1 个月以上）或症状明显造成生活紊乱，在心理支持和征得患者认同的情况下，应及时给予抗抑郁焦虑药物治疗。

5）治疗过程中可以采用量表评分，根据量表分值变化观察药物治疗是否有效、是否需加药或换药。

（六）睡眠管理

睡眠作为一种重要的生活方式，近年来睡眠对健康的影响越来越受到重视。睡眠过短或过长、睡眠障碍（如呼吸异常和失眠等）等与冠心病、脑卒中、糖尿病、肥胖、高血压等风险增加有关。另外，一项队列研究发现，与不午睡相比，每周午睡 1～2 次能够降低心血管病发病风险。尽管目前证据尚不充足，但研究表明睡眠时长为 6～8 小时具有较好的心血管健康保护作用。

处理失眠时首先需明确患者失眠原因，失眠的评估详见第二章第五节。

患者在发生失眠的急性期尽早使用镇静安眠药物，要短程、足量、足疗程治疗，包括苯二氮䓬类（BZ）、非苯二氮䓬类（NBZ）或 5-HT 再摄取抑制剂。苯二氮䓬类药物连续使用不能超过 4 周。应注意苯二氮䓬类药物半衰期较短者比半衰期较长者撤药反应更快更重，停服半衰期短的药物，如劳拉西泮，需逐步减量直至停药。用药不可同时饮酒、喝茶、饮用咖啡等，否则会增加药物成瘾的危险性。一种抗催眠镇静药疗效不佳时可并用另外两种镇静安眠药物。每种药物都尽量用最低有效剂量。对有焦虑抑郁情绪者建议采用新型抗焦虑药如 5-HT 再摄取抑制剂、氟哌噻吨美利曲辛片等，其不良反应较少，成瘾性低。

基本治疗原则包括：

1）综合治疗：躯体治疗结合心理治疗。

2）镇静安眠药治疗要短时、足量、足疗程。

3）个性化治疗：根据患者年龄、过去疗效、患者的药物治疗意愿和对治疗药物的选择、耐受性及治疗费用等因素，选择合适药物。

4）选择有适应证处方的药物。开始治疗前，要让患者知情药物的起效时间、疗程、可能的不良反应，并遵医嘱服药。

五、戒烟限酒处方

（一）戒烟处方

1. 戒断症状的识别和处理

戒断症状表现为戒烟后出现吸烟渴求、焦虑、抑郁、不安、头痛、唾液腺分泌增加、注意力不集中、睡眠障碍等症状。一般情况下，戒断症状可在停止吸烟后数小时开始出现，在戒烟最初 14 天内表现最强烈，之后逐渐减轻，直至消失。大多数戒断症状持续时间为 1 个月左右，但部分患者可能会持续 1 年以上。一项评价戒断症状危害的研究表明，有戒断症状的患者与戒烟后患者体内激素分泌异常相关，包括促肾上腺皮质激素、皮质醇及催乳素水平升高。急性心血管事件的发生多由精神应激和激素分泌异常引起，因此对于冠状动脉介入术后、冠状动脉旁路移植术后以及发生心肌梗死的吸烟患者，强烈建议使用戒烟药物戒烟，以减少神经内分泌紊乱导致的心血管系统损害。

（1）戒断症状的识别建议

对于门诊患者，需注意询问其是否有戒烟史，筛选出曾经戒烟但复吸的患者，“曾戒烟失败”这一特征提示该患者具备戒烟意愿，但存在生理或心理依赖，需接受戒烟药物治疗。对于住院患者，应注意观察其住院期间是否仍在吸烟，是否出现因不能吸烟而出现的戒断症状，以筛选出有潜在戒断症状的患者，及时给予戒烟药物帮助。

（2）戒断症状的处理建议

对于存在戒断症状的患者可给予以下措施：禁止留存卷烟、打火机及其他吸烟用具；在过去经常吸烟的场合放置一些警示牌，如“起床时不要吸烟”“饭后不要吸烟”等，并增加不能吸烟的时间和场所；当特别想吸烟时，试着忍耐几分钟不吸烟，不能耐受者可尝试想象训练，做一些事情分散注意力，如刷牙、织毛衣、运动、种花、嚼东西等替代行为；由于以往吸烟者的手和嘴每天都会有很多次重复吸烟的动作，戒烟之后不会立即改掉习惯性动作，所以可选择烟草替代品来帮助克服，如口香糖、牙签等可针对嘴上的习惯，铅笔、勺子、咖啡搅拌棒等可针对手上的习惯；建立一套健康的生活方式，注意饮食清淡、多吃水果蔬菜、保证睡眠和增加体育锻炼等；戒烟期间应避免酒、浓茶等刺激性饮料与食物，使用辅助戒烟药物，更有助于缓解戒断症状。

（3）戒烟后体重增加的处理

戒烟后体重增加是导致戒烟失败的一个重要原因。其机制包括心理因素和生物学因素，据统计一般在戒烟过程中体重可能会增加 3～4kg。在患者开始戒烟时，需提醒患者注意控制饮食，增加运动量，尽可能避免用食物代替对烟草的渴望，或及时应用戒烟药物可助于延缓体重增加。

2. 戒烟药物干预

戒烟药物可以缓解戒断症状，辅助有戒烟意愿的吸烟者提高戒烟成功率。需注意并不是所有吸烟者都需要使用戒烟药物才能成功戒烟，但医生应向每一位希望获得戒烟帮助的吸烟者提供有效戒烟药物的信息。对于存在药物禁忌或使用戒烟药物后疗效尚不明确的人群（如非燃吸烟草制品使用者、每日吸烟少于 10 支者、孕妇、哺乳期妇女以及未成年人等），目前尚不推荐使用戒烟药物。

目前我国已被批准使用的戒烟药物有尼古丁贴片（非处方药）、尼古丁咀嚼胶（非处方药）、盐酸安非他酮缓释片（处方药）、伐尼克兰（处方药）。盐酸安非他酮缓释片和伐尼克兰存在禁忌证和需要慎用的情况，医生应对戒烟者进行评估后，严格按照说明指导戒烟者使用。应用戒烟药物后，应对使用戒烟药物者的情况进行监测，包括是否发生不良反应、规律服用情况以及戒烟效果等。戒烟药物可能会影响体内其他药物的代谢（如氯氮平、华法林等），必要时应根据药物说明书调整这些药物的使用剂量。

3. 冠心病患者的戒烟指导

对于冠心病患者，首先应详细询问其吸烟状况和其他烟草制品使用情况，包括吸烟的频次、数量和持续时间，量化其他烟草制品的使用，以及二手烟吸入情况。目前对烟草依赖的评估可以通过 WHO 推荐的 ICD-10 烟草依赖综合征的诊断标准实现，也可通过国际通用的尼古丁依赖量表来评估患者是否易出现戒断症状或复吸，从而制定相应戒烟方案。患者戒烟意愿的评估在戒烟治疗中也是不可或缺的一部分，对不同意愿的患者应给予不同的戒烟指导。戒烟的干预手段主要以戒烟教育、心理支持、行为指导为主，对于戒断症状严重的患者可以辅以药物治疗和定期随访来提高戒烟成功率。

4. 戒烟方案和流程

医生应询问就医者的吸烟状况，评估吸烟者的戒烟意愿，根据吸烟者的具体情况提供恰当的治疗方法。目前常用“5R”法增强吸烟者的戒烟动机，用“5A”法帮助吸烟者戒烟。

（1）对于暂时没有戒烟意愿的吸烟者采取“5R”干预措施增强其戒烟动机。“5R”包括：①相关（relevance）：使吸烟者认识到戒烟与其自身和家人的健康密切相关。②危害（risk）：使吸烟者认识到吸烟的严重健康危害。③益处（rewards）：使吸烟者认识到戒烟的健康益处。④障碍（roadblocks）：使吸烟者知晓和预估戒烟过程中可能会遇到的问题和障碍。同时，让他们了解现有的戒烟干预方法（如咨询和药物）可以帮助他们克服这些障碍。⑤反复（repetition）：反复对吸烟者进行上述戒烟动机干预。医生要首先了解吸烟者的感受和想法，把握其心理。医生应对吸烟者进行引导，强调吸烟的严重危害、戒烟的目的和意义，解除其犹豫心理，使之产生强烈的戒烟愿望并付诸行动。

（2）对于愿意戒烟的吸烟者采取“5A”戒烟干预方案。“5A”包括：①询问（ask）并记录所有就医者的吸烟情况。②建议（advise）所有吸烟者必须戒烟：以明确、强烈以及个体化的话语建议所有吸烟者戒烟。明确指出：吸烟可导致多种疾病，吸低焦油卷烟、中草药卷烟同样有害健康，偶尔吸烟也有害健康，任何年龄戒烟均可获益，戒烟越早越好。强烈建议：现在必须戒烟；戒烟是为健康所做的最重要的事情之一；个体化劝诫：将吸烟与就医者最关心的问题联系起来，如目前的症状、对健康的忧虑、经济花费、二手烟暴露对家庭成员及他人的不良影响等。③评估（assess）吸烟者的戒烟意愿。④提供戒烟帮助（assist）：向吸烟者提供实用的戒烟咨询；向吸烟者提供戒烟资料，介绍戒烟热线（全国戒烟热线 400-808-5531、400-888-5531，卫生热线 12320）；推荐有戒烟意愿的吸烟者使用戒烟药物。⑤安排（arrange）随访：吸烟者开始戒烟后，应安排随访至少 6 个月，6 个月内随访次数不宜少于 6 次。随访的形式可以是要求戒烟者到戒烟门诊复诊或通过电话了解其戒烟情况。

（二）戒酒处方

戒酒治疗一般分 2 个阶段，一是戒酒阶段，也称作解毒阶段；另一阶段是康复治疗阶段。积极的药物治疗能够帮助患者戒断对酒精的依赖而防止疾病复发。

目前一线治疗药物：①纳美芬、纳洛酮、纳曲酮，为阿片受体拮抗剂。阿片类物质能刺激下丘脑室旁核，从而导致酒精的摄取，因此，阿片受体拮抗剂纳美芬、纳洛酮、纳曲酮能阻断上述过程，减轻患者对酒精的依赖。在有效性方面，纳美芬对患者饮酒量及频率的改善均优于纳洛酮和纳曲酮，而在安全性方面无明显差异。②双硫仑：双硫仑的药理机制为阻断乙醛脱氢酶，当患者摄入酒精后，由于乙醛脱氢酶作用被阻断，导致乙醛在体内积累进而出现双硫仑反应，即心动过速、潮红、恶心、呕吐等症状。因此，双硫仑主要在心理上减轻患者对酒精的依赖，但对酒精依赖的核心症状并无治疗效果。此外，双硫仑主要对依从性好及受到良好监督的患者有较好的疗效。对饮酒欲望强、焦虑、失眠等患者其疗效较弱，口服生物利用度较低，疗效短，服药次数较多。

除院内治疗外还应该做到以下几点：①避免与饮酒的人接触和到饮酒的地方去；②取得家

庭和朋友的帮助；③用积极向上的依靠性，如新的爱好或参加志愿劳动等，来代替对酒精的依赖性；④改变日常习惯。

参考文献

国家卫生健康委员会疾病预防控制局，国家心血管病中心，中国医学科学院阜外医院，等，2020. 中国高血压健康管理规范（2019）[J]. 中华心血管病杂志，48（1）：10-46.

中国成人血脂异常防治指南修订联合委员会，2016. 中国成人血脂异常防治指南（2016年修订版）[J]. 中国循环杂志，31（10）：937-950.

中国康复医学会心血管病专业委员会，中国营养学会临床营养分会，中华预防医学会慢性病预防与控制分会，2014. 心血管疾病营养处方专家共识 [J]. 中华内科杂志，53（2）：151-158.

中国营养学会，2016. 中国居民膳食指南（2016）[M]. 北京：人民卫生出版社.

中华人民共和国国家卫生和计划生育委员会，2016. 中国临床戒烟指南（2015年版）[J]. 中华健康管理学杂志，10（2）：88-95.

中华医学会糖尿病学分会，2014. 中国2型糖尿病防治指南（2013年版）[J]. 中国糖尿病杂志，22（8）：2-42.

中华预防医学会，中华预防医学会心脏病预防与控制专业委员会，中华医学会糖尿病学分会，2020. 中国健康生活方式预防心血管代谢疾病指南 [J]. 中华预防医学杂志，54（3）：256-277.

HENDERSON R A，O'FLYNN N，2012. Management of stable angina：summary of NICE guidance [J]. Heart，98：500-507.

LADAGE D，SCHWINGER R H，BRIXIUS K，2013. Cardio-selective beta-blocker：pharmacological evidence and their influence on exercise capacity [J]. Cardiovascular therapeutics，31（2）：76-83.

SCHWARTZENBERG S，REDFIELD M M，FROM A M，et al，2012. Effects of vasodilation in heart failure with preserved or reduced ejection fraction：implications of distinct pathphysiologies on response to therapy[J]. Journal of the American College of Cardiology，59（5）：442-451.

（李祥禄　武小薇　房　炎）

第二节　冠心病的康复程序

我国心脏康复分为三期，即Ⅰ期康复（院内康复期）、Ⅱ期康复（院外早期康复或门诊康复期）、Ⅲ期康复（院外长期康复），主要包括九大部分：运动康复、营养支持、呼吸锻炼、疼痛管理、二级预防用药、心理疏导、睡眠管理、戒烟指导、中医药干预管理。

各个康复分期的内容和目标各有侧重，又相互交叉。Ⅰ期：是心脏功能恢复、建立康复意识、进行康复宣教等的关键时期，也是现阶段发展心脏康复切实可行的切入点。其主要目标是缩短住院时间，促进日常生活及运动能力的恢复，避免卧床带来的不利影响。Ⅱ期：一般在出院后1～6个月进行。除了患者评估、患者教育、日常活动指导、心理支持外，这期康复计划的主要内容是在心电和血压监护下的中等强度运动，以期在循序渐进的过程中改善患者的心肺功能，提高患者的运动耐量。在安全有效的前提下，Ⅱ期心脏康复方案可以多样化。Ⅲ期：也称社区或家庭康复期，为心血管事件1年后的院外患者提供预防和康复服务，是Ⅱ期康复的延续。

一、Ⅰ期康复

Ⅰ期康复为所有住院期的冠心病患者提供心脏康复和预防服务。主要内容包括病情评估、患者教育、早期活动和日常生活指导。本期康复目标是缩短住院时间，促进日常生活能力及运动能力的恢复，增加患者自信心，减少心理痛苦，减少再住院；避免卧床带来的不利影响（如运动耐量减退、低血容量、血栓栓塞性并发症），指导戒烟，并为Ⅱ期康复做准备。

早期病情评估包括了解患者症状、体征及用药治疗情况，评估患者存在哪些冠心病危险因素以及是否存在影响患者早期活动的因素。

患者教育包括戒烟、自救措施、生存教育和循证用药的重要性。

Ⅰ期运动康复：符合适应证患者应尽早启动Ⅰ期心脏康复治疗，推荐于入院24小时内开始，如病情不稳定，可延迟至3～7天以后。适应证：过去8小时内没有新发或再发胸痛；无明显心力衰竭失代偿征兆；过去8小时内没有新发心律失常或心电图改变；静息心率50～100次/分，静息血压（90～150）/（60～100）mmHg（1mmHg=0.133kPa），血氧饱和度＞95%。运动康复强调循序渐进，从被动运动开始，逐步过渡到坐起、双脚悬挂在床边、床旁站立、床旁行走、病室内步行以及上1层楼梯或固定踏车训练。

指导出院后日常活动：出院前根据病情进行运动风险评估，包括次级量心电图负荷试验或6分钟步行试验，客观评估患者运动能力，指导其出院后的日常活动，同时提供出院后医学运动处方，为下一步运动康复提供客观依据。

二、Ⅱ期康复

Ⅱ期康复是Ⅰ期康复的延续和Ⅲ期康复的基础，起着承上启下的枢纽作用。Ⅱ期康复采用个体化病例管理模式（individualized case management），对每位患者进行综合评估，以患者为中心，制定个性化心血管病危险因素干预目标，在设定目标时充分考虑患者的意愿和接受能力，与患者共同制定短期和长期目标。该模式兼顾危险因素的总体干预原则和个体化原则，充分考虑患者的意愿和接受能力，因而可以更为有效地开展。

所有符合Ⅱ期康复适应证的患者，应尽早接受Ⅱ期康复治疗。研究显示，心脏康复开始的时间越早，获益越大。对于符合心脏康复适应证的住院患者，建议在患者出院前完成心脏康复转诊，同时心脏康复医务人员完成与患者的首次接触，完成首次心脏康复评估和指导。Ⅱ期康复在出院后即可正式启动，一般在出院后1～3周内，PCI和CABG患者则常规于术后2～5周进行。对于符合心脏康复适应证的门诊患者，发病1年内，应转诊接受心脏康复治疗。

启动Ⅱ期心脏康复的冠心病患者包括急性冠脉综合征恢复期、稳定型心绞痛、行PCI治疗和行CABG 6个月内的患者。以下人群应延缓启动：不稳定型心绞痛发作期、心功能Ⅳ级、未控制的严重心律失常以及未控制的高血压（静息收缩压＞160mmHg或静息舒张压＞100mmHg）、安静时ST段压低或抬高（＞2mm）、重度主动脉瓣狭窄、活动性心包炎或心肌炎、急性全身疾病或发热、血栓性静脉炎、近期血栓栓塞、体位性低血压、严重的可限制运动能力的运动系统异常以及其他代谢异常，如急性甲状腺炎、低血钾、高血钾或血容量不足。

（1）运动康复

运动康复是Ⅱ期心脏康复的重要内容，主要进行心电监护下的中等强度运动，推荐运动康复次数为36次，不低于25次，包括有氧运动、抗阻运动、柔韧性运动。参加心电监护下运动：低危患者6～18次，中危患者12～24次，高危患者18～36次。如患者因为时间和距离受限等原因不能参加院内心脏康复，低危和有选择的中危患者可在远程心率或心电监测情况下接受家庭心脏康复治疗。

（2）循证用药

循证用药包括控制心血管危险因素药物和心血管保护药物。掌握并及时更新心血管疾病药物治疗相关指南核心内容，熟练掌握心血管危险因素控制目标、心血管保护药物的选择和治疗靶目标。定期评估患者的体重、血糖、血脂、血压等心血管危险因素；因患者的认知与药物治疗依从性密切相关，需定期评估患者对药物的认知程度；定期评估心腔内植入装置的功能状态，识别适合接受三腔心脏再同步化起搏器（CRT）或植入式体内除颤器（ICD）治疗的患者。

（3）改变不健康生活方式

生活方式管理主要包括运动处方、营养处方和戒烟处方，此三项内容的管理是心脏康复的重要内容。

（4）情绪和睡眠管理

通过问诊，结合量表评估患者睡眠质量，有无焦虑抑郁情绪以及程度，对症给予治疗，包括正确的疾病认知教育、运动治疗和抗抑郁药物对症治疗，必要时请精神专科会诊或转诊精神专科治疗。处理失眠症时应注意纠正患者不正确的失眠认知和不正确的睡眠习惯。

（5）健康教育，指导患者学会自我管理

开展健康教育，指导患者改变不健康行为，培养患者的自我管理能力。健康教育的目的不仅是提高患者的健康知识，也是提高患者战胜疾病的信心和自我管理效能。开展健康教育前要了解个体的文化程度、健康素养以及对健康知识的需求。

（6）改善生活质量促进职业回归

指导冠心病患者尽快恢复日常生活是Ⅱ期心脏康复的重要内容，主要包括以下几种常见情况：①病情稳定1周后可以开始尝试驾驶活动；②心脏事件2周后无并发症可乘坐飞机；③通常建议患者出院2～4周后，PCI治疗患者出院后1周，CABG后6～8周可重新开始性生活。工作指导也是Ⅱ期心脏康复的重要内容，目的是促进患者早日回归社会，避免青壮年患者提前退休或病休。根据运动负荷试验所测得的实际运动能力，结合共识中给出的不同工作性质所需要的代谢当量和运动能力，指导患者回归工作。

（7）心血管病康复其他方法

太极拳、八段锦、养生气功等中医传统康复方法有利于心血管病患者康复。

三、Ⅲ期康复

Ⅲ期康复为发生主要心血管事件1年后的院外患者提供预防和康复服务，是Ⅱ期康复的延续。这个时期，部分患者已恢复工作和日常活动，此期的关键内容在于维持已形成的健康生活方式和运动习惯，仍需继续运动康复和纠正危险因素，以及恢复社会心理状态。Ⅲ期主要强调维持健康的生活习惯和坚持循证药物治疗的重要性，同时强调关注患者的社会心理状态。对患者的评估依然很重要，低危患者运动康复可在家中自行进行，不需要在医院监护下运动；评估仍为中、高危的患者，运动康复仍需医学监护。

参 考 文 献

胡大一，2018.心脏康复［M］.北京：人民卫生出版社.

胡大一，王乐民，丁荣晶，2017.心脏康复临床操作实用指南［M］.北京：北京大学医学出版社.

刘遂心，丁荣晶，胡大一，2013.冠心病心脏康复与二级预防中国专家共识［J］.中华心血管病杂志，41（4）：267-275.

中国康复医学会心血管病专业委员会，2018.中国心脏康复与二级预防指南（2018 版）［M］.北京：北京大学医学出版社.

HANSEN D，NIEBAUER J，CORNELISSEN V，et al，2018.Exercise prescription in patients with different combinations of cardiovascular disease risk factors：a consensus statement from the EXPERT working group［J］. Sports medicine，48（8）：1781-1797.

（王洪志　樊　蕾）

第三节　冠心病的中医康复

一、中医对心脏的认识

《素问・灵兰秘典论》中有言：“心者，君主之官，神明出焉。”著名医学家张景岳注曰：“心为一身之君主，……脏腑百骸，惟所是命，聪明智慧，莫不由之。”日本医学家丹波元简的《素问识》中又云：“简按：《灵・邪客》篇云：‘心者，五脏六腑之大主，精神之所舍。’《荀子・解蔽》篇云：‘心者，形之君也，神明之主也，出令而无所受令。’《淮南子》云：‘夫心者，五脏之主也，所以制使四肢，流行血气。’《易》以离为火，居太阳之位，人君为象，人之运动，情性之作，莫不由心，故为主守之官，神明所出也。”体现出古代学者对心脏在各脏腑间地位的认识，也同时说明人体的思维精神，五脏六腑活动主要依赖心气的正常。

中国古代对于对心脏的解剖形态和生理功能也有所研究，并有具体记载，如《难经・四十二难》中有言：“心重十二两，中有七孔……盛精汁三合，主藏神。”对于心脏的外形，《类经图翼》中描述为“心象尖圆，形如莲蕊……”。对于心脏的解剖位置和功能，早在明代时期，就有医学家李梴在《医学入门》中描述：“有血肉之心，形如未开莲花，居肺下肝上是也，有神明之心，神者，气血之化，生之本也……主宰万事万物，虚灵不昧是也。”

总之，中医学认为心位于胸中，有心包络裹护于外。心为神之居，血之主，对人体各脏腑有重要的调节功能，是人体最重要的脏器，其生理功能包括以下 3 个方面。

（一）主血脉，其华在面

心主血脉，包括主血和主脉两个方面，即心脏具有推动血液在脉管中运行的作用。全身血液聚于脉中，靠的是心脏的搏动而运输全身至四肢微末，发挥血液的濡养作用。心脏之所以能够推动血液的运行，全赖心气作用，而心气主要是指心脏的功能活动，属阳；心所主之血，为心血，是心脏功能活动的物质基础，属阴。只有心脏的气、血、阴、阳相互调和，才能维持相对的平衡。由于心主血脉使血液于脉管中运行，则其华在面，面部为血液聚集之所，因此心气的盛衰可以从脉搏的变化以及面部的色泽反映出来。如《灵枢·决气》："血脱者，色白，夭然不泽。"如心血瘀阻会面色青紫；心经有热，血络充盈，则面色红赤。由此可见，血的盛衰及功能的协调与否，是影响心脏生理病理的关键所在。

（二）主神志

心主神志说的是心脏对人的精神、思维的主宰作用，又称"心藏神"。现代医学认为，人体的精神思维活动，有赖于大脑的功能，即大脑对外界客观事物的反应，而中医脏腑理论认为，人的思维活动与五脏有关，即五脏有各自所主的思维情绪，但最主要还是归属于心脏的生理功能。如《灵枢·本神》中言："所以任物者，谓之心。"任，即担任的意思，说明接受外来事物而发生思维互动的过程即由心脏来完成。

"心主神志"与"心主血脉"的生理功能是密切相关的。血液是精神活动的物质基础，心的气血充盈，则神志清晰，思维敏捷，精神充沛。但当心血不足时，往往会出现心神的改变，则多有失眠、多梦、健忘、神志不宁等表现。当热扰心室时，还可出现谵妄、昏迷、不省人事甚至狂躁易怒等表现。

（三）开窍于舌

舌的功能主要为味觉的感知，辅助语言发出，所以，心脏的功能正常，则舌质红润，舌体柔软，语言清晰，味觉灵敏。心脏有病变的话，同时也可从舌象中反映出来。如心血不足，舌质淡白；心火上炎，舌尖红赤，重则舌体糜烂，舌体生疮；心血瘀阻，舌质紫暗或有瘀斑、瘀点；热入心包或痰蒙心神则舌强语謇。

总之，在中医藏象学中，心脏的生理功能，不光包括心主血脉，为血液循环的中枢，心、血、脉三者组成了完整的循环系统，而且包括主神志，与精神、思维活动有关，实际包括了部分大脑的功能。并且心脏作为君主之官，对全身脏腑组织器官的功能具有主宰作用。心脏与脉、面、舌的关系密切，因此，同时可以从外在表现反映心脏整体的生理情况。《素问·六节藏象论》中所讲"心者，生之本，神之变也，其华在面，其充在血脉，为阳中之太阳，通于夏气"，就是对心脏生理功能的简明概括。

二、中医对冠心病的认识

中医最早并无冠心病的命名，相关疾病命名为胸痹心痛。胸痹心痛是指以胸部闷痛，甚则胸痛彻背，背痛彻心，喘息不得卧为主症的疾病，轻者仅感觉胸闷如窒，呼吸欠畅，重者则有胸痛不可缓解，严重者出现胸背放射痛。而对于心肌梗死，中医命名为真心痛，真心痛是胸痹心痛进一步发展的严重情况，甚至危及生命，其特点是剧烈而持久的胸痛，伴心悸、水肿、肢冷、喘促、汗出、面色苍白等症状，甚至危及生命。

中医古籍中对于胸痹心痛的描述有《诸病源候论·久心痛候》中："心为诸脏主，其正经不可伤，伤之而痛者，则朝发夕死，夕发朝死，不暇展治。其久心痛者，是心之支别络，为风邪冷热所乘痛也，故成疹，不死，发作有时，经久不瘥也。"《太平圣惠方·治心痹诸方》："夫思虑烦多则损心，心虚故邪乘之，邪积不去，则时害饮食，心中愊愊如满，蕴蕴而痛，是谓之心痛。"说明情志在胸痹心痛的发生中起到重要作用。《玉机微义·心痛》中有言："然亦有病久气血虚损及素作劳羸弱之人患心痛者，皆虚痛也。"《类证治裁·胸痹》："胸痹，胸中阳微不运，久则阴乘阳位，而为痹结也，其症胸满喘息，短气不利，痛引心背……胸痹之脉，阳微阴弦，阳微知在上焦，阴弦则为心痛，以《千金》《金匮》均以通阳主治也。"

胸痹之名，首先见于《黄帝内经》的肺系病证有关，《灵枢·本脏》有言："肺大则多饮，善病胸痹。"东汉张仲景明确提出了"胸痹"病名，并设专篇专论，《金匮要略·胸痹心痛短气病脉证治》中有"胸痹之病，喘息咳唾，胸背痛，短气，寸口脉沉而迟，关上小紧数""胸痹不得卧，心痛彻背"的描述，胸痹的范围由相关肺系病证扩展到心系病证。隋代巢元方《诸病源候论》将胸痹进一步发展，指出其除了心脏相关同时也与肺脏相关，并且涉及胸膈痹阻病变，在《诸病源候论》中有云："胸痹之候……胸前皮皆痛，手不能犯，胸满短气，咳唾引痛。"直至明代一些医学家对于胸痹的范围拓展到胃部疾病，明代医学家虞抟的《医学正传》中认为除了真心痛以外的心胸痛皆为胃痛，虽然有些笼统，但也说明早在古代就有冠心病与胃部疾病的相关鉴别诊断。另一位明代医学家秦景明的《症因脉治》中有云："胸痹之症，即胃痹也。胸前满闷，凝结不行，食入即痛，不得下咽，或时作呕。"可见胸痹内容逐渐丰富，由最初的肺系疾病到心脏，而后扩展到胸壁、食道、胃部。

胸痹心痛的临床表现最早见于《黄帝内经》。《灵枢·五邪》中指出："邪在心，则病心痛。"《素问·脏气法时论》中有："心病者，胸中痛，胁支满，胁下痛，膺背肩甲间痛，两臂内痛。"《素问·缪刺论》中有"卒心痛""厥心痛"之称。《灵枢·厥病》把心痛严重，并迅速造成死亡的称为"真心痛"，也就是西医所讲的急性心肌梗死。谓："真心痛，手足青至节，心痛甚，旦发夕死，夕发旦死。"

中国古代文献对于胸痹心痛的治疗早在《黄帝内经》时期就提出了针刺治疗的穴位和方法，《灵枢·五味》有"心病宜食薤"的记载。《金匮要略·胸痹心痛短气病脉证治》将胸痹心痛的病因归纳为"阳微阴弦"。在治疗方面，根据不同证候，制定了瓜蒌薤白半夏汤等十多首方剂，治疗方法以通阳宣痹为主，体现了辨证论治的特点，在宋金元时代胸痹的治法也颇为丰富，如《太平惠民和剂方》收集了关于本病的许多方剂，而中药中多为芳香、温通、辛散之品，每与益气、养血、滋阴、温阳之药相互作用；元代医学家危亦林所著的《世医得效方》中提出，运用苏合香丸"治卒暴心痛"。明代医学家王肯堂在其著作《证治准绳》中用失笑散以及大量的桃仁、红花、降香等治疗胸痹心痛，清代医学家陈念祖《时方歌括》以丹参饮治疗心腹诸痛，王清任《医林改错》以血府逐瘀汤治疗胸痹心痛，算是最接近现代药物治疗方法的医学家，因此可以说明，祖国医学从古发展至今，对于冠心病的治疗，逐渐趋于一致以及成熟。

三、中医对冠心病病因病机的认识

（一）病因

1. 年老体衰

冠心病多发生于中老年人，与年老体衰，脏器虚损有密切的关系。《素问·阴阳应象大论》曰："年四十而阴气自半。"孙思邈《备急千金要方》云："人年五十以上，阳气日衰，损与日至，心力渐退。"心主血脉，心气不足，心阳不振，则运血无力，血脉瘀阻，而致心脉不通；或心阴亏耗，心失所养，脉道失润而发心痛。肾为先天之本，脏腑阴阳之根。年老肾阳虚衰则不能鼓动五脏之阳，引起心阳不振，心气不足，血脉失于温运，痹阻不畅，肾阴虚耗不能滋养五脏之阴，肾水不能上济于心，心阴亏虚，心脉失养；或阴虚火旺，灼津成痰，阴虚使血液黏稠瘀滞，痰瘀痹阻而发生本病。此外，若脾胃亏虚，气血生化乏源，则致心气心血不足，心失濡养，不荣则痛；或运化失司，水湿停聚，痰浊内生，阻滞心脉，不通则痛；若肝阴血亏虚，母病及子，致心之阴血亏虚，心失濡养，亦成本病。

2. 饮食不节

饮食不节是冠心病发生发展的一个重要因素。饮食多肥甘厚味、暴饮暴食、酗酒，可损伤脾胃，脾失运化，聚湿生痰，阻滞脉络，从而胸闷心痛。《素问·经脉别论》："食气入胃，浊气归心，淫精于脉。"指出食物经脾胃消化作用后，其浓厚滋腻的部分输送于心，濡养心体，助阳化气。但过食肥甘，浊阴不化，则脉道瘀阻，血行不利。在我国，随着人民生活水平的提高，饮食结构也发生了很大的变化，部分人不注意科学合理饮食，嗜食肥甘厚味，导致痰浊痹阻心脉，成为冠心病发病率升高的原因之一。

3. 情志失调

情志失调与冠心病有密切的联系。长期或持久强烈的精神失调，超过了人体自身调节的范围，可以使机体气机紊乱，脏腑阴阳气血失调，损及五脏，终归于心。《灵枢·口问》曰："忧思则心系急，心系急则气道约，约则不利。"沈金鳌《杂病源流犀烛·心病源流》认为七情除"喜之气能散外，余皆足令心气郁结而为心痛也"。秦景明在《症因脉治·内伤胸痛》中有言："内伤胸痛之因，七情六欲，动其心火，刑及肺金，或怫郁气逆……则痰凝气结；或过饮辛热，伤其上焦，则血积于内，而闷闭胸痛矣。"各种情志刺激都可伤及心脏，既是冠心病的病因，又可引起病情的加重。如郁怒伤肝，肝失疏泄，气滞血瘀，瘀阻心脉或忧思伤脾，脾虚气结，痰湿内生，阻滞脉络等，均可导致本病。冠心病患者也经常因喜怒情志诱发心绞痛。

4. 劳逸失度

适度的体力活动可促进气血流通，增强体质，必要的休息可以使机体消除疲劳，恢复精神，但是长期过度劳累，损伤正气可以诱发冠心病。劳力过度，可使元气损伤，元气虚则心气自虚，终日伏安，劳神过度，可耗伤心血，损伤脾气，每致心脾两虚；房劳过度则肾精暗耗，元气渐亏，终致心脉瘀阻。若过度安逸，不事运动，久之则脾胃呆滞，脏器虚弱，气血运行不畅，亦发本病。

5. 外邪侵袭

外邪致病，常在人体正气亏虚之时，两虚相得，由此而发。外感病因中以寒、暑之邪与冠心病发病关系较密切。素体心气不足或心脏不振，复因寒邪侵袭，寒凝气滞，胸阳失展，血行不畅，心脉挛急而痹阻。《素问·调经论》曰："寒气积于胸中而不泻，不泻则温气去，寒独留，则血凝泣，凝则脉不通。"因此有些冠心病患者在寒冷季节时也会出现心绞痛，也可因为炎热的夏季，耗伤气阴，导致血脉运行失常而胸痛。

（二）病机

根据《素问·痹论》"心痹者，脉不通"和《金匮要略》"阳微阴弦，即胸痹心痛"的论述，确定了冠心病本虚标实的病理机制。

1. 本虚

《金匮要略·胸痹心痛短气病脉证治》在论述胸痹的病机时指出："夫脉当取太过不及，阳微阴弦，即胸痹而痛，所以然者，责其极虚也。今阳虚知在上焦，所以胸痹心痛者，以其阴弦故也。"《诸病源候论·胸痹候》中记载，胸痹之证"因虚而发"。我国近代著名中医医学家蒲辅周老先生提出："冠心病属虚者多，而实者少。"说明了本虚的病机存在。冠心病的本虚主要为心阳不振、心气不足、肾气亏虚以及脾气虚弱。心主司阳气，主血脉，居上焦，为阳中之阳脏。心气虚，心阳不振可以导致血脉瘀阻，或津凝为痰，痰浊阻络，而致不通则痛。肾主藏精，为元气之根，心阳非此不能生，非此不能发，肾气虚可导致心气虚，心阳不足，相火无力，可见肾阳虚。脾主运化，为后天之本，脾虚既可以使后天气血生化不足，而使心气、心阳不足，也可以困脾成痰，阻络成为痹病。

2. 标实

在本虚的基础上，由于脏腑功能低下，致使气滞、血瘀或痰浊等病理产物积聚，闭阻心脉，发生胸痹心痛，因此《素问·痹论》中说："心痹者，脉不通。"因此，考虑标实"脉不通"的原因和类型有如下四种。

（1）寒凝

寒性凝滞收引，寒邪侵犯人体可阻遏阳气，使气滞血瘀寒凝而脉不通。如《素问·举痛论》曰："寒气入经而稽迟……客于脉中则气不通，故卒然而痛。"《圣济总录》中有论断为："卒心痛者，本于脏腑虚弱，寒气卒然客之。"

（2）血瘀

血行脉中，以通为用，若血行不畅，便闭阻脉中，发生胸痹心痛。血瘀在冠心病发病中的作用早在清代王清任的《医林改错》中就有论述。《素问·痹论》中曰："痹……在于脉则血凝而不流。"《素问·脉要精微论》："夫脉者，血之府也……涩则心痛。"这里也已经明确提出了心痛是因为"血凝而不流"，从而导致心脏脉络不通的血瘀理论。

（3）痰浊

心肾阳虚，不能化气行津或脾虚不能运化水湿，津聚为痰，也能闭阻心脉，发生冠心病。《金匮要略》中描述："胸痹不得卧，心痛彻背者，瓜蒌薤白半夏汤主之。"即是这种病理机制。

（4）气滞

因情志所伤，气机不畅郁阻心胸，也可发生胸痹，情志内伤患者多有气滞，气行则血行，血行则气畅，气病必累及血，血病必累及气，故单纯气滞患者在冠心病的表现中也并不多见，多以气滞血瘀同时出现。

因此，冠心病胸痹心痛的病机可以归纳为“本虚标实”。本虚者，因于禀赋不足，年迈肾衰，营血虚少引起心之阴阳气血虚损，根源在先后天之本；标实者，系膏粱厚味，七情过激，劳逸失度，外受寒邪，壅塞成痰，阻滞气机，气不行则血瘀，阻遏胸阳，闭塞心络，不通则痛。因此，本虚是发病基础，标实为发病条件，表现形式为“脉不通”。

四、中医冠心病的研究进展

（一）理论探索

李文良认为中医对冠心病的心脏康复内容，应该包括心理康复和体能康复。心理康复中由于七情刺激可引发气机紊乱、郁结、窜逆，造成阴阳不调，气血逆乱，从而诱发冠心病的发生发展。因此，充分认识冠心病的利害情况，重视对于养心以及宁神的调节，疏肝和气才为养生之道。在体能康复中，体能活动要以适宜为度，不可操之过急，也要防止因病而怕动，在中医传统的运动中，如太极拳、八段锦、练功十八法等都是以气功为主的锻炼，有助于冠心病患者心脏康复。李沛等认为关于冠心病的中医康复治疗，其根本目的是恢复心主血脉的功能，将中医冠心病康复原则分为四点：调神为先、行神俱养，扶正固本、养气保精，天人相应、起居有常，动静结合、中和为度。认为养神与养行是中医康复治疗的根本大法，养神则要排除杂念与精神刺激，使心神宁静，情绪乐观，养行则以胃气为根本，重视冠心病患者的饮食起居；而且要重视中药以及针灸等方法，利用这些中医特色方法，培补元气，调节脏腑功能气机，并结合中医传统的导引，气功方法，促进真气运行，调动机体内部力量，增强自我康复技能；提倡冠心病康复应顺应四时变化，采取相应的生活作息，适应自身的生理节律，心神应静，形体应动，加强功能训练，促进机体康复。董泉珍认为整体观念、形神统一以及辨证论治是中国传统康复学的理论基础，具体方法可以概括为精神、饮食、运动、药物、物理和环境 6 大类，并按照现代心脏康复医学观念和模式，结合我国具体国情，提出了中西医结合的心脏康复模式，尝试对于中西医结合心脏康复程序的核心内容如心理修养、饮食调理、运动处方、药物治疗等进行讨论。中医康复学讲究多形式的怡情养性，包括潜心事业、凝神静读、益友清淡、乐善好施等，现代心理治疗与中医精神摄养可以相辅相成，相得益彰。

（二）临床观察

陆永才等观察中药辨证治疗对急性心肌梗死介入术后患者心脏康复的影响，将 102 例 PCI 患者随机分为 2 组，均以规范西药及 PCI 治疗，治疗组 PCI 术后给予中药治疗，对照组采用传统康复治疗，周期为 60 天，结果显示治疗组心绞痛再发率较对照组明显降低，硝酸甘油使用较对照组明显减少，提示中药辨证治疗对冠心病急性心肌梗死介入术后患者心脏康复具有促进作用。郑景启观察太极拳对于出院后老年冠心病患者的康复训练效果，总共 24 例冠心病患者在出院后常规药物治疗的基础上，坚持进行太极拳训练，每日 1 次，观察 3 个月，结果显示经康复训练后患者舒张压降低，一分钟心率储备改善（$P<0.05$），提示太极拳对于老年冠心病患者的术后康复有促进作用，能有效地促进老年冠心病患者心率改善。郝克倩等观察穴位推拿及整脊疗法对于30例冠心病心绞痛患者的康复效果。穴位取至阳，足部取心、肾、输尿管、膀胱反射区，手法为按、揉、点、一指禅推法、㨰法；整脊疗法选择 T_2～T_5 交感神经节及颈上、中、下交感神经节，每次推拿20分钟，每日2次，20天为一个疗程，结果提示经康复治疗后30例患者均有不同程度的改善，但对冠心病心律失常患者疗效则一般。李新梅观察中医“调脾护心”的康复治疗方案对于冠心病搭桥术后患者的疗效，其对照组利用西医康复治疗，包括运动处方和呼吸训练，治疗组利用西医康复和中医调脾护心康复治疗训练。调脾护心康复方法主要包括中医饮食、八段锦等治疗，其中饮食治疗多为怀山药芡实粥或人参田七炖瘦肉为主，每日1次，若患者出现口渴、烦热等情况，则改人参为西洋参，结果显示治疗后对照组的中医证候积分明显低于治疗组（$P<0.05$），治疗组以及对照组的生活质量均有所改善，治疗后两组生活质量较治疗前均有所改善（$P<0.05$）。陈光瑞将96例心脏支架术后的患者随机分为综合康复组和对照组，对照组采用常规心脏康复方法，而综合康复组在对照组常规心脏康复方法的基础上增加了中医体质辨证论治，分为气虚血瘀型、阳虚型、痰湿型，并给予中药汤剂治疗和穴位针刺、艾灸、刮痧等物理疗法，观察8周后两组6分钟步行试验，治疗后均有所提高，综合治疗组SF-36量表各项评分与治疗前比较，生理职能、躯体疼痛、整体健康、活力、社会功能等指标均有所改善，对照组患者SF-36量表各项平稳，与治疗前比较也有所提高，差异无统计学意义。

（三）中医运动疗法

在中医学中有很多运动方法，他们动静结合，刚柔并济，比如太极拳、八段锦、五禽戏等，具有很好的养生保健功能，对于老年冠心病患者的康复治疗非常适合。太极拳是结合历代各家拳法、古代引导术以及传统吐纳术形成的一种内外兼修、柔和、缓慢、轻灵、刚柔并济的传统拳术，2013年“上海男性健康研究”纳入61 447例中国男性受试者，平均随访5.48年，结果显示每周坚持打太极拳能够使老年人群的全因死亡率降低20%，心血管疾病发生风险可显著降低23%。美国运动医学会（ACSM）年会上公布了一项综述研究，纳入28个关于太极与血压的随机对照研究，一共1296名太极拳爱好者和919例对照者的研究数据，结果显示老年人平均练习太极20.6周，每周2.9次，每次61.1分钟，可将收缩压和舒张压分别降低6mmHg以及3mmHg，每周练习太极拳次数越多，收缩压降低程度越大。关于冠心病心脏康复的系统评价中，有一项是八段锦的应用可以给冠心病患者带来一定的获益，并且可以作为心脏康复处方的一个可选方案。并且研究显示，五禽戏可以有效地改善稳定期慢性阻塞性肺疾病患者的肺功能和呼吸困难症状，增加运动耐力，降低病死率。这些研究均提示，中医传统运动项目可以作为老年冠心病患者中西医结合心脏康复的重要手段。

参考文献

董泉珍，2002. 中西医结合探讨心脏康复医学模式［J］. 心脏杂志，14（5）：449-452.

冯靖禧，刘泽银，李丹彦，2008. 康复心脏学的中西医结合发展思路［J］. 心脏杂志，20（1）：117-119.

郝克情，王玉玲，顾晓辉，等，1998. 30例冠心病心绞痛手法穴位推拿康复疗效观察［J］. 心血管康复医学杂志，8（B12）：102-103.

李沛，陈铭虹，1996. 冠心病的中医康复原则［J］. 中国心血管康复医学，5（3）：71-72.

李文良，1996. 冠心病中医康复医疗的探索［J］. 中国心血管康复医学，5（1）：96-97.

李新梅，卓剑丰，肖莹莹，等，2015. “调脾护心”康复方案应用于冠状动脉搭桥术后病人的临床研究［J］. 中西医结合心脑血管病杂志，13（10）：1153-1155.

陆永才，龚柳，朱敏闻，2010. 辨证治疗对急性心肌梗死介入术后患者心脏康复的影响［J］. 河北中医，32（9）：1291-1292，1295.

谭佩华，刘凤英，张静慧，等，2016. 五禽戏对慢性阻塞性肺疾病稳定期病人生活质量观察研究［J］. 岭南急诊医学杂志，21（6）：629-630.

（王　浩）

下篇　各　　论

第四章

慢性心肌缺血综合征

第一节　稳定型心绞痛

一、概　　念

稳定型心绞痛（stable angina pectoris）是在冠状动脉固定性严重狭窄基础上，由于心肌负荷的增加引起的心肌急剧的、短暂的缺血缺氧临床综合征，是冠心病的最常见表现。稳定型心绞痛的发作程度、频率、性质、诱发因素及缓解方式在数个月内无明显变化。

二、发病机制

稳定型心绞痛的发病机制主要是在已有冠状动脉狭窄的基础上，心脏负荷增加。当冠状动脉狭窄或部分闭塞时，其血流量减少，对心肌的血供量相对比较固定，在休息状态时尚可维持供需平衡，无症状出现。当劳累、饱食或情绪激动时，心脏负荷突然增加，使心率增快、心肌张力和心肌收缩力增加而致心肌氧耗量增大，存在狭窄冠状动脉的血供不能相应地增加以满足心肌对血液的需求，即可出现心绞痛。

三、临床表现

（一）症状

心绞痛以发作性胸痛为主要临床表现，疼痛的特点如下。

1. 诱发因素

与劳累或情绪激动（如愤怒、焦急、过度兴奋等）相关是心绞痛的重要特征。当负荷增加如走坡路、逆风行走、饱餐后或天气变冷时，心绞痛常被诱发。疼痛多发生于劳累或激动的当时，而不是劳累之后。典型的心绞痛常在相似的条件下重复发生。

2. 部位

典型的心绞痛部位是在胸骨体后，可波及心前区，有手掌大小范围，甚至横贯前胸，范围常不局限。可以放射至左肩、左臂内侧达环指和小指、肩背部、上腹部，也可以放射至其他部位如颈、咽或下颌部。每次心绞痛发作部位往往是相似的。

3. 性质

常呈紧缩感、绞榨感、压迫感、窒息感或沉重感，有时被描述为颈部扼制或胸骨后烧灼感，但不像针刺或刀扎样锐性痛，偶伴有濒死的恐惧感觉。胸痛发作时，患者往往被迫停止正在进行的活动，直至症状缓解。

4. 持续时间

呈阵发性发作，通常持续数分钟至 10 余分钟，大多数情况 3～5 分钟逐渐消失，很少超过 30 分钟，也不会转瞬即逝或持续数小时。

5. 缓解方式

一般在停止原来诱发症状的活动后即可缓解；舌下含服硝酸酯类药物常可在数分钟内使心绞痛缓解。

（二）体征

稳定型心绞痛通常无特异性体征。胸痛发作时常见心率增快、血压升高、表情焦虑、皮肤冷或出汗，有可能出现第四心音或第三心音奔马律，或出现心尖部收缩期杂音，第二心音逆分裂，偶闻及双肺底啰音。

四、辅助检查

（一）实验室检查

检查血常规、肝肾功能、血糖及血脂等情况，了解冠心病危险因素；胸痛较明显者，需查血心肌肌钙蛋白（cTnT 或 cTnI）、肌酸激酶（CK）及同工酶（CK-MB），以排除急性心肌梗死；疑似心力衰竭者，应行脑利尿钠肽（BNP）/脑利尿钠肽前体（NT-proBNP）检查；若提示存在临床疑似甲状腺疾病，则建议行甲状腺功能检查。

（二）心电图检查

1. 静息时心电图

所有胸痛患者均应行静息心电图检查。静息心电图能提供患者罹患冠心病的某些信息，如既往存在心肌梗死或复极异常等。静息心电图可作为患者病情发生变化时的心电参照。

2. 心绞痛发作时心电图

在胸痛发作时争取心电图检查。绝大多数患者可出现暂时性的心肌缺血引起的ST段移位，表现为不同程度的ST段压低（≥0.1mV），发作缓解后恢复；有时出现T波倒置（图4-1）。静息心电图有ST段压低或T波倒置的患者，胸痛发作时可变为直立（呈“假性正常化”），也有利于诊断。

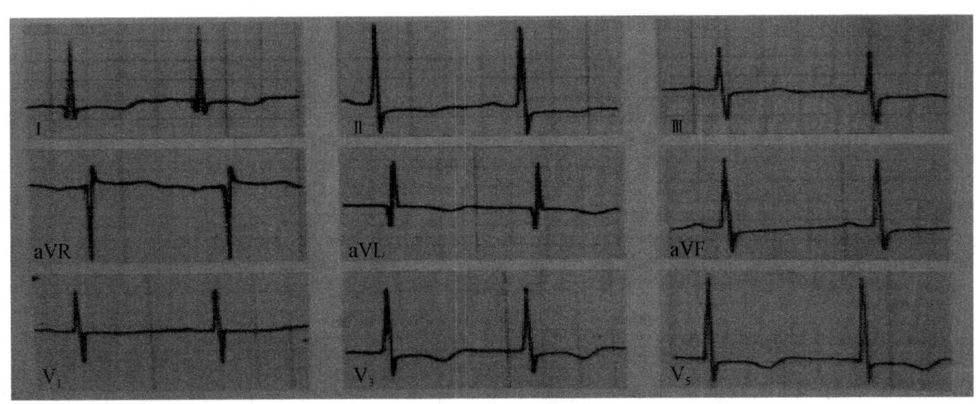

图4-1　心绞痛发作时的心电图

Ⅰ、Ⅱ导联ST段压低，T波倒置；Ⅲ导联ST段压低；aVF导联ST段压低，T波平坦；aVR导联ST段抬高；aVL导联T波倒置；V_3、V_5导联ST段压低，T波倒置

3. 负荷心电图

对有症状的患者，若无禁忌可行负荷心电图检查。检查过程必须配备严密的监测及抢救设备，注意其停止运动指征。采用Bruce方案，运动试验的阳性标准：运动中出现典型心绞痛，运动中或运动后出现ST段水平或下斜型下降≥0.1mV（J点后60～80ms），或运动中出现血压下降者。本实验有一定比例的假阳性及假阴性，单纯运动心电图阳性或阴性结果不能作为诊断或排除冠心病的依据。

4. 24小时动态心电图监测

动态心电图（Holter）有助于发现日常活动时心肌缺血的证据和程度。可从中发现心电图ST-T改变和各种心律失常，出现时间可与患者的活动和症状相对照。胸痛发作相应时间记录的心电图表现如有与症状相一致的ST-T变化，则对诊断有参考价值。

（三）胸部X线检查

胸痛患者应常规行胸部X线检查。X线检查对某些可疑心力衰竭、心包积液患者及鉴别肺部疾病是有意义的。

（四）超声检查

静息经胸超声心动图可帮助了解心脏结构和功能，可探测到缺血区心室壁的运动异常，同时有助于排除其他结构性心脏疾病，如瓣膜病、肥厚型心肌病等。

（五）负荷影像检查

1. 负荷超声心动图

有运动能力的患者首选超声心动图运动负荷试验，其可提供生理状态下的数据，如运动时长和运动量，心率、血压和心电图变化等。负荷超声心动图以室壁增厚异常作为缺血的标志。

2. 核素心肌负荷显像（SPECT/PET）

$^{99}Tc^{m}$ 标记的放射性药物是最常用的示踪剂，配合单光子发射计算机断层显像（single photon emission computed tomography，SPECT）行运动试验。SPECT 较动态心电图能更精确地诊断冠心病。使用正电子发射断层扫描（positron emission tomography，PET）进行心肌灌注显像，可以绝对定量测定心肌血流量［ml/（g • min）］和血流储备功能，可以早期诊断冠心病，对微血管疾病患者、均衡性的三支病变患者及肥胖患者具有绝对优势。

3. 负荷心脏磁共振

心脏磁共振是评价患者心脏结构和功能的金标准。通过影像能够可靠地显示心脏大小和室壁运动异常。负荷状态下心脏磁共振心肌灌注成像显示心肌灌注稀疏或缺损即为阳性表现。心脏磁共振负荷灌注成像检测单支或多支血管病变均优于 SPECT。

（六）冠状动脉 CT 血管成像

冠状动脉 CT 血管成像（computed tomography angiography，CTA）是目前可清晰显示冠状动脉解剖结构的无创影像技术，主要用于对心外膜冠状动脉狭窄的诊断。冠状动脉 CTA 未见狭窄病变时，一般可不进行有创性检查。

各项无创影像检查技术在观察心脏结构及功能方面各有千秋，根据临床需要可进行相应的选择，取长补短，完成综合评价（表 4-1）。

表 4-1 心血管无创影像检查功能评价表

项目	冠状动脉狭窄	冠状动脉斑块	心脏和大血管解剖	室壁运动	心室功能	心肌灌注	心肌存活	心肌代谢
超声心动图	−	−	+++[a]	+++[a]	+++[a]	++	++	−
冠脉 CTA 成像	++++[a]	+++[a]	++++[a]	+++	+++	++	+	−
心脏磁共振	++	+	++++	++++	++++	++++	++++[a]	+
SPECT	−	−	+	+++	+++	++++[a]	+++	++
PET	−	+	+	+++	+++	++++	++++	++++[a]

注：a，代表结合临床实际应用环境，共识优先推荐；−，不能进行评价；+，尚处于研究阶段；++，可以进行检查，但并非临床常用；+++，已用于常规检查；++++，代表最高诊断准确性。

（七）有创性冠状动脉造影术

有创的血管造影至今仍是临床上评价冠状动脉粥样硬化和相对较为少见的非冠状动脉粥样硬化性疾病所引起的心绞痛的最精确的检查方法。对心绞痛或可疑心绞痛患者，冠状动脉造影可以明确诊断血管病变情况并决定治疗策略及判断预后。

五、诊　断

（一）西医诊断

根据典型心绞痛的发作特点和体征，含服硝酸甘油后缓解，结合年龄及存在的冠心病危险因素，除外其他原因所致的心绞痛，一般即可建立诊断。心绞痛发作时心电图检查可见以 R 波为主的导联中 ST-T 改变，发作过后数分钟内逐渐恢复，支持心绞痛诊断。未捕捉到发作时心电图改变者可行心电图负荷试验。冠脉 CTA 有助于无创性评价冠脉管壁狭窄程度，定量评价斑块和初步判断斑块易损性及其分布。冠状动脉造影目前仍然是诊断冠心病的金标准，可以明确冠脉病变严重程度，并决定治疗策略及预后。心绞痛严重度的分级参照加拿大心血管学会（CCS）心绞痛严重度分为四级（表 4-2）。

表 4-2　加拿大心血管学会心绞痛严重度分级

分级	表现
Ⅰ级	“一般体力活动不引起心绞痛”，例如步行和登楼。仅在费力、快速或长时间用力时引起心绞痛
Ⅱ级	“日常体力活动稍受限制”，如快步、登高、饭后、寒冷、风中行走、情绪激动或醒后数小时内发作心绞痛。在正常情况下以一般速度平地步行 200m 以上的距离或登楼一层以上受限
Ⅲ级	“日常活动体力明显受限”，在正常情况下以一般速度平地步行 200m 内或登楼一层引起心绞痛
Ⅳ级	“不能无症状地进行任何体力活动”，即轻微活动或休息时即可发生心绞痛

注：此表引自《ACC/AHA/ACP-ASIM 慢性稳定型心绞痛处理指南》。

（二）中医诊断

中医中并无稳定型心绞痛这一病名，但是，稳定型心绞痛可归于“胸痹心痛”这一中医诊断病名中。胸痹心痛的中医诊断，参照中华人民共和国中医药行业标准《中医病症诊断疗效标准》（ZY/T001-94）、1990 年中西医结合心血管学会修订的《冠心病中医辨证标准》和 1995 年国家中医药管理局胸痹急症协作组《中医心病诊断疗效标准与用药规范》。

1）膻中或心前区憋闷疼痛，甚则痛彻左肩背、咽喉、左上臂内侧等部位。呈发作性或持续不解，常伴有心悸气短、自汗，甚则喘息不得卧。

2）胸闷胸痛一般几秒到几十分钟而缓解。严重者可有剧烈疼痛，持续不解，汗出肢冷，面色苍白，唇甲青紫，心跳加快，或心律失常等危象，可发生猝死。

3）多见于中年以上，常因劳累过度，抑郁恼怒或多饮暴食，感受寒冷而诱发。

4）查心电图、动态心电图、运动试验可辅助诊断。根据病情可做心肌酶谱测定，心电图动态观察。

5）必要时行冠脉 CTA、心肌核素显像或冠状动脉造影明确诊断。

六、西医治疗

稳定型心绞痛的治疗原则：改善冠状动脉血供和降低心肌耗氧量，减轻症状和缺血发作，改善生活质量；治疗冠状动脉粥样硬化；预防心肌梗死和猝死，延长生存期。

（一）发作时的治疗

1. 休息

发作时立刻休息，一般患者在停止活动后症状即逐渐消失。

2. 药物治疗

较重的发作，可使用作用较快的硝酸酯制剂。硝酸酯制剂为非内皮依赖性血管扩张剂，直接作用于血管平滑肌，可扩张冠状动脉，增加冠状动脉循环的血流量；同时扩张周围血管，减少静脉回流心脏的血量；减低心脏前后负荷、减少心肌需氧和改善心肌灌注，从而改善心绞痛症状。

（1）硝酸甘油（nitroglycerin）

可用 0.5mg，舌下含服。1～2 分钟即开始起效，约半小时作用消失。副作用有头晕、头胀痛、头部跳痛感、面色潮红、血压下降等。第一次含服硝酸甘油时，患者宜平卧片刻，注意避免发生体位性低血压。

（2）硝酸异山梨酯（isosorbide dinitrate）

可用 5～10mg，舌下含化。2～5 分钟见效，作用维持 2～3 小时。新近还有供喷雾吸入用的制剂。

（二）缓解期的治疗

治疗策略为药物治疗与生活方式改善并重，以期有效预防再发心血管事件和猝死，提高运动耐力和生命质量，减少反复住院，合理控制医疗费用。

1. 生活方式的调整

宜尽量避免各种诱发因素，调整不良生活习惯，保持适当的体力活动，进行以有氧代谢为主的耐力性训练，如走路、慢跑、游泳、爬楼梯等，合理的运动频率是每周 3～4 次，每次推荐 20～60 分钟。

2. 药物治疗

（1）缓解症状、改善缺血的药物

1）β受体阻滞剂：阻断拟交感胺类对心率和心肌收缩力受体的刺激作用，减慢心率、降低血压，减弱心肌收缩力和降低心肌耗氧量，从而缓解心绞痛及提高运动耐量。β受体阻滞剂的使用剂量应个体化，从较小剂量开始逐渐增加剂量，以能缓解症状为宜。治疗期间静息心率宜控制在 55～60 次/分，严重心绞痛患者如无心动过缓症状可降至 50 次/分。目前更倾向于使用无内在拟交感活性的高选择性β_1 受体阻滞剂，如琥珀酸美托洛尔、比索洛尔。β受体阻滞剂常用药物剂量见表 4-3。β受体阻滞剂禁忌证包括：心率＜50 次/分，二度或二度以上房室传导阻滞，病态窦房结综合征，收缩压<90mmHg，失代偿性心力衰竭和支气管哮喘急性发作期。

表 4-3　常用β受体阻滞剂

药物	剂量（mg）	服药方法	类型
酒石酸美托洛尔	25～100	每日 2 次口服	选择性β_1受体阻滞剂
琥珀酸美托洛尔	47.5～190	每日 1 次口服	选择性β_1受体阻滞剂
比索洛尔	5～10	每日 1 次口服	选择性β_1受体阻滞剂
阿罗洛尔	5～10	每日 2 次口服	α、β受体阻滞剂
卡维地洛	25～50	每日 1 或 2 次口服	α、β受体阻滞剂

2）硝酸酯类药：可减低心绞痛发作的频率和程度。缓解期主要为口服应用，常用的有硝酸异山梨酯（普通片 5～20mg，每日 3 次；缓释片 20～40mg，每日 1～2 次）和 5-单硝酸异山梨酯（普通片 20mg，每日 2 次；缓释片 40～60mg，每日 1 次），因其可能出现头痛、心率增快、低血压等不良反应，因此治疗时需从低剂量开始逐渐增加。长效硝酸酯类不适用于心绞痛急性发作，而适用于慢性长期治疗。应用硝酸酯类药物，每天用药时应注意给予足够的无药间期（8～10 小时），以减少耐药性的发生。

3）钙通道阻滞剂：本类药物可抑制心肌收缩，促进冠状动脉及周围血管扩张，使外周阻力降低，减轻心脏后负荷，从而改善了心肌对氧的供求关系，缓解心绞痛发作。对变异型心绞痛或以冠状动脉痉挛为主的心绞痛，钙通道阻滞剂是一线药物。临床常用制剂（表 4-4）有二氢吡啶类（包括氨氯地平、硝苯地平、非洛地平）和非二氢吡啶类（包括维拉帕米、地尔硫䓬）。钙通道阻滞剂的常见不良反应为外周水肿、便秘、心悸、面部潮红及低血压。

表 4-4　临床常用钙通道阻滞剂

药品名称	常用剂量（mg）	服药方法
硝苯地平控释片	30	每日 1 次口服
氨氯地平	5～10	每日 1 次口服
非洛地平	5～10	每日 1 次口服
地尔硫䓬普通片	30～60	每日 3 次口服
地尔硫䓬缓释片	90	每日 1 次口服
维拉帕米普通片	40～80	每日 3 次口服
维拉帕米缓释片	240	每日 1 次口服

4）其他药物：①曲美他嗪（Trimetazidine，20～60mg，每日 3 次）：通过抑制脂肪酸氧化和促进葡萄糖有氧代谢途径，调节心肌能量底物，改善心肌对缺血的耐受性及左心功能，缓解心绞痛。②尼可地尔（Nicorandil，5mg，每日 3 次）：是一种钾通道开放剂，为烟酰胺的硝酸盐衍生物，可用于稳定型心绞痛的预防和长期治疗。③盐酸伊伐布雷定（Ivabradine hydrochloride）：通过选择性抑制窦房结起搏电流达到降低心率的作用，对心肌收缩力和血压无影响，可用于治疗稳定型心绞痛。

（2）预防心肌梗死，改善预后的药物

1）抗血小板药物

阿司匹林：环氧合酶（cyclooxygenase，COX）抑制剂，不可逆性抑制血小板 COX 活性，从而阻止血栓素 A_2（TXA_2）的形成，达到抑制血小板活化和聚集的作用。阿司匹林是抗血小板治疗的基石。剂量：如需负荷剂量为 300mg，长期治疗的推荐剂量为 75～100mg/d。常见的不良反应是胃肠道不适和消化道出血，少数还可发生过敏反应，主要表现为哮喘、荨麻疹。尽量避免同时使用非甾体抗炎药，联合其他抗血小板和（或）抗凝药物时，出血风险增加。

氯吡格雷：属噻吩吡啶类，不可逆地抑制血小板二磷酸腺苷（ADP）受体，从而抑制活化血小板释放 ADP 所诱导的血小板聚集。氯吡格雷是前体药物，需肝脏细胞色素 P450 酶代谢形成活性代谢物，与 P_2Y_{12} 受体不可逆结合。主要用于支架植入术后或对阿司匹林肠溶片有禁忌证的患者。剂量：如需负荷剂量为 300mg，维持剂量为 75mg/d。常见不良反应：出血、胃肠道不适、皮疹、头痛、眩晕、头昏和感觉异常。

2）降血脂药物：他汀类药物为首选降血脂药物。他汀类药物能有效降低 TC 和 LDL-C，延缓斑块进展，使斑块稳定，因此降低心血管事件发生率。对于所有明确诊断冠心病的患者，如无禁忌，无论其血脂水平如何，均应给予他汀类药物，并将 LDL-C 降至 1.8mmol/L（70mg/dl）以下水平。临床常用的他汀类药物剂量见表 4-5。在应用他汀类药物时，应严密监测转氨酶及肌酸激酶等生化指标，及时发现药物可能引起的肝脏损害和肌病。

表 4-5 临床常用的他汀类药物

药品名称	常用剂量（mg）	服药方法
洛伐他汀	20～80	每晚 1 次口服
辛伐他汀	20～40	每晚 1 次口服
阿托伐他汀	10～80	每晚 1 次口服
普伐他汀	20～40	每晚 1 次口服
氟伐他汀	40～80	每晚 1 次口服
瑞舒伐他汀	5～20	每晚 1 次口服
血脂康	600	每日 2 次口服

3）ACEI 或 ARB：ACEI 类药物能降低无心力衰竭的稳定型心绞痛患者或高危冠心病患者的主要终点事件（心血管死亡、心肌梗死、脑卒中等）风险。对稳定型心绞痛患者，尤其是合并高血压、糖尿病、左心室收缩功能不全或慢性肾病的高危患者，只要无禁忌证（高钾血症、妊娠妇女、双侧肾动脉狭窄），均可考虑使用 ACEI 或 ARB。临床常用的药物剂量见表 4-6。

表 4-6 临床常用的 ACEI 和 ARB 类药物

药品名称	常用剂量（mg）	服药方法
卡托普利	12.5～50	每日 3 次口服
依那普利	5～10	每日 2 次口服
培哚普利	4～8	每日 1 次口服
雷米普利	5～10	每日 1 次口服

续表

药品名称	常用剂量（mg）	服药方法
贝那普利	10～20	每日 1 次口服
赖诺普利	10～20	每日 1 次口服
氯沙坦	50～100	每日 1 次口服
缬沙坦	80～160	每日 1 次口服
替米沙坦	40～80	每日 1 次口服
坎地沙坦	4～16	每日 1 次口服
厄贝沙坦	150～300	每日 1 次口服

3. 血运重建治疗

对强化药物治疗下仍存在缺血症状及较大范围心肌缺血证据，且预判选择血运重建治疗潜在获益大于风险的稳定性冠心病患者，可根据冠脉病变特点选择相应的治疗策略，详见表 4-7。

（1）经皮冠状动脉介入治疗（PCI）

PCI 是指经心导管技术疏通狭窄甚至闭塞的冠状动脉管腔，从而改善心肌血液灌注的治疗方法。并发症包括：急性冠状动脉闭塞、无复流、冠状动脉穿孔、支架血栓形成、支架脱载、出血、血管并发症以及对比剂导致的急性肾损伤。

（2）冠状动脉旁路移植术（CABG）

对于左主干的明显狭窄或三支冠脉（尤其是病变复杂程度评分，如 SYNTAX 评分较高者），或多支血管病变合并糖尿病者，CABG 应为首选。术后心绞痛症状改善者可达 80%～90%，约 65%～85%的患者生活质量和运动耐力有所提高。

表 4-7　稳定性冠心病患者血运重建方法推荐

冠心病程度（解剖/功能）	推荐类别	PCI 证据水平	推荐类别	CABG 证据水平
无前降支近段病变的单支或双支病变	I	C	IIb	C
存在前降支近段病变的单支病变	I	A	I	A
存在前降支近段病变的双支病变	I	C	I	B
左主干病变				
SYNTAX 评分≤22 分	I	B	I	B
SYNTAX 评分 23～32 分	IIa	B	I	B
SYNTAX 评分＞32 分	III	B	I	B
三支病变				
SYNTAX 评分≤22 分	I	B	I	A
SYNTAX 评分＞22 分	III	B	I	A

注：SYNTAX 评分：是根据 11 项冠状动脉造影病变解剖特点（冠状动脉分布类型、狭窄部位、是否完全闭塞、三分叉病变、双分叉病变、主动脉相关开口病变、严重扭曲、病变长度＞20mm、严重钙化、血栓、弥漫病变/小血管病）定量评价病变的复杂程度的危险评分方法。对于病变既适于 PCI 又适于 CABG 且预期外科手术病死率低的患者，可用 SYNTAX 评分帮助制定治疗决策。

七、中医辨证论治

（一）心血瘀阻证

1. 临床表现

胸痛以固定性疼痛为特点，症见面色紫暗，肢体麻木，口唇紫暗或暗红，舌质暗红或紫暗，舌体有瘀斑或瘀点，舌下静脉紫暗，脉涩或结代。

2. 治法

活血化瘀，通络止痛。

3. 方药

冠心 2 号方。

川芎 10g，赤芍 10g，红花 10g，降香 10g，丹参 30g。

4. 加减

如果胸痛较为剧烈，同时伴有畏寒、脉沉细或迟，阳虚血瘀，可加蒲黄 10g、延胡索 15g、桂枝 15g 或肉桂 3g、细辛 3g、高良姜 10g、薤白 10～15g 等温通散寒之品。如果胸闷痰多、舌苔腻脉滑，痰瘀互结，加涤痰汤豁痰除痹：胆南星 5g，法半夏 9g，枳实 9g，茯苓 15g，橘红 9g，石菖蒲 6g，人参 6g，竹茹 6g，甘草 6g。如果舌苔黄腻，痰瘀热结，加温胆汤：枳实 10g，竹茹 10g，陈皮 10g，法半夏 9g，茯苓 15g，甘草 6～10g。或小陷胸汤：黄连 9g，法半夏 9g，瓜蒌 15g。

（二）痰浊闭阻证

1. 临床表现

胸痛以胸闷痛为特点，症见痰多体胖，头晕多寐，身体困重，倦怠乏力，大便黏腻不爽，舌苔厚腻，脉滑。

2. 治法

通阳泄浊，豁痰开结。

3. 方药

瓜蒌薤白半夏汤。

瓜蒌 15g，薤白 15g，法半夏 9g，白酒 30～60ml。

4. 加减

如果胸闷、气短、咳逆、小便不利，痰饮内阻，可加茯苓杏仁甘草汤：茯苓 15g，杏仁 10g，甘草 3g。如果喘憋、气短、心下痞满，气滞明显，可用橘枳姜汤：橘皮 20g，枳实 9g，生姜 15g。若伴有咳痰黏稠色黄，苔腻、脉滑数，可用小陷胸汤：黄连 6g，法半夏 12g，瓜蒌 20g。或黄连温胆汤：黄连 6～10g，枳壳 10g，竹茹 10g，陈皮 10g，法半夏 9g，茯苓 15g，甘草 6～

10g。若餐后心绞痛发作，可加陈皮 10g、麸炒白术 10g 等健脾化痰之中药。

（三）气滞血瘀证

1. 临床表现

胸痛以胸闷胀痛、多因情志不遂诱发为特点，症见善太息，脘腹两胁胀闷，得嗳气或矢气则舒，舌紫或暗红，脉弦。

2. 治法

行气活血，通络止痛。

3. 方药

血府逐瘀汤。

桃仁 12g，红花 9g，当归 9g，生地黄 9g，牛膝 9g，川芎 5g，桔梗 5g，赤芍 6g，枳壳 6g，甘草 3g，北柴胡 3g。

4. 加减

胀闷明显，气滞者，可加用沉香 3g。胸痛明显者可加用失笑散：蒲黄 10g，五灵脂 10g，延胡索 10g，姜黄 10g，郁金 10g。若伴有便秘、大肠积热，可加用枳实 10g、厚朴 10g、桃仁 10g。

（四）寒凝心脉证

1. 临床表现

胸痛以猝然心痛如绞、感寒痛甚为特点，症见形寒肢冷，冷汗自出，面色苍白，心悸气短，苔薄白，脉沉紧。

2. 治法

温经散寒，活血通痹。

3. 方药

宽胸丸。

荜茇 3g，高良姜 6g，细辛 3g，檀香 6g，延胡索 10g，冰片 0.3g。

（五）气虚血瘀证

1. 临床表现

胸痛以胸痛胸闷、劳则诱发为主要特点，症状可有气短乏力，身倦懒言，心悸自汗，面色淡白或晦暗，舌胖淡暗，脉沉涩。

2. 治法

益气活血，补虚止痛。

3. 方药

八珍汤加味。

党参 20g，白术 10g，茯苓 20g，甘草 10g，当归 10g，生地黄 15～20g，赤芍 15g，川芎 10g，桃仁 10g，红花 10g，丹参 30g。

4. 加减

气不上接，乏力较甚，气虚明显者，可加升陷汤：黄芪 20g，知母 10g，北柴胡 10g，桔梗 10g，升麻 8～10g。胸胀痛，心中气塞，短气，气滞明显者，可加用橘枳姜汤：橘皮 20g，枳实 9g，生姜 15g。若伴有痰多体胖，身体困重，兼痰浊，可加瓜蒌薤白半夏汤：瓜蒌 15g，薤白 15g，法半夏 9g，白酒 30～60ml。若伴有痰黏稠色黄、脉滑数，兼有痰热，可加用小陷胸汤：黄连 6g，法半夏 12g，瓜蒌 20g。若伴有口干多饮，舌红脉数，兼有瘀热，加用牡丹皮 10g，丹参 30g，姜黄 10g，赤芍 15g 等。

（六）气阴两虚证

1. 临床表现

胸痛以胸闷隐痛、遇劳累痛甚为特点，症见口干气短，心悸倦怠，眩晕失眠，自汗盗汗，舌胖嫩红少津，脉细弱无力。

2. 治法

益气养阴，活血通络。

3. 方药

生脉散加味。

党参 20g，麦冬 10g，五味子 2～6g，黄芪 20g，麸炒白术 10g，茯苓 15g，甘草 6～10g。

4. 加减

伴有纳呆，失眠，心脾两虚者，可以加用茯神 15～20g、半夏曲 6～8g 健脾和胃，柏子仁 10～15g、酸枣仁 20g 养心安神。兼舌体瘀点瘀斑、舌下静脉紫暗，兼有血瘀者，加用冠心 2 号方。

（七）心肾阴虚证

1. 临床表现

胸痛以疼痛时作时止为特点，症见腰膝酸软，心悸失眠，五心烦热，口燥咽干，潮热盗汗，舌红少苔，脉细数。

2. 治法

滋阴清热，养心安神。

3. 方药

左归饮。

熟地黄 9～15g，山药 15g，枸杞 10g，炙甘草 10g，茯苓 10g，山萸肉 6～12g。

4. 加减

若心烦不寐、舌尖少津，加用酸枣仁汤：酸枣仁 20g，川芎 10g，知母 10g，茯苓 20g，甘草 6～10g。或黄连阿胶汤：黄连 6～10g，阿胶 3～5g，黄芩 6～10g，白芍 10g，鸡子黄 1 枚。若畏寒肢冷、自汗盗汗，阴阳两虚可加二仙汤：仙茅 10g，淫羊藿 10g。舌体有瘀斑瘀点，舌下静脉紫暗，兼有血瘀，加用冠心 2 号方。

（八）心肾两虚证

1. 临床表现

胸痛以胸闷痛、遇寒加重为特点，症状多为畏寒肢冷，心悸怔忡，自汗身倦，面色㿠白，便溏，肢体浮肿，舌淡胖、苔白，脉沉迟。

2. 治法

补益阳气，温振心阳。

3. 方药

参附汤合右归饮。

生晒参 10g，黑顺片 3～9g，肉桂 1～5g，熟地黄 9～15g，山萸肉 3g，山药 6g，枸杞 6g，杜仲 6g。

4. 加减

若伴喘憋、心悸、浮肿，兼有水饮凌心可用真武汤：茯苓 20g，白术 10g，白芍 10g，附子 3～6g，生姜 6g。若伴有痰多胸闷，兼有痰浊，可加用瓜蒌薤白半夏汤。若舌体有瘀斑瘀点、舌下静脉紫暗，兼有血瘀，加用冠心 2 号方。若喘憋明显，夜间尤甚，不能平卧，可用葶苈大枣泻肺汤：葶苈子 10g，大枣 15g。

八、名医类方

蒲辅周先生在其《蒲辅周医疗经验》中治疗冠心病以补为主，故暂定其治疗冠心病的方剂名为双和散。具体方药为人参 90g，茯神 30g，远志肉 15g，石菖蒲 60g，丹参 30g，香附 60g，没药 15g，琥珀 15g，血竭 15g，鸡血藤 15g。为细末，和匀。每次服 1.5～3g，空腹温汤下，每日 3 次。如无血竭改用藏红花或红花，没药气臭味苦可改为川郁金 30g。

《千家妙方》上册中写道颜德馨先生总结其临床中用药经验，应用加味益心汤可缓解胸痹心痛胸闷症状，可以防止心肌梗死的发生。具体方药为党参 15g，黄芪 15g，葛根 9g，川芎 9g，丹参 15g，赤芍 9g，山楂 30g，菖蒲 4.5g，决明子 20g，降香 3g，三七粉 15g，血竭粉 1.5g。水煎服，每日 1 剂。

宋善安经过临床观察发现，宽心丸具有活血祛瘀止痛作用，而且可以弥补汤剂的不足，且用药持久，有巩固善后的效果。具体方药为红参 50g，丹参 100g，降香 100g，沉香 50g，三七 50g，血竭 50g，朱砂 30g，琥珀 50g。诸药共研为细末，以蜜为丸，如绿豆大小。早晚各服 6g，白开水送下。

姚五达治疗冠心病，其认为现代人群欲望少有节制，不知持满养精，不知克制心神，一味耗损真阴。组成养心安神汤，具体方药为青竹茹 12g，忍冬藤 12g，川石斛 9g，百合 9g，远志 9g，块花苓 9g，炒酸枣仁 9g，瓜蒌皮 12g，生郁金 9g，炒山楂 9g，丹参 6g，羌活 2g，六一散（包）12g。

路志正治疗冠心病痰浊阻滞型喜用芳香化浊之品，涤痰祛痰为辅，以达胃和心安，自成芳香化浊方，具体方药为藿香、紫苏梗、半夏、瓜蒌、石菖蒲、竹茹各 10g，丹参 21g，郁金 9g，旋覆花、枳壳、泽泻各 6g。

任应秋在临床上常用“益气扶阳，养血和营，宣痹涤饮，通窍宁神”十六字诀来概括冠心病的治疗大法，对于心气不足之证，治宜益气宣痹。具体方药为黄芪 18g，党参 15g，肉桂 9g，炙甘草 9g，生姜 6g，薤白 9g，川芎 9g，三七粉 1g，大枣 9g。方药为黄芪五物汤加味组成，效果甚佳。

刘渡舟老先生对于心阳不足的胸痹心痛，认为任何原因引起的心胸阳虚，心阳不能坐镇于胸中，症见胸闷、心悸、咽喉不利或自觉有气从心下上冲，均可应用《伤寒论》苓桂术甘汤：茯苓 30g，桂枝 10g，白术 10g，炙甘草 10g。

参考文献

高飞，荆莹飞，李静华，等，2018. 瓜蒌薤白半夏汤加减方治疗冠心病心绞痛的系统评价［J］. 中西医结合心脑血管病杂志，16（23）：3410-3415.

高荣林，李连成，1996. 路志正调理脾胃法治疗胸痹的经验［J］. 中国医药学报，（3）：33-34.

苟晓俊，2017. 葶苈大枣泻肺汤治疗肺心病急性发作期的临床观察［J］. 中西医结合心血管病电子杂志，5（22）：131.

韩雅玲，2016. 中国经皮冠状动脉介入治疗指南（2016）［J］. 中华心血管病杂志，44（5）：382-400.

李黔云，万启南，段艳蕊，2015. 冠心Ⅱ号方治疗冠心病稳定性心绞痛临床观察［J］. 云南中医中药杂志，（8）：30-31.

孙艺红，2016. 稳定性冠心病口服抗血小板药物治疗中国专家共识（2016）［J］. 中华心血管病杂志，4（2）：104-111.

王斌，李毅，韩雅玲，2018. 稳定性冠心病诊断与治疗指南［J］. 中华心血管病杂志，46（9）：680-694.

王雁，范亚兰，李晶，2010. 宽胸丸治疗冠心病心绞痛 40 例［J］. 中国中医急症，19（9）：1541.

应飞，魏丽萍，陈铁龙，2018. 探讨黄芪失笑散对高龄非血运重建冠心病患者的临床疗效及安全性［J］. 浙江临床医学，20（9）：1496-1497.

张阳，赵杰，袁长玲，2018. 橘枳姜汤治疗冠心病的临床体会［J］. 中西医结合心脑血管病杂志，16（21）：3218-3219.

赵志玥，张明雪，邹宏，2018. 温胆汤加减方治疗冠心病 Meta 分析［J］. 辽宁中医药大学学报，20（4）：97-103.

中华医学会心血管病学分会，中华心血管病杂志编辑委员会，2007. 慢性稳定性心绞痛诊断与治疗指南［J］. 中华心血管病杂志，35（3）：195-206.

中华医学会心血管病学分会心血管病影像学组，稳定性冠心病无创影像检查路径的专家共识写作组，2017. 稳定性冠心病无创影像检查路径的专家共识［J］. 中国介入心脏病学杂志，25（10）：541-549.

诸骏仁，高润霖，赵水平，等，2016. 中国成人血脂异常防治指南（2016 年修订版）［J］. 中华心血管病杂志，44（10）：833-853.

JIANG J，LI Y，ZHOU Y，et al，2016. Oral nicorandil reduces ischemic attacks in patients with stable angina：a prospective，multicenter，open-label randomized，controlled study［J］. International journal of cardiology，224：183-187.

（王满凤　武小薇　王　浩）

第二节　隐匿性冠心病

一、概　　念

隐匿性冠心病（latent coronary heart disease）也称无症状性冠心病，是指患者存在心肌缺血的客观证据（心电活动、心肌血流灌注及心肌代谢等异常），但临床上缺乏胸痛或心肌缺血相关的主观症状。其心肌缺血的心电图表现可于静息或运动负荷状态下出现，也可为动态心电图记录或各种影像学检查证实。

二、发 病 机 制

无症状性心肌缺血的发作与心绞痛发作相似，都是由心肌耗氧量增加和（或）心肌氧供量（血供）减少所诱发。无症状性心肌缺血与自主神经活动的改变密切相关，尤其是与交感神经的变化有关。多发生在 7 时至 11 时，此时段也是心绞痛、心肌梗死和猝死的高发时间。这段时间的交感神经活动增强，心率增快，血压升高，心肌耗氧量增加，导致心肌缺血发作增加。同时这段时间还可发现类似的一些周期性变化，如血儿茶酚胺水平升高，血小板聚集能力增强，纤维蛋白溶解活性降低等，这些因素均可能促使心肌缺血发生。此外，无症状性心肌缺血的发生与冠状动脉痉挛密切相关，导致原有冠状动脉狭窄的基础上，冠状动脉血流量进一步减少。

三、临 床 表 现

本病可分为三种临床类型。

（一）患者有由冠状动脉狭窄引起心肌缺血的客观证据，完全无心绞痛症状

这类患者多数有冠心病的易感因素，如中年以上、高血压、高脂血症、糖尿病、吸烟及肥胖等。多数患者在体检时偶然可见心电图（静息、动态或负荷试验）有 ST 段压低、T 波倒置等变化；或放射性核素心肌灌注显像（静息或负荷试验）阳性；或超声心动图示有心肌缺血表现；必要时进行选择性冠状动脉造影提示存在明显的血管狭窄，有助于确立诊断。该类型患者临床上较少见。

（二）患者曾患心肌梗死，现有心肌缺血客观证据，但无心绞痛症状

心肌梗死发生后，80%以上患者存在着无症状心肌缺血。此型患者近、远期心血管事件的发生率明显增加，且预后不良。

（三）患者有心肌缺血发作，但有时有症状，有时则无症状

此类患者临床最多见。慢性稳定型心绞痛患者日常生活中的心肌缺血发作，仅约 1/4 表现

为不同程度的胸痛发作，而大多数心肌缺血发作时无症状，这种无症状性心肌缺血与心绞痛发作有同样的预后意义，甚至更为不良。不稳定型心绞痛患者心肌缺血发作的发生率最高，且80%～90%的缺血发作时无症状，而1～12个月内其临床心血管事件、PCI或CABG等紧急血运重建的发生率明显高于其他类型的冠心病患者。因此，应及时发现这一类型患者，可为其提供及早的治疗，预防心肌梗死、致命性心律失常和猝死的发生。

四、辅助检查

（一）动态心电检查（Holter）

Holter检查可在较长时间内精确记录ST段偏移的程度、频度及时间，适于同时观察运动及静息状态下冠状动脉张力增高引起的无症状性心肌缺血，是监测冠心病患者日常活动中发生无症状性心肌缺血的唯一检测手段。目前认为，检测Holter时，如在J点后0.08s处，ST段呈水平或下斜型下降≥1mm，持续时间≥1分钟，提示心肌缺血。对于已经确诊的冠心病患者，Holter有典型的缺血性改变，且不伴有心绞痛症状，应视为无症状性心肌缺血发作的证据。但对于尚未诊断冠心病的患者，不能仅凭Holter出现显著的ST段下移，作为诊断依据，需结合其他心肌缺血相关检查及冠心病危险因素等加以判断，必要时行选择性冠脉造影明确诊断。

（二）心电图运动试验

心电图运动平板或踏车运动试验常用于临床检测冠心病心肌缺血。通常心电图阳性判断标准是运动中或运动后出现ST段水平或下斜型降低≥1mm，或运动前原有ST段降低者运动后进一步降低≥1mm。心电图运动试验具有较高的假阳性率，不能仅凭运动试验阳性作为隐匿性冠心病诊断的依据。经冠状动脉造影证实有冠心病者中，心电图运动试验尚有36%的阴性结果，表明在有胸痛的患者中，阴性结果的运动试验，除外冠心病也应慎重。

（三）核素运动心肌灌注显像

目前较常用的是单光子发射心肌断层显像技术（SPECT），行 ^{99}Tc-甲氧基异丁基异腈（^{99m}Tc-MIBI）或 ^{201}Tl运动试验诊断冠心病，其敏感性为80%～96%，特异性为75%～92%，是一种探测心肌缺血较可靠的方法，还能预测发生心脏事件的危险性及评估患者的预后。但也有少数假阳性或假阴性。

（四）超声心动图

超声心动图技术是心血管疾病常用的检查方法。用于检测室壁运动，尤其在负荷情况下，可发现潜在缺血区域的室壁运动改变和血流动力学异常。但其准确性在很大程度上依赖于操作者的技术水平，结果易受主观因素的影响。

（五）冠状动脉CTA

冠状动脉CTA，不仅可显示冠脉管腔外病变，而且能比较准确地评价管腔内斑块的性质，鉴别钙化斑块、纤维斑块或脂质斑块，对隐匿性冠心病的诊断也有参考价值。

（六）冠状动脉造影及血管内超声

冠状动脉造影检查并加做血管内超声，能准确测量血管狭窄的程度、测定冠状动脉重构的情况以及判断斑块的性质，是斑块定性的金标准。冠状动脉造影可以明确诊断血管病变情况并决定治疗策略及预后。

五、诊　断

无创性检查是诊断心肌缺血的重要客观依据，冠状动脉造影是诊断的金标准。需要关注的人群包括有高血压或糖尿病的患者、动脉粥样硬化性心血管疾病（ASCVD）风险中危以上和早发冠心病家族史人群。患者静息、动态或负荷试验的心电图检查，以及放射性心肌核素显像、CTA、超声心动图等检查，对隐匿性冠心病都有重要的诊断价值，进行选择性冠状动脉造影检查或加做血管内超声显像可确立诊断。

六、治　疗

隐匿性冠心病治疗的目的在于改善心肌供血，预防心肌梗死或猝死的发生，并治疗相关危险因素。许多临床研究表明，无症状性心肌缺血与心绞痛发作有同样的预后意义，甚至更为不良。因此冠心病患者的抗心肌缺血治疗，对有症状和无症状心肌缺血的发作都应给予积极的控制，以预防急性心脏事件的发生及改善预后。

（一）完全无症状性心肌缺血

对这类型患者应积极采取防治动脉粥样硬化的措施，控制高血压、糖尿病、高血脂和吸烟等危险因素。对静息、运动心电图或放射性核素心肌显像显示已有明显心肌缺血改变者，应适当减轻体力活动，积极降脂治疗的同时，酌情选用硝酸酯制剂、β受体阻滞剂和钙通道阻滞剂进行抗心肌缺血治疗。动态心电图监测的结果有助于药物的选择。对冠状动脉造影发现左主干、主要冠状动脉分支有显著狭窄或多支严重狭窄病变者，可行 PCI 或 CABG 治疗。

（二）慢性稳定型心绞痛和不稳定型心绞痛患者的无症状性心肌缺血

这类患者除积极采用抗心肌缺血药物控制心绞痛发作外，可采用动态心电图或心电图运动负荷试验重复监测无症状性心肌缺血的发作时段、发作频度、持续时间和 ST 段偏移程度，观察对无症状性心肌缺血的治疗效果，避免或消除心肌缺血发作的诱因，并按照无症状性心肌缺血发作的生理节律性，合理调整抗心肌缺血的药物，从而控制心肌缺血并预防急性心脏事件的发生。对经药物治疗后仍有持续心肌缺血发作者应及时行冠状动脉造影，根据结果选择施行 PCI 或 CABG。且对于这类患者，适宜地早期完成血管重建治疗明显优于药物治疗，可减少心脏事件发生率，改善预后，提高生存率。

（三）心肌梗死后无症状性心肌缺血

有心肌梗死既往史者，即使没有症状，也要建议使用阿司匹林和β受体阻滞剂。对经药物治疗仍有频繁、持续的无症状性心肌缺血发作，且属于 PCI 或 CABG 适应证者，可根据冠状动脉造影结果，酌情选择 PCI 或 CABG 血运重建治疗。

七、中医辨证论治

中医中并无隐匿性冠心病这一病名，但根据隐匿性冠心病患者症状发作程度及性质，按照中医辨证具体可分为以下几种证型。

（一）气阴两虚证

1. 临床表现

胸闷，心悸，气短，乏力，烦躁失眠，舌质淡红少津，脉沉细无力。

2. 治法

益气养阴，宽胸通络。

3. 方药

生脉饮加减。

太子参、麦冬、五味子、砂仁、丹参、元胡、生黄芪、甘草、大枣。

（二）气滞血瘀证

1. 临床表现

胸痛彻背，固定或走窜，胸闷憋气，口唇紫暗，舌质暗红或有瘀血斑点，脉弦细而涩或促、结、代、弦。

2. 治法

养血化瘀，理气止痛。

3. 方药

血府逐瘀汤加丹参饮加减。

当归、生黄芪、赤芍、丹参、郁金、元胡、檀香、柏枣仁、远志、菖蒲、砂仁、甘草。

（三）痰湿阻滞证

1. 临床表现

胸痞闷痛，气短倦怠，咳嗽吐痰，腹胀纳差，呕恶便溏，舌质淡，舌体胖大，舌苔腻滑，脉滑或濡或结代。

2. 治法

益气健脾，宽胸化痰。

3. 方药

参苓白术散合温胆汤加减。
党参、焦白术、茯苓、山药、陈皮、姜半夏、枳实、竹茹、丹参、白豆蔻、桂枝、甘草。

（四）肝肾两虚证

1. 临床表现

平素无胸痛胸闷，发作时头晕耳鸣，视物不清，五心烦热，盗汗，咽干，两颧潮红，遗精，腰膝酸软，舌暗红，少苔，脉弦细。

2. 治法

滋补肝肾，益精填髓。

3. 方药

六味地黄丸加减。
熟地黄、山萸肉、山药、牡丹皮、茯苓、泽泻。

（五）阳气虚弱证

1. 临床表现

头晕神疲，畏寒肢冷，心悸汗出，面色少华，舌质淡，脉沉细无力。

2. 治法

养心温肾，固阳救逆。

3. 方药

生脉保元汤合参附汤加减。
人参、麦冬、五味子、肉桂、制附子、黄芪、干姜、桂枝、白豆蔻、枳实、甘草。

4. 加减

①失眠烦躁，加炒枣仁、合欢皮、生龙牡。②大便秘结，加大黄、何首乌、火麻仁、郁李仁，或番泻叶。③饮食欠佳、呕恶便溏，加焦山楂、藿香、红炉渣水为引。④气喘、咳嗽、痰多，加南北沙参、贝母、炙枇杷叶、地龙。

参考文献

陈灏珠，2016.实用心脏病学［M］.5 版.上海：上海科学技术出版社.
葛均波，徐永健，王辰，2018.内科学［M］.9 版.北京：人民卫生出版社.
林果为，王吉耀，葛均波，2017.实用内科学［M］.15 版.北京：人民卫生出版社.
杨跃进，华伟，2006.阜外心血管内科手册［M］.北京：人民卫生出版社.

COHN P F，FOX K M，DALY C，2013.Silent myocardial ischemia［J］.Circulation，108：1263-1277.
SCHOENENBERGER A W，KOBZA R，JAMSHIDI P，et al，2009.Sudden cardiac death in patients with silent myocardial ischemia after myocardial infarction （from the Swiss Interventional Study on Silent Ischemia Type II［SWISSI II］）［J］.The American journal of cardiology，104：158-163.

（王满凤　武小薇　王　浩）

第三节　缺血性心肌病

一、概　　念

缺血性心肌病（ischemic cardiomyopathy，ICM）属于冠心病的一种特殊类型或晚期阶段，是指由冠状动脉粥样硬化引起长期慢性心肌缺血或坏死，导致心肌弥漫性纤维化，从而产生心脏收缩和（或）舒张功能受损，引起心脏扩大、充血性心力衰竭、心律失常等一系列临床表现的综合征，其临床表现与原发性扩张型心肌病类似。本质上，缺血性心肌病是一种由冠心病引起的严重心肌功能失常。

1970 年 Bureh 等首次将由冠心病心肌缺血引起的心肌功能失常命名为缺血性心肌病。其定义不包含孤立的室壁瘤、冠状动脉疾病引起的结构异常，如乳头肌功能失调、室间隔穿孔等。缺血性心肌病最常见的病因是冠状动脉粥样硬化，其次为冠状动脉痉挛，少见原因有冠状动脉栓塞、血管炎、先天性冠状动脉异常。临床上缺血性心肌病主要是指冠心病心肌缺血所致的心肌病。缺血性心肌病在我国日益增多，11%～45%最终发展为明显的心力衰竭。

二、发 病 机 制

其病理生理基础是冠状动脉粥样硬化病变使心肌缺血、缺氧以致心肌细胞减少、坏死、心肌纤维化、心肌瘢痕形成的疾病。

三、临 床 表 现

一般情况下，以患者临床表现为依据，可将其分为两类，即扩张型缺血性心肌病和限制型缺血性心肌病。

（一）扩张型缺血性心肌病

1. 心绞痛

心绞痛是缺血性心肌病患者常见的临床症状之一。多有明确的冠心病病史，并且绝大多数有 1 次以上心肌梗死的病史。但心绞痛并不是心肌缺血的必备指标，有些患者也可以仅表现为无症状性心肌缺血，始终无心绞痛或心肌梗死的表现。可是在这类患者中，无症状性心肌缺血持续存在，对心肌的损害也持续存在，直至发生充血性心力衰竭。出现心绞痛的患者可能随着病情的进展，充血性心力衰竭的逐渐恶化，心绞痛发作逐渐减少甚至完全消失，仅表现为胸闷、乏力、眩晕或呼吸困难等症状。

2. 心力衰竭

心力衰竭往往是缺血性心肌病发展到一定阶段必然出现的表现。有些患者在胸痛发作或心肌梗死早期即有心力衰竭表现，有些则在较晚期才出现。这是由于急性或慢性心肌缺血坏死引起心肌舒张和收缩功能障碍。常表现为劳累性呼吸困难，严重时可发展为端坐呼吸和夜间阵发性呼吸困难等左心室功能不全表现。此外，疲乏、虚弱症状比较常见。晚期如果合并右心室功能衰竭，出现食欲缺乏、外周水肿和腹胀等症状。体检可见颈静脉充盈或怒张，心界扩大肝大、肝颈静脉回流征阳性。

3. 心律失常

长期慢性的心肌缺血导致心肌坏死、心肌顿抑、心肌冬眠以及局灶性或弥漫性纤维化直至瘢痕形成，导致心肌电活动障碍，包括冲动的形成、发放及传导均可产生异常。在扩张型缺血性心肌病的病程中可以出现各种类型的心律失常，尤以室性期前收缩、心房颤动和束支传导阻滞多见。

4. 血栓和栓塞

心脏腔室内形成血栓和栓塞的病例多见于：①心脏腔室明显扩大者；②心房颤动而未积极抗凝治疗者；③心输出量明显降低者。

（二）限制型缺血性心肌病

绝大多数缺血性心肌病患者表现类似于扩张型心肌病，少数患者的临床表现却主要以左心室舒张功能异常为主，而心肌收缩功能正常或仅轻度异常，类似于限制型心肌病的症状和体征，故被称为限制型缺血性心肌病或者硬心综合征。患者常有劳力性呼吸困难和（或）心绞痛，活动受限，可无心肌梗死却反复发生肺水肿。

四、辅助检查

（一）实验室检查

1. 脑利尿钠肽

脑利尿钠肽是心衰诊断、患者管理、临床事件风险评估中的重要指标，临床上常用 BNP 及 NT-proBNP。未经治疗者若脑利尿钠肽水平正常可基本排除缺血性心肌病发展到心衰阶段，已接受治疗者脑利尿钠肽水平高则提示预后差。但左心室肥厚、心房颤动、心肌缺血、肺动脉栓塞、慢性阻塞性肺疾病（COPD）、心脏瓣膜病、心包疾病等缺氧状态、贫血、肾功能不全、脑卒中、感染、败血症、高龄等均可引起脑利尿钠肽升高，因此其特异性不高。BNP 或 NT-proBNP 的检测有助于诊断或排除心衰。BNP＜100pg/ml、NT-proBNP＜300pg/ml 通常可排除急性心衰。BNP＜35pg/ml、NT-proBNP＜125pg/ml 时通常可排除慢性心衰，但其敏感性和特异性稍低。

2. 肌钙蛋白

缺血性心肌病患者检测肌钙蛋白的目的是明确是否存在急性冠脉综合征。

3. 常规检查

包括血常规、尿常规、肝肾功能、血糖、糖化血红蛋白、血脂、电解质等，对于老年及长期服用利尿剂、RAAS 抑制剂类药物的患者尤为重要，在接受药物治疗的缺血性心肌病患者的随访中也需要适当监测。甲状腺功能检测不容忽视，因为无论甲状腺功能亢进或减退均可导致心力衰竭。甲状腺功能减退（甲减）患者心血管系统症状和体征不明显，但动脉粥样硬化风险升高，包括 TC、LDL-C、舒张压以及颈动脉内膜中层增厚。

（二）心电图

缺血性心肌病并无特异性心电图表现，既往或当前静息状态或负荷状态下存在心肌缺血。窦性心动过速、室性期前收缩和心房颤动等心律失常常见。同时常有 ST-T 改变、异常 Q 波等。心电图能帮助判断心肌缺血、既往心肌梗死、传导阻滞及心律失常等。

（三）影像学检查

1. X 线检查

可有左心室或全心扩大，肺淤血、肺间质水肿、胸腔积液等。

2. 超声心动图

可更准确地评价各心腔大小变化及瓣膜结构和功能，方便快捷地评估心功能和判断病因，是诊断缺血性心肌病最主要的仪器检查。超声心动图可发现心脏扩大，收缩末期和舒张末期容量增加，室壁运动异常，心力衰竭者还可见右心室增大和心包积液。

（1）收缩功能

以收缩末及舒张末的容量差计算 LVEF 作为心力衰竭的诊断指标，扩张型缺血性心肌病收缩功能下降。

（2）舒张功能

限制型缺血性心肌病表现为舒张功能下降，而收缩功能正常或轻度受损。

3. 冠状动脉造影

对于拟诊冠心病或有心肌缺血症状、心电图或负荷试验有心肌缺血表现者，可行冠状动脉造影明确病因诊断。通常患者有多支冠状动脉狭窄病变。

五、诊　断

详尽的病史询问和全面的体格检查具有重要意义。考虑诊断为缺血性心肌病需满足以下几点：

1）有明确的心肌坏死或心肌缺血证据，包括：①既往发生过心脏事件，如心肌梗死或急性冠脉综合征；②既往有血管重建病史，包括 PCI 或 CABG 术；③虽然没有已知心肌梗死或急性冠脉综合征病史，但临床有或无心绞痛症状，静息状态或负荷状态下存在心肌缺血的客观证据：如心电图存在心肌坏死表现（如Q波形成）或心脏超声存在室壁运动减弱或消失征象，冠脉CTA或冠脉造影证实存在冠脉显著狭窄。

2）心脏明显扩大。

3）心功能不全临床表现和（或）实验室依据。

同时需排除冠心病的某些并发症，如室间隔穿孔、心室壁瘤和乳头肌功能不全所致二尖瓣关闭不全等。除外其他心脏病或其他原因引起的心脏扩大和心力衰竭。

需鉴别其他引起心脏增大和心力衰竭的病因。包括心肌病（如特发性扩张型心肌病等）、心肌炎、高血压性心脏病、内分泌病性心脏病。

六、治　疗

（一）扩张型缺血性心肌病

缺血性心肌病作为冠心病的终末期表现，症状严重，预后不良，其中扩张型缺血性心肌病5年病死率为50%～84%，死亡原因主要是进行性充血性心力衰竭、心肌梗死和继发于严重心律失常或左心功能不全的猝死。目前治疗方法主要有以下方面：①血运重建，介入治疗、冠状动脉搭桥、血管再生；②心肌再生，自体骨骼肌成肌细胞移植、干细胞移植；③改善心功能，药物治疗、左心室减容术、房室瓣成形或置换术、聚脂网心室包绕术、心脏再同步化；④心肌能量代谢改善；⑤终末期的心脏移植。

1. 早期预防

早期预防尤为重要，积极控制冠心病危险因素（如高血压、高脂血症、糖尿病、肥胖、吸烟等）。积极治疗心绞痛及各种形式的心肌缺血（包括无症状性心肌缺血），预防再次心肌梗死和死亡发生，延缓病情进展。

2. 纠正心律失常

心力衰竭患者可并发不同类型的心律失常，最常合并的心律失常是心房颤动，其他如室性心律失常、症状性心动过缓及房室传导阻滞等。首先要治疗基础疾病，改善心功能，纠正神经内分泌过度激活，并注意寻找、纠正诱发因素，如感染、电解质紊乱（低钾血症、低镁血症、高钾血症）、心肌缺血、低氧、高血压、甲状腺功能亢进或减退等。用药时，需考虑药物负性肌力作用对心力衰竭的影响。

3. 积极治疗心功能不全

既往治疗模式以改善患者症状和异常的血流动力学为主，而现在更倾向于抑制心室重塑加阻断神经内分泌的过度激活，药物和器械治疗原则与慢性心力衰竭的治疗原则类同。

（1）药物治疗

药物以地高辛、利尿剂、ACEI/ARB或血管紧张素受体脑啡肽酶抑制剂（angiotensin receptor-neprilysin inhibitor，ARNI）以及β受体阻滞剂为主，其他还有抗凝制剂、抗血小板制剂、硝酸酯类药物、曲美他嗪等。遵循指南使用治疗药物，根据患者的病情、合并症和生命体征具体情况个性化用药。

1）尽早使用ACEI/ARB和β受体阻滞剂（除非有禁忌证或不能耐受），有淤血症状和（或）体征的心衰患者，应先使用利尿剂以减轻液体潴留。小剂量β受体阻滞剂和ACEI/ARB，两药合用后可交替和逐步递加剂量，分别达到各自的目标剂量或最大耐受剂量。

2）患者接受上述治疗后应进行临床评估，根据相应的临床情况选择以下治疗：①若仍有症状，估算肾小球滤过率＞30ml/（min·1.73m^2）、血钾＜5.0mmol/L，推荐加用醛固酮受体拮抗剂；②若仍有症状，血压能耐受，建议用ARNI代替ACEI/ARB；③若β受体阻滞剂已达到目标剂量或最大耐受剂量，窦性心率≥70次/分，LVEF≤35%，可考虑加用伊伐布雷定。

3）若患者仍持续有症状，可考虑加用地高辛。地高辛对改善心功能有益，尤其是对尚有心肌储备能力的心肌作用更明显。

（2）心力衰竭非药物疗法

1）心脏再同步化治疗（CRT）：很多低射血分数和NYHA Ⅲ、Ⅳ级的心衰患者存在心室收缩不同步，导致心衰患者死亡率增加。对于接受理想药物治疗后仍有症状的心脏不同步患者（QRS间期延长），CRT可改善症状、提高左心室射血分数、减少住院率以及延长生存期。

2）植入型心律转复复律器（ICD）：曾有过室性快速心律失常或不明原因晕厥的低射血分数慢性心衰患者应植入ICD作为二级预防。

3）其他外科手术和装置：一些手术方法已经在缺血性心衰患者中显示出潜在的价值。这些方法的目的通常包括血运重建、缩减"几何形状"或功能性二尖瓣反流以及使左心室的几何形态和功能有所恢复。动力性心肌成形术是治疗慢性难治性心力衰竭的新型替代性手术。但心脏移植是目前唯一已确立的外科治疗方法。

另外，近年来新的治疗技术如自体骨髓干细胞移植、血管内皮生长因子基因治疗等已试用于临床，为缺血性心肌病治疗带来了新的希望。

（二）限制型缺血性心肌病

限制型缺血性心肌病因心肌的纤维化和局灶性瘢痕，即使在无发作性缺血时，心室的僵硬度也较高，短暂的发作性缺血会进一步增加僵硬度，所以治疗应防止或减轻发作性缺血，常用的药物有硝酸酯类、β受体阻滞剂和钙通道阻滞剂，不宜用洋地黄类和儿茶酚胺类正性肌力药。目前对限制型缺血性心肌病的自然病程和预后所知甚少。

七、中医辨证论治

（一）寒凝心脉证

1. 临床表现

猝然心痛如绞，或心痛彻背，背痛彻心，或感寒痛甚，心悸气短，形寒肢冷，冷汗自出，多因气候骤冷或感寒而发病或加重，苔薄白，脉沉紧或促。

2. 治法

温经散寒，活血通痹。

3. 方药

枳实薤白桂枝汤合当归四逆汤。

枳实、薤白、桂枝、细辛、当归、芍药、甘草、通草、瓜蒌、大枣等。

4. 加减

若阴寒极盛，疼痛剧烈，心痛彻背，伴有身寒肢冷，气短喘息，脉沉紧或沉微者，可予加乌头赤石脂丸合荜茇、高良姜等。

（二）心血瘀阻证

1. 临床表现

胸部刺痛、绞痛固定不移，痛引肩背或臂内侧，胸闷，心悸不宁，唇舌紫暗，脉涩。

2. 治法

活血化瘀，通络止痛。

3. 方药

血府逐瘀汤。

桃仁、红花、当归、生地黄、牛膝、川芎、桔梗、赤芍、枳壳、甘草、柴胡。

4. 加减

见气虚者，可加人参；热重者可用党参；胸痛过甚则可加入元胡、降香等；心悸脉结代者加甘草、桂枝；不寐者加酸枣仁。

（三）痰瘀互结证

1. 临床表现

胸闷如窒而痛，甚则痛引肩背，气短喘促，肢体沉重，体胖多痰或有咳嗽，呕恶痰涎，或口淡不渴，或面色萎黄，或气短神疲，或倦怠懒言，或四肢无力，舌暗淡或边有齿印或舌底脉络曲张，苔浊腻。

2. 治法

活血祛痰，宽胸散结。

3. 方药

瓜蒌薤白半夏汤合丹参饮。

瓜蒌、薤白、法半夏、茯苓、丹参、檀香、砂仁、当归、陈皮、大枣。

4. 加减

气虚者加人参、黄芪；阴虚者加生地黄、麦冬；胸痛过甚则可加入元胡、降香、延胡索等；心悸、心烦、脉结代者，加炙甘草、桂枝等；失眠多梦者，加酸枣仁、远志等；大便秘结者，加大黄。

（四）气滞血瘀证

1. 临床表现

心胸刺痛，夜间痛甚，气短，胸胁胀满，善太息，遇情绪变化而发病，心烦不安，舌紫暗有瘀点或瘀斑，舌苔厚腻，脉弦涩。

2. 治法

活血化瘀，行气止痛。

3. 方药

柴胡疏肝散合失笑散。

4. 加减

胸痛过甚则可加入元胡、降香、延胡索等；心悸、心烦、脉结代者，加炙甘草、桂枝等；失眠多梦者，加酸枣仁、远志等。

（五）气虚血瘀证

1. 临床表现

胸闷心痛，神疲气短，劳则易发，自汗，动则汗出，甚则大汗淋漓，形寒喜暖，舌淡有瘀点，苔薄白，脉细弱或结代。

2. 治法

补气活血，通络止痛。

3. 方药

补阳还五汤加减。

黄芪、当归尾、赤芍、地龙、川芎、红花、桃仁。

4. 加减

血瘀甚可加丹参，气虚甚可加人参，胸痛过甚则可加入元胡、降香、延胡索等；心悸、心烦、脉结代者，加炙甘草、桂枝等；失眠多梦者，加酸枣仁、远志等。

（六）气阴两虚证

1. 临床表现

胸闷隐痛，时作时止，心悸气短，倦怠懒言，头晕，失眠多梦，舌红少苔，脉弱而细数。

2. 治法

益气养阴，活血通脉。

3. 方药

养心汤加减。

当归身、生地黄、熟地黄、茯神、人参、麦冬、酸枣仁、柏子仁、五味子、炙甘草。

4. 加减

气虚甚者，可加黄芪，阴虚甚者可加玄参、沙参等，心悸、心烦、脉结代者，加炙甘草、桂枝等；失眠多梦者，加酸枣仁、远志、夜交藤等。

（七）心肾阳虚

1. 临床表现

胸闷气短，甚则胸痛彻背，心悸汗出，畏寒，肢冷，下肢浮肿，腰酸无力，面色苍白，唇甲淡白或青紫，舌淡白或紫暗，脉沉细或沉微欲绝。

2. 治法

温补心肾，活血通脉。

3. 方药

真武汤加减。

茯苓、芍药、生姜、附子、白术。

4. 加减

若水寒射肺而咳者，加干姜、细辛温肺化饮，五味子敛肺止咳；阴盛阳衰而下利甚者，去芍药之阴柔，加干姜以助温里散寒；水寒犯胃而呕者，加重生姜用量以和胃降逆，可更加吴茱萸、姜半夏以助温胃止呕。

八、名医类方

国医大师邓铁涛认为，冠心病为标实本虚之证，以心阴心阳内虚为本，以痰、瘀为标。治疗上重视补气除痰，通补兼施，以利于心阳的恢复。治疗心阳虚证多用温胆汤加党参，或加白术。组方：竹茹 9g，枳壳 4.5g，橘红 4g，法半夏 9g，云茯苓 12g，党参 15g，甘草 4.5g。心阳虚兼痰证，喜用《备急千金要方》温胆汤去生姜加党参。心阳虚兼瘀，用四君子汤加失笑散 1.5～3g 冲服。心阳虚而心动过缓者，用补中益气汤或黄芪桂枝五物汤加减。阳气虚衰，四肢厥冷，脉微细或脉微欲绝者，选用独参汤、参附汤或四逆加人参汤，选加除痰和祛瘀药。

江苏省著名老中医奚凤霖行医 45 年，善用仲景方治疗心病。治法包括温经通脉、宣痹通阳、温通助阳、温阳化饮、通阳平冲、通阳潜镇、温经化瘀、助阳建中等。

冯世纶认为短气未必都是虚，半表半里为胸痹实，冠心病多有胸闷、胸痛，与冠心病病机痰饮瘀血阻滞的认识颇为一致，但整体上看待本病的标本虚实尚有分歧。冠心病多属中医胸痹心痛范畴，有虚亦有实。《金匮要略·胸痹心痛短气病脉证治》云：“平人无寒热，短气不足以息，实也。”气短不一定是虚证，冠心病常见的气短属邪实证。若气短又伴有胸胁背痛、胀满、口苦咽干、大便干结等，则属痰饮瘀血阻于半表半里之实证，治宜和解少阳、祛痰化瘀，可用大柴胡汤合桂枝茯苓丸，药用：柴胡 12g，枳实 10g，白芍 10g，半夏 10g，黄芩 10g，生姜 10g，大枣 4 枚，大黄 6g，桂枝 10g，茯苓 12g，桃仁 10g，牡丹皮 10g。

近年来，侯静静等运用补肾法治疗缺血性心肌病，认为肾虚为其基本病机。邓悦应用络病理论论治缺血性心肌病，认为血瘀为其重要病机。黄瑞霞等运用益气解毒活血通络法治疗缺血性心肌病，有良好的临床疗效。周亚滨教授认为缺血性心肌病以气虚血瘀水停证为主，运用气血水理论应用养心汤为基础方剂进行辨证论治。常加用丹参、桃仁、红花、水蛭、土鳖虫、三七等增强活血化瘀之力，配伍一定补气之品防止活血伤气。

参 考 文 献

陈灏珠，2016. 实用心脏病学［M］. 5 版. 上海：上海科学技术出版社.

戴求福，2019. 基于钙调节的腺苷受体介导电针预治疗改善缺血性心肌损害的机制研究［D］. 北京：中国中医科学院.

邓悦，2009. 应用络病理论指导缺血性心肌病的治疗思考［C］//中华中医药学会. 第五届国际络病学大会论文集. 广州：中华中医药学会：157-159.

葛均波，徐永健，王辰，2018. 内科学［M］. 9 版. 北京：人民卫生出版社.

郭子怡，张琪，李悦，2018. 周亚滨教授运用气血水理论治疗缺血性心肌病经验采撷［J］. 四川中医，5：14-16.

黄瑞霞，张建军，王仁平，等，2015. 益气解毒活血通络法对缺血性心肌病患者心功能的影响［J］. 河南中医，35（10）：2366-2368.

刘张静，2013. 缺血性心肌细胞凋亡与血府逐瘀口服液干预 SIRT1 信号转导机制调控研究［D］. 北京：北京中医药大学.

王华，梁延春，2018. 中国心力衰竭诊断和治疗指南 2018［J］. 中华心血管病杂志，46（10）：760-789.

张杼惠，2019. 毛氏升陷汤治疗缺血性心肌病心力衰竭宗气下陷、血瘀水停证的临床观察［D］. 长沙：湖南中医药大学.

PONIKOWSKI P，VOORS A A，ANKER S D，et al，2016. 2016 ESC Guidelines for the diagnosis and treatment of acute and chronic heart failure：the task force for the diagnosis and treatment of acute and chronic heart failure of the European Society of Cardiology （ESC） Developed with the special contribution of the Heart Failure Association （HFA） of the ESC［J］. European heart jhournal，18：891-975.

（王洪志　房　炎　王时望）

第四节　稳定型冠心病和慢性心力衰竭的心脏康复

一、稳定型心绞痛的心脏康复

稳定型心绞痛患者是心脏康复的绝对适宜人群，在进行心脏康复前要进行全面的评估，目的是通过评估能够帮助患者改变生活方式，控制危险因素，可以对患者进行危险分层并制定科学的和个体化的心脏康复方案。具体康复前的综合评估内容详见康复总论。

（一）药物处方

稳定型心绞痛患者应遵循《慢性稳定性心绞痛诊断与治疗指南》规范使用治疗药物，包括改善心绞痛症状及改善冠心病预后两大类。用药方案参照本章第一节。

（二）运动处方

运动处方是稳定型心绞痛患者心脏康复的重要部分。稳定型心绞痛患者的运动处方是根据每位患者的不同临床表现及个体化差异而制定的循序渐进的康复治疗方案。

1. 风险评估

在进行运动疗法前对患者进行充分运动风险评估的基础上，进行运动危险分层，可以更加有针对性地进行管理，采取不同等级的运动指导和监护策略。

心绞痛分级：对不需要实施冠脉血运重建的稳定型心绞痛患者需要进行心绞痛分级以协助评估运动疗法的风险，分级标准参见表 4-2 加拿大心血管学会（CCS）的心绞痛分级。

CCS 心绞痛分级Ⅰ～Ⅲ级的患者经临床初步评估后一般可推荐进行心肺运动试验，并在包括循证药物疗法在内的综合干预基础上制定个体化运动处方；心绞痛分级Ⅳ级的患者，应首先进行包括循证药物治疗（控制静息心率达标）的综合干预，使分级降至Ⅲ级才可考虑进行心肺运动试验，并制定个体化运动处方。

有氧运动能力评估：常用的检测方法是心肺运动负荷试验。心肺运动试验一般推荐选择症状限制性运动试验，在评估前，要让患者熟悉心绞痛症状评定量表（5 级或 10 级量表，表 4-8）；并且医生或操作技师须严格掌握适应证和禁忌证，以及终止运动实验的指征，保证该实验评估过程安全和有效，具体注意事项详见第三章第一节。

表 4-8 常用心绞痛及呼吸困难评定量表

5 级心绞痛量表	5 级呼吸困难量表	10 级心绞痛/呼吸困难量表
0 无心绞痛	0 没有呼吸困难	0 没有
1 轻，几乎注意不到	1 轻微，可感受到	0.5 非常非常轻
2 中度，令人不安	2 轻微，有些困难	1 非常轻
3 严重，很不舒服	3 中度困难，但可继续	2 轻
4 最痛（以前经历过）	4 重度困难，不能继续	3 中度
		4 稍微重
		5 严重
		6
		7 非常严重
		8
		9
		10 非常非常严重

运动危险分层：是对患者运动治疗过程中发生心脏事件可能性进行的分层管理。对于低危者与大多数成年人一样，可以在无监护条件下进行运动治疗；对于中、高危者应延迟运动，或

在医生/康复治疗师监护下进行运动治疗。常用的危险分层工具，见第二章第六节表 2-18。

2. 运动处方种类

对稳定型心绞痛患者制定运动处方时，总体上应遵循安全、有效、科学和个体化原则。运动处方具体内容包括运动方式、运动持续时间、运动强度和运动频率四个核心要素，运动种类主要包括有氧运动训练、抗阻运动训练、柔韧性运动训练及平衡协调训练。

（1）有氧运动处方

可以有效提高患者的心肺功能和生活质量。

1）种类：有氧运动为低至中等强度、大肌群、动力性、周期性的运动，常用运动方式有行走、慢跑、踏车、游泳、爬楼梯、太极拳等。

2）时间：起始阶段稍短，建议初始从 10 分/次开始，循序渐进，逐渐延长至 30～60 分/次。运动前应有 5～10 分钟的热身活动；运动后有至少 5 分钟的放松活动，目的是消除疲劳、促使体力恢复，使高血流动力学状态趋于缓和。对于老年人及稳定型心绞痛合并心功能不全者，注意勿运动过量并且适当延长热身及整理活动的时间。

3）频率：每周 3～5 天，最好每周 7 天。

4）强度：应根据患者的康复目标、综合评估及危险分层结果制定个性化运动强度方案。通常冠心病患者耐力性运动强度一般取峰值氧耗量的 40%～80%。低危患者，开始时强度为最大运动能力的 55%～70%或出现症状时的心率；中危到高危患者，频率和时间与低危患者一致，但开始时强度为最大运动能力的 50%以下，逐渐增加。如果已知心绞痛缺血阈值，则制定的运动强度所对应的心率应低于该缺血阈值 10 次/分作为安全靶心率，以减少运动相关的心血管事件。

运动强度可以根据实际情况采用无氧阈值、心率储备法、靶心率法或 Borg 评分自感劳累程度分级（RPE）进行确定（表 4-9、表 4-10）。心率及 RPE 是常用且可靠的评估运动强度的变量，推荐在运动中联合应用。

表 4-9　运动处方的强度选择

运动强度方法	处方
PHR%	将靶心率描述为运动试验获得的 PHR 的百分比。此法会使耗氧量值低估 15%（如 70%PHR＝55%峰 MET）
HRR	根据 PHR 和静息心率确定 HRR，根据心率储备计算靶心率，并根据静息心率修正；例如：PHR（150）－静息心率（70）＝储备心率（80）；如果目标是 60%的最大心率储备，则 80×0.6＝48，70（静息心率）+48＝118；这种方法计算的结果通常接近于耗氧量当量值（如：70%HRR＝70%的 MET 峰值）
MET	根据工作负荷或需要达到的 MET 值制定运动强度 MET 值。最好在可控环境下或用测力计或运动平板训练时使用，可减少 MET 值的变异
RPE	对能使用 RPE 量表的患者，其可作为心率指导的很好补充。而且在药物变化影响了心率或患者不能准确测评心率时尤其适用。由于与从运动试验中获得的 RPE 级别略有差异，在运动中使用标准的 RPE 说明和确定 RPE 同样重要

注：PHR%：峰心率百分比；HRR：心率储备；MET：代谢当量；RPE：自感劳累分级。

表 4-10　Borg 评分自感劳累分级（RPE）

Borg 评分	自我感知的用力程度
6～8	非常非常轻
9～10	很轻
11～12	轻

续表

Borg 评分	自我感知的用力程度
13～14	有点用力
15～16	用力
17～18	很用力
19～20	非常非常用力

注：有氧运动的运动强度设定一般控制自我劳累分级在 11～14 分。

（2）抗阻运动处方

可以增加心内膜下血流灌注，增强骨骼肌力量，提高运动耐力。

1）种类：抗阻训练以多肌群、多关节训练为主。常用方法有 2 种：徒手运动训练，包括俯卧撑、仰卧伸腿、腿背弯举、仰卧起坐、下背伸展、提踵等；使用运动器械，包括哑铃、多功能组合训练器、握力器和弹力带等。

2）时间：每周应对每个肌群训练 2～3 次，同一肌群的练习时间应至少间隔 48 小时。

3）频率：上肢肌群、核心肌群（包括胸部、肩部、上背部、下背部、腹部和臀部）和下肢肌群可在不同日交替训练；每次训练 8～10 个肌群，每个肌群每次训练 1～4 组，从 1 组开始循序渐进，每组 10～15 次，组间休息 2～3 分钟。老年人可以增加每组重复次数，减少训练次数至 1～2 次。

4）强度：训练前必须有 5～10 分钟的有氧运动和拉伸运动作为热身。推荐初始运动强度，上肢为一次最大负荷量（即在保持正确的方法且没有疲劳感的情况下，仅 1 次重复能举起的最大重量）的 30%～40%，下肢为一次最大负荷量的 50%～60%，通常抗阻运动的最大运动强度不超过一次最大负荷量的 80%。

用 Borg 评分 11～14 分作为运动中的主观指导，并且如果出现警告性体征和症状，尤其是头晕、心律失常、呼吸困难或心绞痛，要停止运动。切忌运动过程中用力时呼气，放松时吸气，不要憋气，避免 Valsalva 动作。

稳定型心绞痛 CCS 分级Ⅲ、Ⅳ级患者，以及运动危险分层高危者不适宜纳入抗阻训练计划。

（3）柔韧性运动处方

为保证运动安全、减少运动损伤，柔韧性训练必不可少。训练原则上以缓慢、安全、可控方式进行，逐渐加大动作幅度。

1）种类：动力拉伸和静力拉伸。

2）时间：每一部位拉伸时间为 6～15 秒，逐渐增加到 30 秒，如可耐受可增加到 90 秒。

3）强度：有牵拉感觉同时不感觉疼痛，每个动作重复 3～5 次，每次训练 8～10 个主要肌群，总时间 10 分钟左右。

4）频率：每周 3～5 次。

（4）平衡协调处方

对老年患者，可双足至单足、睁眼至闭眼、静态至动态、强度由易至难进行，能显著降低跌倒的风险、节省体能消耗。关于平衡协调训练目前缺乏量-效关系的研究。一般认为在 1 次完整的心脏康复训练中应当安排 10～15 分钟的平衡协调训练，将其作为有氧运动的热身或者放松运动与其他训练合并进行以提高训练效率。

（5）运动处方实施过程中注意事项

1）循序渐进，低强度运动开始，切忌在初次活动时即达到负荷量。

2）告知患者避免参加的运动项目，训练时自我感知的不适和预警症状，以及运动终止标准。

3）老年人及心功能不全者，适当延长热身及整理活动时间，切忌运动过量。

4）根据患者情况定期评估，及时调整运动处方，保证运动治疗与患者病情相适应。

5）运动治疗后如果 CCS 分级提高，症状继续加重，需进行冠状动脉造影、心肌灌注评价在内的进一步检查，必要时行血运重建治疗。

（三）营养处方

对于稳定型心绞痛患者，在药物治疗开始前，就应进行饮食营养干预措施，并在整个药物及运动疗法治疗期间均持续进行膳食营养干预，以便提高疗效。对于营养评估和诊断，即通过膳食回顾法和食物频率问卷，了解、评估每日摄入的总量、总脂肪、饱和脂肪、钠盐和其他营养素摄入水平，饮食习惯和行为方式，身体活动水平和运动功能状态，以及体格测量和适当生化指标。根据评估结果，制定个体化膳食营养处方，制定食谱，指导选择健康膳食及指导行为改变，纠正不良饮食习惯，同时对稳定型心绞痛患者及家庭成员进行营养健康教育。

1）计算标准体重：了解目前实际体重情况（正常、超重还是肥胖），以便针对超重及肥胖患者，根据体重控制目标，按能量摄入量缓慢递减的饮食食谱逐步进行调整。

2）根据心血管危险因素的多少，如血压、血脂、血糖情况，降低饱和脂肪酸和反式脂肪酸的摄入量，即减少肉类食品（猪、牛、羊肉及火腿等）和油炸油煎食品，可适量增加鱼类及奶制品摄入；适量控制精制碳水化合物食物（精白米面、糕点、糖果、含糖果汁等）；减少膳食钠的摄入量，清淡饮食；增加绿叶蔬菜和水果摄入量。而对于合并糖尿病者，三餐应定时定量，避免过多糖分的摄入。

3）戒酒，如不能戒酒，需严格控制饮酒量，建议男性每天的饮酒量（酒精）不超过 25g，相当于 50°白酒 50ml，或 38°白酒 75ml，或葡萄酒 250ml，或啤酒 750ml；女性 15g。定餐定量，避免过饱；忌烟和浓茶。

4）调整工作压力，生活放松；保证充足睡眠。

5）与运动疗法相结合，注重进行营养健康教育。

（四）戒烟处方

详见康复总论。

（五）心理处方和睡眠管理

详见康复总论。

二、慢性心力衰竭的心脏康复

所有患者在进行心脏康复前都要进行综合评估和危险分层，慢性心力衰竭（chronic heart failure，CHF）患者也不例外。结合心肺运动试验或运动平板结果、患者临床特征、NYHA 分级对 CHF 患者进行危险分层，根据危险分层结果决定运动中监管及心电、血压监护的要求。评估内容、危险因素干预目标、危险分层详见第二章。

（一）药物处方

药物治疗是 CHF 治疗的基石，与其他四大处方相辅相成。心力衰竭的治疗理念发生了颠覆性的变化，从最初的“水钠潴留”模式到“血流动力学异常”模式，再到“神经内分泌异常激活”模式，循证医学观念深入人心。详见第四章第三节缺血性心肌病药物治疗。

（二）运动处方

由于运动耐量较差，CHF 患者的生活质量往往较低，经康复运动治疗后，在最大耗氧量、肌纤维强度及力量、骨骼肌线粒体密度得以提高的状态下，其呼吸困难及疲劳感发生了改善，心理状况随之改善。所以，针对患者心功能及日常生活习惯设定合适的康复锻炼很有必要。

1. 风险评估

慢性稳定性心力衰竭的运动疗法，强调患者安全、康复方案个体化、优化患者转归。运动处方前，必须对 CHF 患者进行详细的评估，严格把握运动康复适应证与禁忌证。适应证：NYHA Ⅰ～Ⅲ级稳定性心力衰竭患者均应考虑接受运动康复。禁忌证参照 2011 年欧洲心血管预防与康复学会和心力衰竭协会共同发布的共识中所列 CHF 患者运动试验和训练禁忌证（表 4-11、表 4-12）。

表 4-11　美国心脏协会（AHA）危险分层标准

危险级别	NYHA 心功能分级	运动能力	临床特征	监管及心电图、血压监护
A	Ⅰ级	＞6METs	无症状	无需监管及心电图、血压监护
B	Ⅰ或Ⅱ级	＞6METs	无心力衰竭表现，静息状态或运动试验≤6METs 时无心肌缺血或心绞痛，运动试验时收缩压适度升高，静息或运动时出现阵发性或持续性室性心动过速，具有自我调节运动强度能力	只需在运动初期监管及心电图、血压监护
C	Ⅲ或Ⅳ级	＜6METs	运动负荷＜6METs 时发生心绞痛或缺血性 ST 段压低，收缩压运动时低于静息状态，运动时非持续性室性心动过速，有心搏骤停史，有可能危及生命	整个运动过程需要医疗监督指导和心电图及血压监护，直至确立安全性
D	Ⅲ或Ⅳ级	＜6METs	失代偿心力衰竭，未控制的心律失常，可因运动而加剧病情	不推荐以增强适应为目的的活动，应重点恢复到 C 级或更高级，日常活动须根据患者评估情况由医师确定

表 4-12　CHF 患者运动试验与训练的禁忌证总表

（A）运动试验与训练禁忌证
1. 急性冠脉综合征早期（2 天内）
2. 致命性心律失常
3. 急性心力衰竭（血流动力学不稳定）
4. 未控制的高血压
5. 高度房室传导阻滞
6. 急性心肌炎和心包炎
7. 有症状的主动脉狭窄
8. 严重梗阻性肥厚型心肌病
9. 急性全身性疾病
10. 心内血栓
（B）运动训练禁忌证
1. 近 3～5 天静息状态进行性呼吸困难加重或运动耐力减退
2. 低功率运动负荷出现严重的心肌缺血（＜2METs，或＜50W）
3. 未控制的糖尿病
4. 近期栓塞
5. 血栓性静脉炎
6. 新发心房颤动或心房扑动
（C）运动训练可以增加风险
1. 过去 1～3 天内体重增加＞1.8kg
2. 正接受间断或持续的多巴酚丁胺治疗
3. 运动时收缩压降低
4. NYHA 心功能Ⅳ级
5. 休息或劳力时出现复杂性室性心律失常
6. 仰卧位时静息心率≥100 次/分
7. 先前存在合并症而限制运动耐力

对满足运动康复条件的 CHF 患者来说，运动处方制定的总原则遵循安全、有效、个体化、全面的原则。

2. 运动处方种类

运动处方内容：运动种类、运动强度、运动时间、运动频率、运动进度等。运动种类主要包括有氧运动、抗阻运动、柔韧性运动等。运动强度是 CHF 运动处方的核心内容，直接关系到运动的效果和安全性，因此是运动处方的关键。

（1）有氧运动处方

1）种类：步行、慢跑、骑自行车、功率自行车、上下楼梯、爬山、游泳、跳绳、划船、滑水、滑雪等。

2）强度：针对中国的 CHF 患者，推荐以 AT 为标准的运动强度，AT 相当于 50%～60% peakVO_2，结果证明安全有效。

3）时间：每次运动的持续时间为 30～60 分钟，包括 5～10 分钟的热身和整理运动。体力衰弱的 CHF 患者，可延长热身运动时间，但是按照运动强度施行的运动时间须在 20 分钟以上。对于最初运动耐量极差的患者，开始可分解为间歇性运动代替持续性运动。经过几周后，随着每次运动时间的延长，休息时间相应缩短，直至可以完成连续的 30 分钟运动。

4）频率：≥5 次/周。

5）进度：通常经过 6～8 周左右的运动，运动持续时间和频率都达到目标水平，可考虑运动强度和运动时间逐渐加强。一般情况下，12 周再复测运动试验，根据运动试验的结果调整运动处方，以后半年或 1 年复测运动试验以调整。

（2）抗阻运动

抗阻运动是有氧运动的有效补充，抗阻运动训练可以直接改善心力衰竭患者骨骼肌超声结构的异常和神经-肌肉功能，而并非简单增加肌肉体积。有氧运动与抗阻运动结合可能增加运动康复的效果。

CHF 抗阻运动适应证：被列为 B 级和 C 级的 CHF 患者经历了 3～4 周有氧运动后可以进行抗阻运动。

1）种类：等张训练、等长训练和等速训练。抗阻运动方式多样，可借助于各种设备，包括自由举重/哑铃、踝部重量袋、弹力带、滑轮或力量训练机。应教患者正确的方法（即通过全方位的移动缓慢控制运动），不屏气或无 Valsalva 动作，一次训练一个主要肌肉群：主要有推胸练习、肩上推举、三头肌伸展、肱二头肌屈曲、下背部伸展训练、背阔肌下拉、腹部紧缩、股四头肌伸展、腿（腿筋）屈曲、小腿提高。

2）强度：针对局部肌肉抗阻运动强度包括负荷量和重复次数。CHF 患者通常在几周至数月内，逐渐增加抗阻运动训练强度，上肢负荷量为 40%～70%单次运动完成的最大重量，下肢为 50%～70%单次运动完成的最大重量，分别重复 8～15 次，需确保每次训练正确实施，以避免肌肉骨骼伤害的可能性。

3）频率：2～3 次/周。

4）持续时间：起初，每次运动仅推荐 1 组到 2 组肌肉群，建议每组休息 30～120 秒。完成 1 组训练包括 8～10 次重复，通常需要 20～25 分钟。

5）进度：增加阻力或重量前，应增加每一组完成的重复数量和每次完成的肌肉群的组数（最多 3 组）进行重复。当患者能够轻松地完成 3 组肌肉群并重复 10～15 次，重量可以增加约 5%，重复次数可以相应减少。最终增加到单次运动完成最大重量的 70%，重复 8～15 次。

（3）柔韧性运动处方

1）种类：动力拉伸和静力拉伸。

2）强度：柔韧性运动强度包括牵拉某关键肌肉群和肌腱的次数和持续的时间。一般关键肌肉群牵拉 3～5 次，每次 20～30 秒。

3）时间：牵拉肌肉群和肌腱每次持续 20～30 秒。

4）频率：2～3 次/周。

5）进度：循序渐进增加肌肉群的牵拉次数。

（4）呼吸肌训练

CHF 患者由于心输出量降低导致外周骨骼肌（包括呼吸肌）的低灌注及血管的收缩，从而产生代谢和结构的异常，导致呼吸肌的萎缩，更加加重呼吸困难。因此呼吸肌训练对 CHF 患者尤为重要。

1）缩唇呼吸训练：训练患者练习在嘴唇半闭（缩唇）时呼气，类似于吹口哨的嘴形，使气体缓慢均匀地从两唇之间缓缓吹出，吸气时闭嘴用鼻缓慢吸气，稍屏气后行缩唇呼气，吸与呼时间比为 1∶2。这种方法可以增加呼气时支气管内的阻力，防止小气道过早塌陷，有利于肺泡内气体排出。

2）腹式呼吸：患者站立或坐位，用鼻深吸气，尽力将腹部鼓起，以口尽量呼气（口型为鱼口状），呼吸要深，尽量延长呼气时间，每次训练 10 分钟左右。

3）人工对抗阻力呼吸训练：可借助呼吸训练器（气球），要循序渐进，以不疲劳为度，尽量将吸气保持较长时间，然后将吸嘴拔出，缓慢缩唇呼气，放松休息 2 分钟后再进行下次锻炼。以上方法强度要循序渐进，注意防止过度换气，出现头晕、目眩、气急，2～3 次/天，每次 10 分钟左右。

（5）运动方案实施

建议 CHF 患者运动康复方案的实施分三阶段，第一阶段必须在心电图、血压等监护下进行，多在医院完成，也可以远程监护。第二阶段社区门诊康复。第三阶段为家庭维持期运动康复，医师给予电话随访或患者进行门诊随访，也可以建立俱乐部进行随访。危险分层为 A 级的患者可直接进入家庭运动康复阶段，危险分层为 B、C 级的患者需要经过三个阶段。

CHF 患者抗阻训练分三阶段：第一阶段为指导阶段，主要是掌握正确方法，提高肌肉间协调性；第二阶段为抗阻/耐力训练阶段，提高局部有氧耐力和肌肉间的协调性；第三阶段为力量训练阶段，提高肌肉的体积和肌肉间的协调性。

（三）营养处方

心功能不全的患者，由于入量受限，会出现体重下降、低蛋白血症等营养不良的表现。因此，营养不良在心脏重症患者中是非常常见的，其发生率最高可达 40%，且与发病率和死亡率的增加密切相关。而营养有免疫调控、减轻氧化应激、维护胃肠功能与结构、降低炎症反应、改善患者生存率等作用。因此，心功能不全的患者需要医学营养治疗。同时，控制血脂、血压、血糖和体重，改善不良饮食习惯和营养结构，降低心血管疾病危险因素。

1. 了解基本病情

测量心率、血压，检查心力衰竭相关的症状体征，评估心功能（NYHA 分级）；询问病史，了解其心血管疾病的发展进程、治疗情况以及控制效果；询问有无与心血管疾病相关的其他病变，如脑梗死、脑出血、肾功能异常，或糖脂代谢异常等；了解与营养相关的 CHF 危险因素（如肥胖、精神压力、饮食习惯、吸烟、饮酒、睡眠等）。

2. 饮食习惯和习惯评估

半定量食物频率问卷是快速了解患者饮食模式的适宜工具，也可采用询问法。了解身体活动水平时应包括活动地点（室内或户外）、活动类型（久坐、日常活动或健身锻炼）、活动强度、活动持续时间等细节，以及患者的睡眠习惯和睡眠质量。必要时需要进行体格测量和适当的生化指标检测。CHF 患者宜使用身体成分检测仪测量体重及其构成比例，以避免水肿对体重带来的影响。

通过膳食调查，计算、评估患者每日摄入的能量、蛋白质、总脂肪、饱和脂肪、碳水化合物、钠盐、膳食纤维等营养素的摄入水平、饮食模式和行为方式，以及身体活动水平和运动功能状态。

3. 制定膳食处方

（1）计算标准体重：标准体重（kg）＝身高（cm）－105，如超重需设定梯度减重目标。

（2）计算每天能量摄入量：按每千克标准体重需要25～30kcal能量计算。

（3）膳食处方：按照食物交换份法粗略计算每日各类食物的摄入量。

1）适当的能量：既要控制体重增长，又要防止心脏疾病相关营养不良发生。心力衰竭患者的能量需求取决于目前的干重（无水肿情况下的体重）、活动受限程度以及心力衰竭的程度。活动受限的超重和肥胖患者，必须减重以达到一个适当体重，以免增加心肌负荷，并确保患者没有营养不良。严重的心力衰竭患者，能量消耗增加10%～20%，且面临疾病原因导致进食受限，应按照临床实际情况需要进行相应的营养治疗。

2）注意水、电解质平衡：根据水钠潴留和血钠水平，适当限钠，给予不超过3g盐的限钠膳食。使用利尿剂者，则适当放宽。摄入不足、丢失增加或利尿剂治疗等原因，应摄入高钾食物，同时避免镁缺乏。如因肾功能减退，出现高钾、高镁血症，则应选择含钾、镁低的食物。另外，给予适量的钙补充在心力衰竭的治疗中有积极的意义。

心力衰竭时水潴留继发于钠潴留，在限钠的同时多数无须严格限制液体量。但考虑过多液体量可加重循环负担，故主张成人液体量为1000～1500ml/d，包括饮食摄入量和输液量。

3）低脂膳食：给予n-3多不饱和脂肪酸，优化脂肪酸构成。食用富含n-3脂肪酸的鱼类和鱼油可以降低高甘油三酯水平，预防心房颤动，甚至有可能降低心力衰竭死亡率。

4）充足的优质蛋白质：应占总蛋白的2/3以上，推荐瘦肉或低脂脱脂奶制品以提高动物蛋白。

5）适当补充B族维生素：由于饮食摄入受限、使用强效利尿剂以及年龄增长，心力衰竭患者存在维生素B_1缺乏的风险。摄入较多的膳食叶酸和维生素B_6与心力衰竭及脑卒中死亡风险降低有关，同时有可能降低高同型半胱氨酸血症。

6）少食多餐：食物应以软、烂、细为主，易于消化。

7）戒烟、戒酒。

膳食指导宜用食物：动物性食物以鱼虾、鸡鸭、蛋奶为优（必要时选用低脂或脱脂奶），畜肉宜选用瘦肉；适量增加大豆及其制品、粗杂粮的摄入；每日进食新鲜蔬菜、水果；烹调油以富含油酸的茶油、玉米油、橄榄油、米糠油等为佳，可与大豆油调配或交替食用。

膳食指导不宜用食物：肥肉，猪油、奶油、黄油等动物油脂，植物油中尽量不用椰子油、棕榈油；富含胆固醇的肥肉、动物内脏、鱼籽、鱿鱼、墨鱼、蛋黄等食物；含有反式脂肪酸的糕点、饼干等市售食品；食盐以及所有腌制食品，包括盐渍（咸肉）、腌制（咸菜）、熏酱（红肠）、卤水（卤肉）、含盐发酵食品（腐乳）等，以及鸡精、挂面、罐头等隐性含盐食物。

（四）戒烟处方

详见康复总论。

（五）心理处方和睡眠管理

详见康复总论。

生活方式和行为是影响人体健康和寿命的最重要因素，对于心功能不全患者尤为重要，心脏康复可以提供全面、全程的健康管理，真正实现心理-生物-社会-环境的综合医学模式的落地，必将全面改善心功能不全患者的预后，显著降低死亡率和再住院率，改善患者生活质量，提高社会复职回归率。

三、中医心脏康复

现今心脏康复的应用及发展方面多以西医为主，然而，祖国医学养生、康复的理念早在先秦时期即有“先人不治已病治未病”的观念。在实践中逐渐形成的中医康复学是以中医基础理论为指导，运用中药、针灸、推拿和传统运动方法进行辨证干预的综合学科。

2019 年中国中医药研究促进会中西医结合心血管病预防与康复专业委员会制定的《稳定性冠心病中西医结合康复治疗专家共识》中规定中医康复所适用的人群为稳定性冠心病的定义人群，包括慢性稳定型劳力性心绞痛、急性冠脉综合征后稳定期、无症状性心肌缺血、无症状冠状动脉粥样硬化、冠状动脉痉挛、冠状动脉微血管病性心绞痛患者。

（一）中医评估

辨证论治是中医对患者进行治疗以及康复治疗的前提。疾病发生在不同人群、不同时期会表现出不同证候。辨证论治选择相应的预防、养生、康复措施。冠心病病机多为本虚标实，本虚为气、血、阴、阳亏虚，心脉失养；标实以寒凝、气滞、血瘀、痰浊、阴虚、气滞、阳虚为多见。中医康复的评估应采用《介入术后冠心病主要证候辨证标准》结合《冠心病稳定期因毒致病的辨证诊断量化标准》，用于冠心病稳定期患者的辨识。

（二）中医心脏康复的实施

1. 药物治疗

中医药干预具有“治未病”“整体观念”“辨证论治”的特色。冠心病在中医属“胸痹心痛”范畴，基本病机为本虚标实，治法多为调畅气机，活血化瘀，宣痹化痰，辛温通阳等。

（1）心血瘀阻证

临床表现为胸部固定疼痛，面色紫暗，口唇及舌质暗，舌体可有瘀斑或瘀点，脉涩或结代。治法为活血化瘀、通络止痛。方药推荐冠心 2 号方加减。

（2）气虚血瘀证

临床表现多见乏力、气短、胸闷，舌质淡暗，苔薄白，脉弱。治法多以益气活血为主，方药为保元汤合丹参饮加减。中成药可应用通心络胶囊、脑心通胶囊、芪参益气滴丸等。

（3）痰瘀痹阻证

临床表现多见胸闷，形体偏胖，纳可，腹胀，大便黏腻不爽，舌淡胖色暗红。治法多为化痰活血通络，方药为瓜蒌薤白半夏汤合丹参饮加减。中成药可给予丹蒌片等。

（4）气滞血瘀证

临床多见抑郁、焦虑、忧思、胸闷、纳呆、舌淡红或淡暗，苔薄白，脉弦。治法为理气活血，方药为柴胡疏肝散合血府逐瘀汤加减，中成药可给予血府逐瘀胶囊、心可舒片、速效救心丸、复方丹参滴丸等。

（5）气阴两虚证

临床多见乏力、气短、口干、胸闷、失眠、心烦，舌红少苔，脉细。治法为益气养阴，活血化瘀。方药为生脉饮加减。中成药可选益心舒胶囊、参松养心胶囊等。

（6）心肾两虚证

临床多见胸闷、心悸、气短、全身怕冷、自汗、面色苍白、四肢欠温、下肢肿胀，舌淡胖，边有齿痕，脉沉细迟。治法为温补心肾。方药为参附汤加减。

2. 中医传统运动康复

中医最早即有气功之习，中医气功是将人体的形体活动、呼吸吐纳、心理调节相结合的传统运动方法。太极拳、八段锦、五禽戏等中医健身锻炼方法结合了传统导引、吐纳的方法，注重练身、练气、练意三者之间紧密协调，动作平稳缓和，对提高心脏病患者的活动耐量，改善生活质量有极大的积极作用。

（1）太极拳

太极拳属于小到中强度的有氧运动，并且能够提高机体平衡、柔韧功能。太极拳可通过提高下肢肌力提高平衡及运动能力，并可改善心脏的泵血功能、降低心肌耗氧量、改善心肺功能。另外，由于太极拳具有舒缓和心神合一的运动特点，在情绪调整方面也有较好的作用。

操练太极拳应注意：①静心用意，呼吸自然：练拳要求思想安静集中，专心引导动作，呼吸平稳，深匀自然，不可勉强憋气。②中正安舒，柔和缓慢：身体保持轻松自然，不偏不倚，动作如行云流水，轻柔匀缓。③动作弧形，虚实分明：动作要连绵不断，衔接和顺，处处分清虚实，重心保持稳定。④轻灵沉着，刚柔并济：每一个动作都要轻灵沉着，不浮不僵，外柔内刚，发劲要完整，富有弹性，不可使用拙力。

（2）八段锦

八段锦是一套独立而完整的健身功法，可以起到调理脏腑和经络气血的作用。八段锦功法分为八段，每段一个动作，练习过程中无需器械，无需场地，简单易学。研究显示，八段锦可增强老年人心脏射血功能，提高心输出量和每搏输出量，并减低静息状态下的心肌耗氧量，改善心脏血管弹性，对血压、血糖及血脂有积极的影响。另外，八段锦又兼有调神、调心的特点，在一定程度上可缓解不良情绪。通过练习八段锦可以使身体出现轻松舒适、呼吸柔和、意守绵绵的状态，因此，国内部分心脏康复中心将八段锦用于冠心病运动康复方案的整理恢复部分，使患者调整呼吸，放松肌肉，舒缓情绪。八段锦有坐式八段锦和站式八段锦，体质衰弱和不便行走者可练习坐式八段锦。推荐时间为 10～15 分钟，强度以自我感觉用力分级 8～10 分为宜。

3. 中医其他外治方法在运动康复中的作用

（1）推拿疗法

推拿疗法具有扩张血管，增强血液循环的作用。膝关节是人体最大的承重关节，国内部分心脏康复中心采用擦、揉、点、按等手法，在运动康复后进行推拿按摩，以达到保护膝关节的目的。推荐穴位：膝阳关、血海、曲泉、内外膝眼、足三里、阳陵泉、委中、梁丘。每天 2 次，每次 10 分钟。

（2）熏洗及中药热包疗法

熏洗及中药热包疗法借助热力与药力，使局部的毛细血管扩张，血液循环加速，达到疏通腠理、散风除湿、通达筋骨、活血理气的作用。

4. 中医心理疗法

（1）情志相胜疗法

中医学在长期发展过程中创造了许多独特的心理疗法，如情志制约法等。阴阳情志制约法是通过辨别病态情志的阴阳属性，并设法使患者产生相反属性的情志以制约病态情志的治疗方法。五行情志制约法是利用情志以及情志与五行之间的相互制约关系，通过一种情志活动来调节另一种不正常情志活动，使其恢复正常，治疗情志与躯体疾病的方法，常有怒胜思、思胜恐、恐胜喜、喜胜悲等。

（2）针刺疗法

常用穴位有百会、神门、内关、章门、三阴交、太冲、印堂、阳陵泉、太溪等。可选的治疗方法包括电针、单纯体针、穴位注射、耳针、埋线等。

（3）五行音乐疗法

五行音乐疗法是建立在传统中医阴阳五行学说理论基础上的，用音乐治疗或辅助治疗疾病的方法。研究显示，治疗抑郁症或躯体疾病伴有抑郁表现的患者时，在使用中西药治疗的同时，采用五行音乐疗法可提高临床疗效。

5. 中医药膳的应用

目前常用药膳形式有菜肴药膳、药粥、药茶、药酒等。我国现存最早的医学论著《黄帝内经》中提出："五谷为养，五果为助，五畜为益，五菜为充。"不同性味的膳食不仅能提供能量，还能调整机体阴阳平衡。辨证施膳是中医食疗的特色，根据患者证候、体质特征，制定个性化的饮食指导方案，有益于调和气血、平衡阴阳，达到防治疾病的目的。

稳定性冠心病患者中医食疗的原则如下。

（1）辨证施膳

运用食物达到补虚、泄实、调整阴阳的目的。"虚则补之""实则泻之""寒者热之""热者寒之"。如痰湿体质应忌食油腻，以免碍湿难化，可用祛湿健脾的食物；木火体质应忌食辛辣；心肾阴虚者可多给予滋养心肾食物；气阴两虚者可选用益气养阴食物；气虚者宜温性食物，忌食生冷瓜果、冷饮等。另外，食物搭配注重食物的阴阳属性配伍，如烹调寒性食物时应给予温性调料等。

（2）审因用膳

因时、因地、因人、因病进行饮食调整。根据天气变化做出相应的饮食改变。春季适宜升补、清淡可口，不宜辛温。夏季宜清热解暑、健运脾胃，忌辛热；秋季宜润燥平补；冬季宜温补。同时，食疗还应注重地域、性别、年龄、形体的差异。

（3）食药一体

根据体质特点及病情将药疗和食疗有机结合，以达到祛除病邪、恢复健康为目的。如：益气可适当加用党参、黄芪、白术、山药等；养血可加用熟地、龙眼肉、当归等；滋阴加用麦冬、石斛、玉竹等；消食可用山楂、鸡内金、麦芽等。

目前中医食疗多为文献整理和简单的临床验案报道，缺乏科学的实验研究，将中医食疗和现代营养学有效结合，可为冠心病康复带来更多获益。

（三）康复后评估

康复过程中，随着患者一般情况和心肺功能的变化，为了使心脏康复方案保持持续的合理性和有效性，需要定期对患者进行综合评估。初次复评一般在标准运动康复12次后，再次评估在完成运动康复25～36次后。

稳定性冠心病患者的中西医结合心脏康复治疗目标是提高患者生活质量和改善预后。心脏康复过程中，对患者进行科学评估，指导患者建立良好的生活方式，为患者制定合理的中西医结合药物、运动、心理、营养干预方案，同时进行血压、血脂、血糖等危险因素管理，才能获得满意的康复治疗效果。

参考文献

丁荣晶，2016. 稳定性冠心病心脏康复药物处方管理专家共识［J］. 中华心血管病杂志，44（1）：7-11.

丁荣晶，胡大一，马依彤，2015. 冠心病患者运动治疗中国专家共识［J］. 中华心血管病杂志，43（7）：575-588.

黄依杰，金荣疆，钟冬灵，等，2020. 太极拳对中老年人跌倒及平衡功能影响的Meta分析［J］. 中国循证医学杂志，（3）：281-288.

刘俊荣，郭玉石，张瑞峰，等，2011. 健身气功“八段锦”对中老年人血糖的影响［J］. 中国老年学，31（16）：3196-3197.

潘华山，2008. 八段锦运动负荷对老年人心肺功能影响的研究［J］. 新中医，（1）：55-57.

王华，梁延春，2018. 中国心力衰竭诊断和治疗指南2018［J］. 中华心血管病杂志，46（10）：760-789.

王乐民，沈玉芹，2014. 慢性稳定性心力衰竭运动康复中国专家共识［J］. 中华心血管病杂志，42（9）：714-720.

郗瑞席，陈可冀，史大卓，等，2013. 介入术后冠心病中医证候诊断标准的评价［J］. 中国中西医结合杂志，33（8）：1036-1041.

中国康复医学会心血管病专业委员会，2018. 中国心脏康复与二级预防指南（2018版）［M］. 北京：北京大学医学出版社.

中国中医药研究促进会中西医结合心血管病预防与康复专业委员会，2019. 稳定性冠心病中西医结合康复治疗专家共识［J］. 中西医结合心脑血管病杂志，17（3）：321-329.

朱亚琼，彭楠，周明，2016. 太极拳对老年人下肢肌力及功能的影响［J］. 中国中西医结合杂志，36（1）：49-53.

AYDIN A，2020. Exercise and coronary heart disease［J］. Advances in experimental medicine and biology，（11）：169-179.

（王满凤　王洪志　王时望）

第五章

急性冠脉综合征

急性冠脉综合征（acute coronary syndrome，ACS）是一组由急性心肌缺血引起的临床综合征，主要包括不稳定型心绞痛（unstable angina pectoris，UAP）、非 ST 段抬高型心肌梗死（non-ST segment elevation myocardial infarction，NSTEMI）以及 ST 段抬高型心肌梗死（STsegment elevation myocardial infarction，STEMI）。临床将 UAP 和 NSTEMI 统称为非 ST 段抬高型急性冠脉综合征（non-STsegment elevation acute coronary syndrome，NSTE-ACS）。NSTE-ACS 院内并发症（如心源性休克、心力衰竭和心律失常）发生率低，但远期预后较差。

第一节　不稳定型心绞痛和非 ST 段抬高型心肌梗死

一、概　　念

NSTE-ACS 中 UAP 指介于稳定型心绞痛和 AMI 之间的临床状态，包括初发型心绞痛、静息型心绞痛和恶化型心绞痛。若 UAP 伴有血清心肌标志物明显升高，即可确立 NSTEMI 的诊断。

二、发 病 机 制

ACS 有着共同的病理生理学基础，即在冠状动脉粥样硬化的基础上，发生斑块破裂或糜烂、溃疡、血栓形成、血管收缩、微血管栓塞等，导致急性或亚急性心肌供氧减少。

（一）斑块破裂（plaque rupture）和糜烂（plaque erosion）

斑块破溃包括斑块破裂（主动破裂、被动破裂）和斑块糜烂。斑块主动破裂是由单核巨噬细胞或肥大细胞分泌的 MMP（如胶原酶、凝胶酶、基质溶解酶等）消化纤维帽引起。斑块被动破裂常与外力作用于纤维帽上最薄弱的部位有关，通常为纤维帽最薄处或斑块与正常血管壁交界处。冠状动脉管腔内压力升高、冠状动脉血管痉挛、心动过速、心室过度收缩和扩张产生的剪切力以及斑块滋养血管破裂均可诱发与正常管壁交界处的斑块破裂。斑块糜烂多见于女性、糖尿病和高血压患者，易发生在高度狭窄和右冠状动脉病变中。斑块糜烂时血栓黏附在斑块表面，斑块破裂后血栓可进入到斑块的脂核内，导致斑块迅速生长。

（二）血小板聚集和血栓形成

斑块破裂后脂质核暴露于管腔，血小板聚集致血栓形成。血小板产生的TXA_2作为一种促血小板聚集和血管收缩的物质进一步导致管腔不同程度的闭塞。高脂血症、纤维蛋白原、纤溶机制的损害和感染也部分参与了血栓的形成。脱落的血栓碎片或斑块成分可沿血流到远段引起微血管栓塞，导致微小心肌坏死。

（三）血管收缩

激活的血小板可释放缩血管物质（如血清素、TXA_2等），引起局部及远段血管及微血管收缩。内皮功能障碍促进血管释放收缩介质（如内皮素-1）或抑制血管释放舒张因子（如前列环素）和内皮衍生的舒张因子，导致血管收缩。

三、临床表现

（一）症状

UAP 和 NSTEMI 胸部不适的部位及性质与典型的稳定型心绞痛相似，常在静息时或夜间发生，常持续 20 分钟以上；或为新近发生的心绞痛（病程在 2 个月内）且程度严重；或近期心绞痛逐渐加重（包括发作的频度、持续时间、严重程度和疼痛放射到新的部位）。老年、女性、糖尿病和高血压患者症状可不典型。发作时可有出汗、心悸、呼吸困难、恶心、呕吐等，而原本可以缓解心绞痛的措施此时变得无效或不完全有效。

（二）体征

UAP 和 NSTEMI 的体征无特异性，可出现面色苍白、皮肤湿冷；体检可发现一过性第三心音或第四心音；乳头肌功能不全导致二尖瓣反流时可引起心尖区一过性收缩期杂音；低血压或休克少见。

四、辅助检查

（一）心电图

应在症状出现 10 分钟内记录心电图。大多数患者胸痛发作时心电图有一过性 ST 段压低和（或）T 波倒置，少数出现 ST 段抬高（变异型心绞痛）或 U 波倒置。如心电图变化持续 12 小时以上，则提示发生 NSTEMI。

（二）心肌标志物检查

cTnT 和 cTnI 较传统的 CK 和 CK-MB 更敏感、可靠，成为 ACS 诊断首选的生物标志物。UAP 时心肌标志物一般无异常增高，cTnT 和 cTnI 升高表明心肌损害，也是 NSTE-ACS 危险分层的重要参考，提示预后较差。若 cTnT 和 cTnI 升高超过正常对照值的 99 个百分位可考虑 NSTEMI 的诊断。近年来，高敏或超敏 cTn（hs-cTn）检测技术逐渐进入临床，其优势在于较传统检测方法的检测下限低 10～100 倍，能满足分析精密度的要求，hs-cTn 已经作为 ACS 诊断和危险分层的主要依据。CRP 升高也是预后差的指标。

（三）冠状动脉造影和其他侵入性检查

冠状动脉造影可明确病变情况，帮助评价预后和指导治疗。考虑行血运重建术的患者，尤其是经积极药物治疗症状控制不佳或高危患者，应尽早行冠状动脉造影，有利于早期除外 ACS，减少留院观察时间，增加出院率。有明显症状而冠状动脉造影正常或无阻塞性病变者，也可能发生冠状动脉内血栓自发性溶解、微循环障碍或冠状动脉痉挛等，IVUS 或 OCT 可提高病变的诊断率。

（四）其他

心电图和心肌损伤标志物阴性，但疑诊 ACS 者，可谨慎进行心电图运动负荷试验、药物负荷超声心动图和药物负荷试验核素心肌灌注显像（^{201}Tl 心肌显像、^{99m}Tc-MIBI 心肌显像）评价预后并指导下一步治疗。心电图运动负荷试验简便、低廉、易于评判，应作为首选；对不能耐受运动试验以及静息心电图已有 ST-T 改变的患者，首选药物负荷试验核素心肌灌注显像或药物负荷超声心动图。

心脏负荷试验的适应证包括：未明确诊断的 ACS、心肌梗死溶栓试验（thrombolysis in myocardial infarction，TIMI）和 GRACE 评分低危、胸痛后 8～12 小时；未明确诊断 ACS、TIMI 和 GRACE 评分中危、胸痛后 2～3 天。禁忌证包括：明确的 ACS；不明原因胸痛伴血流动力学障碍；有血流动力学障碍的心律失常；严重主动脉瓣狭窄和肥厚梗阻型心肌病；未控制症状的心力衰竭；急性肺栓塞；急性心肌炎、心包炎；主动脉夹层。

五、诊　　断

根据典型的心绞痛症状、缺血性心电图改变（新发或一过性 ST 段压低≥0.1mV，或 T 波倒置≥0.2mV）以及心肌损伤标志物（cTnT、cTnI 或 CK-MB）测定，可以做出 UAP/NSTEMI 诊断。冠状动脉造影可以直接显示冠状动脉狭窄程度，可决定治疗策略。负荷心电图或负荷超声心动图、核素心肌灌注显像、冠状动脉造影等检查可用于诊断未明确的患者。

UAP/NSTEMI 患者由于冠状动脉病变的严重程度、病变累及范围以及形成急性血栓（进展至 STEMI）的危险性不同，需要进行危险分层。GRACE 风险模型可用于 UAP/NSTEMI 的风险评估。GRACE 评分在变量和分值上更为细化，可使患者在入院或出院后进行更准确的危险分层，模型的变量包括：①老年；② Killip 分级；③收缩压；④ ST 改变；⑤就诊时是否以及骤停；⑥心肌损伤标志物阳性；⑦心率。GRACE 评分相对较为复杂，可通过 www.gracescore. org 通过计算机软件进行积分。总分值为 372 分，其中积分＜108 分为低危，积分在 109～140 分为中危，积分≥140 分为高危。Braunwald 根据心绞痛的特点，对 UAP 进行 Braunwald 分级（表 5-1）。

Ⅰ级：初发或恶化型心绞痛而无休息时疼痛。Ⅱ级：休息时心绞痛，但无 48 小时内发作。Ⅲ级：48 小时内的休息时心绞痛。根据患者的临床状态可分为以下 3 型。A 型：继发于心脏外的因素（如发热、心动过速、贫血等）。B 型：无心脏外因素（原发 UAP）。C 型：梗死后心绞痛。Braunwald 分级用于评估预后，通常级别越高，风险越高，1 年内死亡或心肌梗死发生率分别为 7.3%、10.3%、10.8%、14.1%、8.5%、18.5%。同时根据年龄、心血管危险因素、心绞痛严重程度和发作时间、心电图、心肌损伤标志物和有无心功能改变等因素进行危险分层（表 5-2）。

表 5-1　UAP 严重程度分级（Braunwald 分级）

级别/类型	定义	1 年内死亡或心肌梗死发生率（%）
严重程度		
Ⅰ级	严重的初发型心绞痛或恶化型心绞痛，无静息疼痛	7.3
Ⅱ级	亚急性静息型心绞痛（1 个月内发生过，但 48 小时内无发作）	10.3
Ⅲ级	急性静息型心绞痛（在 48 小时内有发作）	10.8
临床状态		
A 型	继发性心绞痛，在冠状动脉狭窄基础上，存在加剧心肌缺血的冠状动脉以外的疾病	14.1
B 型	原发性心绞痛，无加剧心肌缺血的冠状动脉以外的疾病	8.5
C 型	心肌梗死后心绞痛，心肌梗死后 2 周内发生的不稳定型心绞痛	18.5

表 5-2　UAP/NSTEMI 的短期危险分层

项目	高风险 具备至少下列特征之一	中风险 无高风险特征，具备下列特征之一	低风险 无中高风险特征，同时具备下列特征之一
病史	在 48 小时内缺血症状恶化	既往有心肌梗死、脑血管疾病、PCI、CABG 史或使用阿司匹林	无
胸痛特点	持续时间长（≥20 分钟） 静息发作胸痛	持续时间长（≥20 分钟） 静息发生胸痛，但目前缓解 静息发作胸痛（时间<20 分钟） 休息或含服硝酸甘油后可缓解	过去 2 周内新发心绞痛，无长时静息心绞痛（≥20 分钟）
临床表现	缺血引起肺水肿 新出现二尖瓣关闭不全杂音，或原杂音加重，或可闻及第三心音 新出现肺部啰音或原啰音加重 低血压 心动过速 年龄>75 岁	年龄>70 岁	年龄≤70 岁
心电图	静息时胸痛伴一过性 ST 段改变（>0.05mV） aVR 导联 ST 段抬高>0.1mV 新出现束支传导阻滞 持续性心动过速	T 波倒置>0.2mV 病理性 Q 波	无有意义变化
心肌损伤标志物	明显增高（cTnT≥0.1μg/L）	轻度升高（0.01g/L<cTnT<0.1g/L）	正常范围

六、治 疗

（一）治疗原则

UAP/NSTEMI 治疗的目的主要是缓解缺血和预防死亡、心肌梗死或再梗死。应尽快评估可疑 UAP 的患者，立即开始抗栓和抗心肌缺血治疗。大部分 UAP 患者应入院治疗；心电图和心肌标志物正常的低危患者在急诊经过一段时间治疗观察后可进行运动试验，若运动试验结果阴性，可以考虑出院继续药物治疗；初始药物治疗效果较差，或伴血流动力学不稳定的患者，应加强监测和治疗。

（二）一般治疗

卧床休息，并可应用小剂量的镇静剂和抗焦虑药物。发绀、呼吸困难或其他高危表现的患者应予吸氧，监测血氧饱和度（SaO_2），维持 SaO_2＞90%。积极处理可能引起心肌耗氧量增加的因素（如感染、贫血、低血压、心力衰竭、低氧血症、心律失常、发热、甲状腺功能亢进等）。

（三）药物治疗

1. 抗心肌缺血药物

主要目的是减少心肌耗氧量（减慢心率或减弱左心室收缩力），扩张冠状动脉，缓解心绞痛发作。

（1）硝酸酯类药物

硝酸酯类药物可扩张冠状动脉，扩张静脉，降低心脏前负荷，缓解心肌缺血，大剂量硝酸酯类药物可降低心脏后负荷。硝酸甘油舌下含服 0.5mg，必要时可每次间隔 3～5 分钟，重复 3 次，若仍无效，可静脉应用硝酸甘油或硝酸异山梨酯。硝酸甘油静脉应用从 5～10μg/min 开始，可每 5～10 分钟增加 10μg/min，直至症状缓解或出现明显副作用（头痛或收缩压低于 90mmHg 或相比用药前平均动脉压下降 30mmHg），最大推荐剂量为 200μg/min，症状消失 12～24 小时后改用口服制剂（硝酸异山梨酯或 5-单硝酸异山梨酯）。持续静脉应用硝酸甘油 24～48 小时可出现药物耐受。

（2）β受体阻滞剂

β受体阻滞剂应尽早用于所有无禁忌证的 UAP/NSTEMI 患者。β受体阻滞剂可降低心肌耗氧量，减少心肌梗死的发生，改善近、远期预后。低、中危患者可应用口服制剂（美托洛尔或比索洛尔），部分高危患者可先静脉使用，后改为口服制剂，使安静时心率达到 50～60 次/分。静脉使用艾司洛尔可用于左心功能减退的患者，停药后作用立即消失。

（3）钙通道阻滞剂

足量β受体阻滞剂与硝酸酯类药物治疗后仍不能控制缺血症状的患者可口服长效钙通道阻滞剂，可有效减轻心绞痛症状。可作为变异型心绞痛首选药物。

2. 抗血小板治疗

（1）COX 抑制剂

如无禁忌，所有患者均应口服阿司匹林，负荷量为 150～300mg（未服用过阿司匹林的患者），维持剂量为每日 75～100mg，长期服用。对于阿司匹林不耐受的患者，可考虑使用吲哚布芬替代。

（2）P_2Y_{12} 受体拮抗剂

除非有极高出血风险等禁忌证，UAP/NSTEMI 患者均建议在阿司匹林基础上，联合应用一种 P_2Y_{12} 受体拮抗剂。氯吡格雷负荷量为 300～600mg，维持剂量为每日 75mg。替格瑞洛可逆性抑制 P_2Y_{12} 受体，可用于所有 UAP/NSTEMI 的治疗，首次 180mg 负荷量，维持剂量为 90mg，每日 2 次。

（3）血小板糖蛋白Ⅱb/Ⅲa（GPⅡb/Ⅲa）受体拮抗剂（GPI）

不建议常规术前使用 GPI。阿昔单抗为直接抑制 GPⅡb/Ⅲa 受体的单克隆抗体，能有效地与血小板表面的 GPⅡb/Ⅲa 受体结合，从而抑制血小板的聚集。在此类药物中替罗非班较阿昔单抗更安全。

（4）环核苷酸磷酸二酯酶抑制剂

西洛他唑可抑制血小板聚集、舒张外周血管和抗平滑肌细胞增生、改善内皮细胞功能等。双嘧达莫可引起“冠状动脉窃血”，加重心肌缺血，目前不推荐使用。

3. 抗凝治疗

除非有禁忌，所有患者均应在抗血小板治疗基础上常规接受抗凝治疗，常用的抗凝药包括普通肝素、低分子量肝素、磺达肝癸钠和比伐卢定。

（1）普通肝素（UFH）和低分子量肝素（LMWH）

UFH 静脉注射先给予 80～85U/kg 后，以 15～18U/（kg · h）的速度维持，治疗开始和调整剂量后 6 小时应监测活化部分凝血活酶时间（APTT），使 APTT 控制在 50～70 秒。静脉应用肝素 2～5 天后可改为皮下注射肝素 5000～7500U，每日 2 次，继续治疗 1～2 天。UFH 有诱导血小板减少症的可能，需监测血小板。LMWH 在降低心脏事件发生方面与 UFH 相比有更好的疗效。LMWH 具有强烈的抗Ⅹa 因子及Ⅱa 因子活性的作用，皮下应用不需要实验室监测，诱导血小板减少症的发生率更低。常用药物包括依诺肝素、达肝素和那曲肝素等。依诺肝素（enoxaparin）40mg，那曲肝素（fraxiparin 或 nadroparin）0.4ml 或达肝素（dalteparin）5000～7500U，皮下注射，每 12 小时 1 次，通常在急性期用 5～6 天。对肾功能不全者，LMWH 易蓄积，需谨慎应用或调节剂量。

（2）磺达肝癸钠

是选择性Ⅹa 因子间接抑制剂。皮下注射 2.5mg，每日 1 次，可有效减少心血管事件的发生，大大降低出血风险，是出血风险增加时抗凝药物的首选。对需行 PCI 的患者，术中需要追加 UFH 抗凝。

（3）比伐卢定

其有效成分为水蛭素衍生物片段，是直接抗凝血酶制剂，可通过直接并特异性抑制Ⅱa 因子的活性，使活化凝血时间（ACT）明显延长，可预防接触性血栓形成，并且有作用可逆、作用时间短和出血事件低的特点。与 UFH 加血小板 GPⅡb/Ⅲa 受体拮抗剂相比，出血发生率明显降低，主要用于 UAP/NSTEMI 患者 PCI 术中的抗凝。比伐卢定静脉推注 0.75mg/kg 后以 1.75mg/（kg・h）的速度继续静脉滴注，维持至术后 3～4 小时。

4. 调脂治疗

急性期应用他汀类药物可促使内皮细胞释放一氧化氮，扩张血管，有类硝酸酯的作用；长期应用可抗炎、稳定斑块、降低冠状动脉疾病的病死率和心肌梗死发生率。无论基线血脂水平如何，UAP/NSTEMI 患者均应 24 小时内开始使用他汀类药物，LDL-C 目标值为＜70mg/dl。他汀类可影响肝功能，使肝酶和肌酶（CK、CK-MM）升高，应定期复查。

5. ACEI 或 ARB

长期应用 ACEI 能降低心血管事件发生率，如果无禁忌（收缩压＜100mmHg 或较基线下降 30mmHg 以上、肾衰竭、双侧肾动脉狭窄和过敏），应该在 24 小时内给予口服 ACEI，不能耐受 ACEI 者可用 ARB 替代。

（四）冠状动脉血运重建术

1. 经皮冠状动脉介入治疗

药物洗脱支架（drug eluting stent，DES）能进一步改善 PCI 的远期疗效，可按照 NSTE-ACS 心血管事件危险分层及相关并发症选择不同的治疗策略。如有血流动力学不稳定或心源性休克、药物治疗无效的反复发作或持续性胸痛、致命性心律失常或心搏骤停、心肌梗死合并机械并发症、急性心力衰竭以及反复的 ST-T 动态改变尤其伴随间歇性 ST 段抬高者应采取紧急侵入治疗策略（＜2 小时）；有心肌梗死相关的 cTn 上升或下降、ST 段或 T 波的动态改变（有或无症状）以及 GRACE 评分＞140 分者应采取早期侵入治疗策略（＜24 小时）；如有糖尿病、肾功能不全［eGFR＜60ml/（min・1.73m^2）］、LVEF＜40%或充血性心力衰竭、早期心梗后心绞痛、PCI 史、CABG 史、GRACE 评分为 109～140 分者应采取侵入治疗策略（＜72 小时）。

2. 冠状动脉旁路移植术

病变严重、有多支血管病变且症状严重的，以及左心室功能不全的患者宜采取冠状动脉旁路移植术。

七、中医辨证论治

（一）气虚血瘀证

1. 临床表现

胸闷心痛，神疲乏力，气短自汗，动则汗出，形寒喜暖，舌淡有瘀点，苔薄白，脉细弱或结代。

2. 治法

活血化瘀。

3. 方药

丹参、黄芪、白术、怀山药、丹参、三七、当归、川芎、瓜蒌。

4. 加减

伴痰浊者加二陈汤，以活血化瘀、燥湿化痰；伴血压高者加怀牛膝、石决明；心悸失眠者加酸枣仁、远志、琥珀。

（二）痰浊痹阻证

1. 临床表现

胸闷为主，气短喘促，肢体沉重，体胖多痰，或呕恶痰涎，或口淡不渴，或面色萎黄，或气短神疲，或倦怠懒言，或四肢无力，舌暗淡，边有齿印，苔浊腻，脉弦滑。

2. 治法

宣痹祛痰。

3. 方药

瓜蒌薤白半夏汤加减。
薤白、竹茹、党参、半夏、陈皮、全瓜蒌、桂枝、白芍、柴胡、甘草。

4. 加减

若兼见气滞，加用郁金、葛根。

（三）气滞心胸证

1. 临床表现

胸痛固定，胸胁胀满，善太息，遇情志变化而发病，舌紫暗有瘀点或瘀斑，脉弦涩。

2. 治法

疏理肝气，活血化瘀。

3. 方药

柴胡疏肝散加减。
枳壳、桂枝、丹参、三七、桃仁、红花、当归、川芎、丹参、赤芍、黄芪、炙甘草。

4. 加减

若兼痰湿，加用薤白、瓜蒌。

（四）心肾阳虚证

1. 临床表现

患者病程长、发作频繁，胸闷痛，遇寒加重，常伴有心悸、怔忡，自汗身倦，畏寒肢冷，肢体浮肿。舌淡苔白，脉沉迟。

2. 治法

益气温阳。

3. 方药

肾气丸加减。

肉桂、制附子、茯苓、山茱萸、熟地、山药、牡丹皮、泽泻。

4. 加减

夜寐不安加用夜交藤、酸枣仁、合欢皮。

（五）瘀血痹阻证

1. 临床表现

胸部刺痛、绞痛，固定不移，夜间痛甚，痛引肩背或臂内侧，心悸不宁，唇舌紫暗，脉涩。

2. 治法

活血化瘀，祛湿化痰。

3. 方药

涤痰汤合丹参饮加减。

瓜蒌、薤白、红花、半夏、丹参、枳壳、茯苓、柴胡、桔梗、当归、牛膝。

4. 加减

大便干结者，加大黄。

（六）心阴不足证

1. 临床表现

症见心痛、胸闷、心悸、五心烦热、口干、舌质红、脉细。

2. 治法

益气养阴，活血化瘀。

3. 方药

沙参、地黄、地龙、丹参、郁金、鸡血藤、炙甘草、当归、白芍。

4. 加减

有心悸者，则加用酸枣仁、知母、龙骨、牡蛎等。

八、名医类方

刘渡舟刘老认为胸痹心痛病多见心阳不足。若症见胸闷、心悸、咽喉不利，或自觉有气从心下上冲、头晕、气短、舌质淡胖苔白或腻或滑，为心胸阳虚，水气上逆，方用苓桂术甘汤：茯苓 30g，桂枝 10g，白术 10g，炙甘草 10g。若见胸闷、心悸、咳逆等，兼有气短、项背不适等营卫不和之证，属心胸阳虚，营卫不和，方用桂枝去芍药汤补心阳。若症见汗出恶风、胸闷气短、身重腿肿、神疲乏力、小便不利、舌淡苔白、脉浮少力，属阳虚水泛，方用《金匮要略》防己黄芪汤以益气祛风、健脾利水：防己12g，黄芪12g，白术15g，炙甘草10g，生姜10g，大枣6枚。若症见心悸动、不能平卧，面色㿠白，腿肿身重，四肢厥冷，小便不利，舌淡苔白水滑，脉软无力，属阳虚水泛证，用真武汤温阳化水：茯苓30g，白芍15g，白术15g，生姜20g，附子10g。

冯世纶认为，痰饮瘀血阻胸阳，应当祛痰活血。四肢发凉、胸闷气短、面色苍白、疲乏无力、脉沉弦细等，阳虚是标，其本是痰饮瘀血阻滞。治疗当以祛痰活血为主，宜用瓜蒌薤白半夏汤合桂枝茯苓丸：瓜蒌45g，薤白10g，半夏12g，桂枝10g，茯苓12g，桃仁10g，白芍10g，牡丹皮10g，黄酒20ml（兑入）。胸胁刺痛明显者，加红花、郁金；若胸胁满胀明显，加橘皮、枳实、生姜；大便干结者，加大黄。

康善平等对气虚血瘀型不稳定型心绞痛，在常规西药治疗基础上，配合自拟益气活血汤，药用炙黄芪、白术、丹参、怀山药、三七、当归、川芎、瓜蒌等。

李田勇在不稳定型心绞痛肝阳上亢心脉失养型患者的治疗中，使用平肝养心汤，主要包括天麻、钩藤、熟地黄、桑寄生、川牛膝、当归、白芍等药物。

曹双艳等对于心肾两虚的患者，治法为补益心肾，固其根本。方用活肾汤，药物主要有何首乌、枸杞子、补骨脂、菟丝子、当归等。

参考文献

抗血小板药物消化道损伤的预防和治疗中国专家共识组，2013. 抗血小板药物消化道损伤的预防和治疗中国专家共识（2012更新版）[J]. 中华内科杂志，52（3）：264-270.

刘瑞，程晓昱，2018. 中医治疗不稳定型心绞痛的临床研究进展[J]. 中国当代医药，25（9）：36-40.

沈卫峰，胡大一，2012. 非ST段抬高急性冠状动脉综合征诊断和治疗指南[J]. 中华心血管病杂志，40（5）：353-367.

肖阳，张艳，孙铭鸿，2017. 中医药治疗不稳定型心绞痛研究进展[J]. 辽宁中医药大学学报，19（2）：222-224.

HOFFMANN U，TRUONG Q A，SCHOENFELD D A，et al，2012. Coronary CT angiography versus standard evaluation in acute chest pain [J] . New England journal of medicine，367（4）：299-308.

THYGESEN K，ALPERT J S，WHITE H D，et al，2007. Universal defintion of myocardial infarction [J] . Circulation，116（22）：2634-2653.

THYGESEN K，ALPERT J S，JAFFE A，et al，2012. Third universal definition of myocardial infarction[J]. Journal of the American College of Cardiology，60（16）：1581-1598.

（赵　丽　武小薇　王时望）

第二节　急性ST段抬高型心肌梗死

心肌梗死（myocardial infarction，MI）是心肌的缺血性坏死，急性心肌梗死是在冠状动脉病变的基础上，发生冠状动脉血供急剧减少或中断，使相应的心肌严重而持久地缺血所致的部分心肌急性坏死。临床表现为胸痛、急性循环功能障碍，出现心肌急性缺血、损伤和坏死的一系列特征性心电图演变和血清心肌损伤标志物升高。

一、概　念

欧洲心脏病学会（ESC）、美国心脏病学会（ACC）、美国心脏学会（AHA）和世界心脏联盟（WHF）的全球心肌梗死的统一定义将急性心肌梗死定义为由心肌缺血导致的心肌细胞死亡。心肌梗死标准为血清心肌损伤标志物（主要是肌钙蛋白）升高（至少超过 99%参考值上限），并至少伴有以下一项临床指标：心肌缺血症状；心电图表现为新发生的缺血性改变[新发生的 ST-T 改变或左束支传导阻滞（LBBB）]；心电图病理性 Q 波形成；影像学证据显示有新的心肌活性丧失或新发的局部室壁运动异常；冠状动脉造影或尸检证实冠状动脉内有血栓。

心肌梗死类型如下。

1 型：由冠状动脉斑块破裂、裂隙或夹层引起冠状动脉内血栓形成，从而导致自发性心肌梗死。

2 型：继发于心肌的氧供需失衡（如冠脉痉挛、心律失常、贫血、呼吸衰竭、微循环障碍、非动脉粥样硬化型冠状动脉夹层、伴或不伴左室肥厚的重度高血压、低血压、休克、严重主动脉瓣疾病、心力衰竭、心肌病以及药物毒素损伤等）导致的心肌梗死，是需氧和供氧失衡，与急性冠状动脉粥样硬化血栓形成无关。

3 型：疑似为心肌缺血的突发的心源性死亡，或怀疑为新发生的心电图缺血变化或新的 LBBB 的心源性死亡。伴有心肌缺血症状，且有新出现的心电图缺血性改变或室颤，但尚未得到 cTn 检测结果前患者已死亡，是猝死性心肌梗死。

4 型（4a、4b 和 4c 型）：与 PCI 相关的心肌梗死。4a 型定义为 PCI（球囊扩张和支架植入）所致心肌梗死，PCI 术后 48 小时内患者 cTn 水平升高超过 99%参考值上限的 5 倍，或基线值已经升高者 cTn 水平再升高 20%以上，且 cTn 水平保持平稳或下降。4b 型定义为支架内血栓形成导致的心肌梗死，即冠状动脉造影或尸检所见缺血相关血管有血栓形成，cTn 升高至少超过 99%参考值上限。4c 型定义为支架内再狭窄。

5 型：CABG 相关的心肌梗死，CABG 术后 48 小时内 cTn 超过 99%参考值上限 10 倍，并伴有下列情况之一：心电图新出现的病理性 Q 波或 LBBB、造影证实新的桥血管（静脉桥或动脉桥）内堵塞、新的心肌活性丧失或新发的局部室壁运动异常。

再梗死（reinfarction）：心肌梗死后 28 天内再次发生的急性心肌梗死。

心肌梗死复发（recurrent MI）：急性心肌梗死 28 天后再次发生的心肌梗死。

无症状性心肌梗死（silent MI）：心电图符合心肌梗死诊断的病理性 Q 波或影像学证实为心肌梗死，但无临床症状。

二、发 病 机 制

STEMI 的基本病因是在冠状动脉粥样硬化基础上由于不稳定的粥样斑块破溃出血和管腔内血栓形成导致一支或多支血管管腔急性闭塞，若持续时间达到 20 分钟或以上，即可发生急性心肌梗死（AMI）。

促使斑块破裂出血及血栓形成的诱因包括：晨起后交感神经活动增加，机体应激反应性增强、血压剧升、冠状动脉张力增高；饱餐、进食多量脂肪、血脂增高、血黏稠度增高；重体力活动、情绪激动、用力排便；休克、脱水、出血、外科手术或严重心律失常时也可导致心输出量骤降，冠状动脉灌注量急剧减少，诱发心肌梗死。

三、临 床 表 现

本病临床表现与梗死的面积大小、部位、冠状动脉侧支血管情况密切相关。

（一）诱因

约一半的 AMI 患者有诱因（如剧烈运动、创伤、情绪波动、急性失血、出血性或感染性休克、主动脉瓣狭窄、发热、心动过速、呼吸道感染、各种原因引起的低氧血症、肺栓塞、低血糖）。制剂（麦角制剂、可卡因和拟交感药）、血清病、过敏及黄蜂叮咬等也可成为 AMI 的诱因。

（二）先兆

超过一半的患者在发病前数日有胸部不适、心绞痛、活动时心悸、气急、乏力、烦躁等前驱症状，在初发型心绞痛和恶化型心绞痛的患者中先兆症状尤为突出。疼痛时可伴有大汗、心动过速、恶心、呕吐或伴有心功能不全、严重心律失常、血压波动等，心电图可示 ST 段一过性明显压低或明显抬高（变异型心绞痛），T 波倒置或假性正常化。

（三）症状

1. 疼痛

疼痛可为首发症状。对于原有心绞痛的患者，疼痛发生的部位和性质常类似，但多无明显诱因，且程度较重，持续时间可达数小时或数天，休息和（或）含服硝酸甘油片多不能缓解。患者常烦躁不安、出汗、恐惧或有濒死感。有些老年人和糖尿病患者一开始即表现为休克或急性心衰。部分患者疼痛位于上腹部，或疼痛放射至下颌、左臂、左肩背部上方。

2. 全身症状

坏死物质吸收可引起发热、心动过速、白细胞增高和血沉增快等，一般在疼痛发生 24～48 小时后，程度与梗死范围常呈正相关，体温一般在 38℃左右，很少超过 39℃，持续约 1 周。

3. 胃肠道症状

可伴有频繁的恶心、呕吐和上腹胀痛，与迷走神经受坏死心肌刺激和心输出量降低、组织灌注不足等有关。多见于下壁心肌梗死。

4. 心律失常

各种心律失常中以室性心律失常最多见，见于 75%～95%的患者，多发生在起病 1～2 周内，以 24 小时内最多见，可伴乏力、头晕、晕厥等症状。恶性心律失常（室早频发、成对或短阵室性心动过速，多源室早或 Ron T）需积极处理。完全性房室传导阻滞多见于下壁心肌梗死。梗死范围广泛（前壁心肌梗死）时可发生房室传导阻滞和（或）室内传导阻滞。室上性心律失常少见，多见于心衰患者。

5. 心力衰竭

发生率约为32%～48%。主要为急性左心衰，可见于起病最初几天或疼痛、休克好转阶段，为梗死后心脏舒缩力显著减弱或不协调所致，常出现呼吸困难。左心衰加重时可发展为全心衰，同时出现右心衰表现（如颈静脉怒张、肝大、水肿等）。右心室心肌梗死者可一开始即出现右心衰表现，可伴血压下降。

6. 低血压和休克

疼痛时血压下降常见。如疼痛缓解而收缩压仍低于80mmHg，伴有面色苍白、皮肤湿冷、脉细快、大汗淋漓、少尿（＜20ml/h）、烦躁不安、神志淡漠等则为休克表现。休克多在起病后数小时至1周内发生，常由心肌广泛坏死（＞40%）引起。周围血管扩张、血容量不足也可加重休克。

根据有无心衰表现及相应的血流动力学的变化情况及严重程度，按 Killip 分级法将 AMI 的心功能分为4级：

Ⅰ级：无明显心功能损害证据。

Ⅱ级：轻、中度心衰，主要表现为肺底啰音（＜50%的肺野）、第三心音及X线胸片上肺淤血的表现。

Ⅲ级：重度心衰（肺水肿），啰音＞50%的肺野。

Ⅳ级：心源性休克。

Forrester 等结合临床对上述血流动力学分级作了调整：

Ⅰ类：无肺淤血和周围灌注不足；肺毛细血管压力（PCWP）和心排血指数（CI）正常。

Ⅱ类：单有肺淤血；PCWP 增高（＞18mmHg），CI 正常［＞2.2L/（min・m^2）］。

Ⅲ类：单有周围灌注不足；PCWP 正常（≤18mmHg），CI 降低［≤2.2L（min・m^2）］，主要与血容量不足或心动过缓有关。

Ⅳ类：合并有肺淤血和周围灌注不足；PCWP＞18mmHg，CI＜2.2L/（min・m^2）。

死亡率依次分别为3%、9%、23%、51%。

（四）体征

1）心脏体征：可在正常范围内，体征异常者大多数无特征性，如心脏可有轻至中度增大，心率增快或减慢，心尖区第一心音减弱；若出现第三或第四心音奔马律，则说明左室舒张压和舒张期容积增高，常提示有左心衰；前壁心肌梗死的早期，可能在心尖区和胸骨左缘之间触及迟缓的收缩期膨出，是由心室壁反常运动所致，常在几天至几周内消失；约10%～20%的患者在发病后2～3天出现心包摩擦音，多在1～2天内消失，少数持续1周以上；二尖瓣乳头肌功能失调者心尖区可出现粗糙的收缩期杂音；心室间隔穿孔者胸骨左下缘出现响亮的收缩期杂音，常伴震颤；右室梗死较重者可出现颈静脉怒张，深吸气时更为明显。

2）除发病极早期可出现一过性血压增高外，几乎所有患者都会有血压降低，起病前有高血压者，血压可降至正常；起病前无高血压者，血压可降至正常以下，且可能不再恢复至起病前的水平。

3）与心律失常、休克或心力衰竭相关的其他体征。

（五）并发症

1. 乳头肌功能失调或断裂

发生率可高达 50%，二尖瓣乳头肌因缺血、坏死等而使收缩功能发生障碍，造成不同程度的二尖瓣脱垂或关闭不全，心音可不减弱，心尖区出现收缩中晚期喀喇音和吹风样收缩期杂音，轻症者杂音可以消失，严重者可引起心衰。乳头肌整体断裂多发生在二尖瓣后乳头肌，多见于下壁心肌梗死，可迅速发生肺水肿，约 1/3 的患者因病情进展迅速而死亡。

2. 心室游离壁破裂

约 3%的心肌梗死患者可发生心室游离壁破裂，是心脏破裂最常见的一种，占心肌梗死患者死亡的 10%。心室游离壁破裂常在发病 1 周内出现，心肌梗死后 24 小时内或心肌梗死后 3～5 天多发。主要表现为持续性心前区疼痛，可迅速发生循环衰竭，发生急性心脏压塞甚至可引起猝死。心室游离壁破裂偶可呈亚急性，可形成包裹性心包积液或假性室壁瘤，患者能存活数月。

3. 室间隔穿孔

约 0.5%～2%的心肌梗死患者发生室间隔穿孔，常发生于 AMI 后 3～7 天。胸骨左缘突然出现粗糙的全收缩期杂音或可触及收缩期震颤;如伴有心衰或心源性休克者应高度怀疑室间隔穿孔。

4. 心室壁瘤

发生率为 5%～20%，主要见于左心室，表现为心界左侧扩大、心脏搏动广泛，可有收缩期杂音。心电图呈 ST 段持续性抬高，X 线、超声心动图、放射性核素心脏血池显像以及左心室造影可见局部心缘突出、搏动减弱或有反常搏动。易出现快速室性心律失常和心力衰竭。室壁瘤破裂少见。

5. 栓塞

发生率约 1%～3%，见于起病后 1～2 周。如左心室附壁血栓脱落可引起脑、肾、脾或四肢等动脉栓塞；如下肢静脉血栓形成并脱落可导致肺动脉栓塞。

6. 心肌梗死后综合征（Dressler 综合征）

发生率约为 10%，于心肌梗死后数周至数月内出现，表现为心包炎、胸膜炎或肺炎，有发热、胸痛、白细胞增多和血沉增快等症状，可能为坏死物质引起的过敏反应。

四、辅 助 检 查

（一）心电图

1. 心电图特征性改变

有特征性 Q 波改变的心肌梗死者，在面向透壁心肌坏死区的导联上可出现以下特征性改变：宽而深的 Q 波（病理性 Q 波）；ST 段抬高呈弓背向上型；T 波对称倒置，呈宽而深。在背向梗死区的导联上则出现相反的改变，即 R 波增高、ST 段压低、T 波直立增高。

2. 心电图动态性改变

超急性期：起病数小时内可无异常，或出现异常高大、两肢不对称的 T 波。

急性期：数小时后，ST 段明显抬高、弓背向上，与直立的 T 波形成单相曲线，数小时到 2 天内出现病理性 Q 波，同时 R 波减低。

亚急性期：Q 波在 3～4 天内可持续存在，以后 70%～80%永久存在，如不进行治疗干预，ST 段抬高持续数日至 2 周左右，逐渐回到基线水平，T 波则变为平坦或倒置。

慢性期：数周至数月以后，T 波呈对称倒置、波谷尖锐。T 波倒置可永久存在，也可在数月到数年内逐渐恢复。

3. 定位

见表 5-3。

表 5-3　心肌梗死的心电图定位判断

导联	前间隔	局限前壁	前侧壁	广泛前壁	下壁[1]	下间壁	下侧壁	高侧壁[2]	正后壁[3]
V_1	+			+		+			
V_2	+			+		+			
V_3	+	+		+		+			
V_4		+		+					
V_5		+	+	+			+		
V_6			+				+		
V_7			+				+		
V_8									+
aVR									+
aVL		±	+	±	−	−	−	+	
aVF					+	+	+	−	
I		±	+	±	−	−	−	+	
II					+	+	+	−	
III					+	+	+	−	

注：1. 即膈面。右心室心肌梗死不易从心电图得到诊断，但 V_{4R} 导联的 ST 段抬高，可作为下壁合并右心室心肌梗死的参考指标。

2. 在 V_5、V_6、V_7 导联高 1、2 肋处有正面改变。

3. 在 V_1、V_2、V_3 导联 R 波高，同理，在前侧壁梗死时，V_1、V_2 导联 R 波也高。

“+”为正面改变，表示典型 Q 波，ST 段抬高和 T 波改变。

“−”为反面改变，表示 QRS 主波向上，ST 段压低及与“+”部位 T 波方向相反的 T 波改变。

“±”为可能有正面改变。

（二）血清心肌标志物检查

1. 肌钙蛋白（cTn）：cTnT 或 cTnI

cTn 的出现和增高是反映急性坏死的指标。cTnT 在 AMI 后 3～4 小时开始升高，2～5 天达到峰值，持续 10～14 天，其动态变化过程与心肌梗死时间、梗死范围、溶栓治疗及再灌注情况密切相关。cTnI 在 AMI 后 4～6 小时或更早即可升高，24 小时后达到峰值，约 1 周后降至正常。血清 cTnT 或 cTnI 有高度敏感性和良好重复性。

2. 高敏肌钙蛋白（hs-cTn）

由于传统的 cTn 检测方法灵敏度不高，难以检测到血循环中低水平的 cTn，近年来，新的高敏感方法检测 cTn 在临床实践中日渐增多。hs-cTn 的定义为能够检测到传统方法不能发现的低水平（10ng/L）cTn，或把符合指南要求检测的系统或试剂检测变异系数≤10%的最小检测值接近第 99 百分位值的 cTn，或者把能在部分或全部表面健康人群中检测到的 cTn、同时第 99 百分位值变异系数≤10%称为 hs-cTn。发病后 3 小时内 2 次检测对心肌梗死的敏感性可达 100%。

3. 肌酸磷酸激酶同工酶（CK-MB）

在诊断 AMI 时有较高的敏感性和特异性。CK-MB 在 AMI 起病后 4～6 小时内增高，16～24 小时达高峰，3～4 天恢复正常。STEMI 静脉内溶栓治疗时若冠状动脉再通，则 CK-MB 的高峰可提前至 14 小时内。

4. 血肌红蛋白

其出现最早而恢复也快，但特异性差。

（三）放射性核素检查

急性期“热点”和慢性期“冷点”扫描或照相均可显示心肌梗死的部位和范围。放射性核素心腔造影可观察心室壁的运动和左心室的射血分数，有助于判断心室功能、室壁运动失调和室壁瘤。正电子发射计算机断层扫描（PET）可观察心肌的代谢变化，判断是否有存活心肌。

（四）超声心动图

超声心动图上可见室壁运动异常，并可判断心肌缺血的区域，还可鉴别主动脉夹层。早期可评估心脏整体和局部功能，发现乳头肌功能不全和室间隔穿孔。

（五）磁共振成像

磁共振成像可评价室壁厚度、左室整体和节段性室壁运动情况。梗死区域心肌表现为厚度变薄，收缩活动减弱甚至消失或出现矛盾运动。多巴酚丁胺负荷试验可精确评估心肌收缩储备功能。延迟增强显像可评价心肌灌注缺损、微血管床堵塞以及心肌瘢痕或纤维化。

（六）其他实验室检查

BNP 或 NT-proBNP 的升高提示心室壁张力增高，反映心功能情况。起病 24～48 小时后，白细胞可增至（10～20）$\times 10^9$/L，中性粒细胞增多，嗜酸性粒细胞减少或消失，血沉加快，可持续 1～3 周。起病数小时至 2 日血中游离脂肪酸增高。CRP 的增高与预后不良相关。

（七）选择性冠状动脉造影

行介入治疗者冠状动脉造影可明确冠状动脉闭塞的部位。

五、诊　断

根据典型的临床表现、特征性的心电图改变、血清心肌标志物水平动态改变，3 项中具备 2 项，特别是后 2 项即可确诊。年老患者突然发生休克、严重心律失常、心力衰竭、上腹胀痛或呕吐等表现而原因未明者，或原有高血压而血压突然降低且无原因可循者，持续较久的胸闷或胸痛者，即使心电图无特征性改变也都应考虑本病的可能，应短期内反复进行心电图观察和血清心肌标志物等检测，以明确诊断。合并左束支传导阻滞图形时，与 QRS 波同向的 ST 段抬高和至少 2 个胸导联 ST 段抬高＞5mm 提示心肌梗死。

STEMI 患者具有以下任何一项者可被确定为高危患者：年龄＞70 岁；前壁心肌梗死；2 个部位以上的心肌梗死；伴血流动力学不稳定如低血压、窦性心动过速、严重室性心律失常、快速房颤、肺水肿或心源性休克等；左、右束支传导阻滞源于 AMI；既往有心肌梗死病史；合并糖尿病和未控制的高血压。

六、治　疗

STEMI 是冠心病最危重的临床类型，宜及早发现、及早住院。保护和维持心脏功能，挽救濒死的心肌，防止梗死面积扩大，缩小心肌缺血范围，及时处理严重心律失常、心力衰竭和各种并发症，防止猝死。

（一）院前急救

应安全、迅速地将 AMI 患者转运到医院，10～20 分钟内完成病史采集、体检和心电图检查和血样采集，识别 AMI 的高危患者，尽早开通梗死相关血管，进行再灌注治疗。有典型临床表现和心电图上 ST 段抬高已能确诊为 AMI 时，应立即进行再灌注治疗。

（二）住院治疗

1. 监护和一般治疗

参见 NSTE-ACS 部分。

2. 解除疼痛

（1）吗啡或哌替啶（杜冷丁）

吗啡 2～4mg 静脉注射，必要时 5～10 分钟重复，低血压和呼吸功能抑制时慎用。哌替啶 50～100mg 肌内注射。

（2）硝酸酯类药物

硝酸酯类药物可扩张冠状动脉、增加冠状动脉血流量，扩张静脉，降低心室前负荷。下壁心肌梗死、可疑右室梗死或明显低血压的患者（收缩压＜90mmHg），尤其合并心动过缓时，不应使用硝酸酯类药物。

（3）β受体阻滞剂

可减少心肌耗氧量，改善缺血区的氧供需失衡，缓解疼痛，缩小或限制梗死面积，减少复发性心肌缺血、再梗死、室颤及其他恶性心律失常，降低急性期病死率，若无禁忌证应在发病24小时内尽早常规口服应用，尤其对窦性心动过速和高血压患者最适合。有下列情况应禁用或慎用：①心力衰竭；②低心输出量状态；③心源性休克（年龄＞70岁、收缩压＜90mmHg、心率＞110次/分或心率＜60次/分）；④其他（PR间期＞0.24秒、二度或三度房室传导阻滞、哮喘发作期或反应性气道疾病）。首选阿替洛尔、美托洛尔和比索洛尔。口服从小剂量开始（相当于目标剂量的1/4），逐渐递增，使静息心率降至55～60次/分。美托洛尔静脉用药每次5mg，2～5分钟后，若心率＜60次/分或收缩压＜100mmHg，停止给药，总量小于15mg，观察15分钟后可予口服剂量维持。

3. 抗血小板治疗

所有ACS患者均应使用抗血小板治疗，负荷剂量后给予维持剂量。药物种类和用法参见NSTE-ACS部分。GPⅡb/Ⅲa受体拮抗剂主要辅助介入治疗，可改善患者的预后。

4. 抗凝治疗

无论是否采用再灌注治疗，均应给予抗凝治疗，若无禁忌，所有STEMI患者均应在抗血小板治疗基础上常规联合抗凝治疗。抗凝治疗可预防深静脉血栓形成、肺动脉栓塞和心内血栓形成。对于接受溶栓或不计划进行再灌注治疗的患者，磺达肝癸钠有利于降低死亡率和再梗死率，但不增加出血并发症，无严重肾功能不全的患者［血肌酐＜265μmol/L（3mg/dl）］，初始静脉给予2.5mg，随后每天皮下注射1次，2～5mg，最长8天。STEMI直接PCI时，应用普通肝素治疗。如出血风险较高，建议用比伐卢定治疗。如合并心室内血栓或心房颤动，需在抗血小板治疗基础上联合华法林治疗，严密监测INR，注意出血风险。

5. 再灌注治疗

及早开通闭塞的冠状动脉可有效缓解疼痛，挽救濒死心肌、缩小心肌梗死面积，改善预后。应尽量缩短入院至再灌注治疗开始的时间，溶栓治疗者，要求入院到开始溶栓治疗（door to needle）的时间小于30分钟，直接PCI术者入院至球囊扩张（door to balloon）时间应小于90分钟。

（1）溶栓治疗

纤溶药物能减少冠状动脉内血栓，早期静脉应用溶栓药物能提高STEMI患者的生存率，而对于NSTE-ACS，溶栓治疗不仅无益反而有增加AMI的倾向。优选溶栓的情况一般包括发病≤3小时且不能及时进行PCI术、介入治疗不可行（如导管室被占用、动脉穿刺困难或不能转运到达有经验的导管室）或介入治疗不能及时进行（如就诊至球囊扩张时间＞90分钟）。

适应证：①患者年龄＜75岁，起病时间＜12小时，两个或两个以上相邻导联ST段抬高（胸导联≥0.2mV，肢导联≥0.1mV），或病史提示AMI伴左束支传导阻滞；②ST段显著抬高的心肌梗死患者年龄＞75 岁，经慎重权衡利弊仍可考虑；③发病时间已达 12～24 小时，仍有进行性缺血性胸痛、广泛 ST 段抬高者也可考虑。

禁忌证：①既往发生过出血性脑卒中，6 个月内发生过缺血性脑卒中或脑血管事件；②中枢神经系统受损、颅内肿瘤或畸形；③近期（2～4 周）有活动性内脏出血；④未排除主动脉夹层；⑤目前正在使用治疗剂量的抗凝药或已知有出血倾向；⑥近期（2～4 周）有创伤史，包括头部外伤、创伤性心肺复苏或较长时间（＞10 分钟）的心肺复苏；⑦近期（＜3 周）进行过外科大手术；⑧近期（＜2 周）曾有在不能压迫部位的大血管行穿刺术。

溶栓药物多选静脉注射给药，冠状动脉内给药只用于介入性诊治过程中并发的冠状动脉内血栓栓塞，剂量常用全身静脉给药量的一半。①尿激酶（UK）：30 分钟内静脉滴注 100 万～150 万 U；冠状动脉内用药剂量减半。②链激酶（SK）：150 万 U 静脉滴注，60 分钟内滴完；对链激酶过敏者，宜于治疗前半小时用异丙嗪（非那根）25mg 肌内注射，并与少量的地塞米松（2.5～5mg）同时滴注，可防止其引起的寒战、发热反应。③重组组织型纤溶酶原激活剂（r-tPA）：100mg 90 分钟内静脉滴注，先静脉注射 15mg，继而 30 分钟内静脉滴注 50mg，其后 60 分钟内再给予 35mg。④TNK-组织型纤溶酶原激活剂（TNK-tPA）：40mg 静脉一次性注射。注意出血倾向，监测 APTT 或 ACT。对于溶栓有效的 AMI 患者，可于溶栓治疗 6～12 小时后开始给予 LMWH 皮下注射。对于溶栓治疗失败者，辅助抗凝治疗无明显临床益处。r-tPA 和葡激酶等为选择性的溶栓剂，溶栓前先给予 5000U 肝素冲击量，然后以 700～1000U/h 的肝素持续静脉滴注 24～48 小时，以出血时间延长 2 倍为基准，调整肝素用量。亦可选择 LMWH 替代 UFH 治疗，其临床疗效相同，如依诺肝素（enoxaparin），首先静脉注射 30mg，然后以 1mg/kg 的剂量皮下注射，每 12 小时 1 次，3～5 天为宜。

（2）介入治疗

直接 PCI（未经溶栓治疗直接进行 PCI 术）已被公认为首选的最安全有效的恢复心肌再灌注的治疗手段，梗死相关血管的开通率高于药物溶栓治疗。尽早应用可恢复心肌再灌注，降低近期病死率，预防远期心力衰竭发生，尤其对发病时间已超过 3 小时、心力衰竭或对溶栓治疗有禁忌的患者。若患者在 120 分钟内可至有 PCI 条件的医院并完成 PCI，则首选直接 PCI 策略，力争在 90 分钟内完成再灌注；或患者在可行 PCI 的医院，则应力争在 60 分钟内完成再灌注。

直接 PCI 适应证：①症状发作 12 小时以内并且有持续新发的 ST 段抬高或新发左束支传导阻滞的患者；②12～48 小时内若患者仍有心肌缺血证据（仍然有胸痛和心电图变化），亦可尽早介入治疗。

补救性 PCI：溶栓治疗后仍有明显胸痛，抬高的 ST 段无明显降低者，应尽快进行冠状动脉补救性 PCI。

溶栓治疗再通者的 PCI：溶栓成功后有指征实施急诊血管造影，必要时进行梗死相关动脉血运重建治疗，可缓解重度残余狭窄导致的心肌缺血，降低再梗死的发生；溶栓成功后稳定的患者，血管造影的最佳时机是 2～24 小时。

GPⅡb/Ⅲa 受体拮抗剂辅助治疗可改善预后，直接抗凝血酶药物比伐卢定用于 STEMI 直接 PCI 过程中的抗凝治疗，较联用肝素和 GPⅡb/Ⅲa 受体拮抗剂相比可降低出血风险并改善预后，STEMI 成功行介入治疗后，无需常规使用肝素抗凝。对术后卧床时间延长者，抗凝治疗能预防深静脉血栓形成和肺动脉栓塞。

（3）梗死相关血管再通的判断标准

直接指征：冠状动脉造影观察血管再通情况，通常采用 TIMI 分级进行判断。①TIMI 0 级：梗死相关冠状动脉完全闭塞，远端无造影剂通过；②TIMI 1 级：少量造影剂通过血管阻塞处，但远端冠状动脉不显影；③TIMI 2 级：梗死相关冠状动脉完全显影，但与正常血管相比血流较缓慢；④TIMI 3 级：梗死相关冠状动脉完全显影且血流正常。TIMI 分级达到 2、3 级者表明血管再通，但 2 级者通而不畅。

间接指征：①心电图抬高的 ST 段于 2 小时内回降＞50%；②胸痛于 2 小时内基本消失；③2 小时内出现再灌注性心律失常（短暂的加速性室性自主节律，房室或束支传导阻滞突然消失或下后壁心肌梗死的患者出现一过性窦性心动过缓、窦房传导阻滞）或低血压；④血清 CK-MB 峰值提前出现在 14 小时内。具备上述 4 项中 2 项或 2 项以上者考虑再通。

（4）紧急冠状动脉旁路移植术

介入治疗失败或溶栓治疗无效有手术指征者，宜争取 6～8 小时内施行紧急 CABG 术，但死亡率明显高于择期 CABG 术。

6. 其他药物治疗

（1）ACEI 或 ARB

ACEI 或 ARB 有助于改善恢复期心肌的重构、减少 AMI 的病死率、减少充血性心力衰竭的发生，特别是对前壁心肌梗死、心力衰竭或心动过速的患者，除非有禁忌证，所有 STEMI 患者都应选用。给药时应从小剂量开始，逐渐增加至目标剂量。对于高危患者，ACEI 的最大益处在恢复期早期即可获得。

（2）调脂药物

他汀类药物有降低 LDL-C、抗炎、改善内皮功能和稳定斑块等作用，所有 ACS 患者均能从他汀类药物调脂治疗中获益，宜尽早应用，常用药物及用法参见“NSTE-ACS”部分。

7. 抗心律失常治疗

（1）室性心律失常

寻找原因并立即进行治疗。利多卡因 50～100mg 静脉注射，如无效，5～10 分钟后可重复，继以 1～3mg/min 维持，至室性早搏消失或总量已达 300mg。如早搏反复发作或出现恶性室性心律失常，可予胺碘酮静脉注射，首剂 75～150mg 稀释于 20ml 葡萄糖中，于 10 分钟内注入，继以 1mg/min 维持，静脉滴注 6 小时后改为 0.5mg/min，总量＜1200mg/d，静脉用药 2～3 天后改为口服，口服负荷量为 600～800mg/d，7 天后酌情改为维持量 100～400mg/d。发生室颤时，应立即进行非同步直流电除颤，施行心肺复苏。急性期过后仍有复杂性室性心律失常或非持续性室速，尤其是伴有显著左心室收缩功能不全者，应考虑安装 ICD 以预防猝死。室性加速性自主心律一般无需处理。

（2）缓慢的窦性心律失常

除非低血压或心率＜50 次/分，一般不需要治疗。可静脉注射硫酸阿托品 0.5～1mg，几分钟后可重复注射。异丙肾上腺素可增加心肌氧的需求量和心律失常，不推荐使用。药物无效或发生明显不良反应时，也可考虑应用人工心脏起搏器。

（3）房室传导阻滞

二度Ⅰ型和Ⅱ型房室传导阻滞 QRS 波不宽者以及下壁心肌梗死并发三度房室传导阻滞心

率＞50 次/分且 QRS 波不宽者无需处理，但应严密监护。如有二度Ⅱ型或三度房室传导阻滞出现心室停搏、伴有血流动力学障碍或合并频发室性心律失常者宜安装临时起搏器。

（4）室上性快速心律失常

可选用β受体阻滞剂、洋地黄类、维拉帕米、胺碘酮等药物治疗，药物治疗无效时可考虑应用同步直流电复律。洋地黄类在 AMI 24 小时内禁止使用。

8. 抗低血压和心源性休克治疗

根据休克的病因（心源性、周围血管舒缩障碍或血容量不足等）进行处理。

（1）补充血容量

如中心静脉压在 5～10cmH_2O，肺楔压在 6～12mmHg 以下，提示心排出量低、血容量不足，可静脉滴注低分子右旋糖酐或 5%～10%葡萄糖液，输液后如中心静脉压上升＞18cmH_2O，肺楔压＞15mmHg，则应停止。

（2）应用升压药

补充血容量后而肺楔压和心排出量正常，但血压仍不升，提示周围血管张力不足，可选用血管收缩药。多巴胺 10～30mg 加入 5%葡萄糖液 100ml 中静脉滴注，3～5μg/（kg·min）的剂量静脉滴注，也可和间羟胺同时滴注。多巴酚丁胺 20～25mg 溶于 5%葡萄糖液 100ml 中，以 2.5～10μg/（kg·min）的剂量静脉滴注，多巴酚丁胺可明显增加心输出量而不明显增加心率，无明显扩张肾血管的作用。去甲肾上腺素 0.5～1mg 加入 5%葡萄糖液 100ml 中静脉滴注。酚妥拉明 2.5～5mg 可减轻去甲肾上腺素渗出血管外引起的局部损伤及坏死，并可减轻局部血管收缩。

（3）应用血管扩张剂

经上述处理血压仍不升，而肺楔压增高，心输出量低，或周围血管显著收缩，以至四肢厥冷并有发绀时，可用血管扩张药以减低周围循环阻力和心脏的后负荷、降低左心室射血阻力、增强收缩功能。

（4）治疗休克的其他措施

IABP 可升高舒张压而不增加左心室收缩期负荷，并有助于增加冠状动脉灌流，使患者获得短期的循环支持。

9. 心衰治疗

主要是治疗左心室衰竭，给予吗啡（或哌替啶）或袢利尿剂治疗。呋塞米 20～40mg 静脉注射，每天 1 次或 2 次，可降低左心室充盈压。病情严重者，可应用血管扩张剂（如静脉注射硝酸甘油）以降低心脏前负荷和后负荷。收缩压持续＞100mmHg，可用 ACEI 小剂量开始治疗。如心衰在 NYHA 心功能分级Ⅱ级或Ⅱ级以上，应加用醛固酮拮抗剂（如依普利酮、螺内酯）。严重心衰者给予主动脉内球囊反搏可提供短期的血流动力学支持。

10. 右室心肌梗死的处理

治疗措施与左心室心肌梗死略有不同，右心室心肌梗死时常伴休克或低血压而无左心衰的表现，其血流动力学检查常显示中心静脉压、右心房和右心室充盈压增高，而肺楔压、左心室充盈压正常或下降，可进行补液，输液后低血压仍未能纠正者，可加入多巴酚丁胺治疗。

11. 康复和出院后治疗

出院后最初 3～6 周体力活动可逐渐增加，有规律的运动计划可降低缺血事件发生的风险，改善患者的预后。

七、中医辨证论治

急性 ST 段抬高型心肌梗死诊断明确后，应按照指南紧急行经皮冠状动脉造影明确血管病变，必要时植入支架治疗。但急性 ST 段抬高型心肌梗死病情稳定后，或无法行支架治疗患者，可依据中医辨证给予论治。

（一）气滞血瘀证

1. 临床证候

胸中痛甚，难以缓解，胸闷气促，不得卧，烦躁易怒，心悸不宁，脘腹胀满，唇甲青紫，舌紫暗或有瘀斑瘀点，脉沉弦或结代。

2. 治法

活血化瘀，通络止痛。

3. 方药

血府逐瘀汤。

桃仁、红花、当归、生地黄、牛膝、川芎、桔梗、赤芍、枳壳、甘草、柴胡。

方中活血与行气相配伍，既能行血分瘀滞，又解气分郁结；二是祛瘀与养血同施，则活血而无耗血之虑，行气而无伤阴之弊；三为升降兼顾，既能升达清阳，又可降泄下行，使气血调和。

若痛甚，可加降香、郁金、延胡索；若因肝郁化火，可酌情加牡丹皮、栀子。

（二）寒凝心脉证

1. 临床表现

胸痛彻背，心痛如绞，胸闷憋气不得卧，形寒畏冷，四肢不温，冷汗自出，心悸短气，舌质紫暗，苔薄白，脉沉细或沉紧。

2. 治法

散寒宣痹，芳香温通。

3. 方药

当归四逆汤。

当归、桂枝、芍药、细辛、通草、甘草、大枣。

本方用于血虚寒厥证，临床中温阳与散寒同用，养血与通脉兼施，温而不燥，补而不滞。全方共呈温经散寒，活血通痹之效，可加苏合香丸。发作无休止，身体寒冷可加乌头赤石脂丸；

若血瘀明显者，可加川芎、三七、红花、丹参。

（三）痰瘀互结证

1. 临床证候

胸痛剧烈，如割如刺，疼痛难以缓解，胸闷如窒，心悸气短，腹胀纳呆，恶心呕吐，舌苔浊腻，脉滑。

2. 治法

豁痰活血，理气止痛。

3. 方药

瓜蒌薤白半夏汤和冠心 2 号方。

瓜蒌、薤白、半夏、川芎、赤芍、红花、降香、丹参。

前方以瓜蒌、薤白化痰通阳，行气止痛；半夏加厚朴、枳实辛苦温通气滞而破痰结。后方由活血化瘀药川芎、赤芍、降香、红花、丹参组成，活血通瘀。

痰瘀化热，合并心烦口渴、便秘、舌苔黄腻、脉滑数者，加黄芩、竹茹、胆南星、酒大黄；恶心呕吐、呃逆频作者，加生姜、半夏、旋覆花、厚朴；畏寒、肢冷、腹胀者，加附子、生姜、木香。

（四）气虚血瘀证

1. 临床证候

胸闷心痛，动则加重，神疲乏力，少气懒言，心悸自汗，舌体胖大有齿痕，舌质暗淡，苔薄白，脉细弱而无力，或有结代。

2. 治法

益气活血，祛瘀止痛。

3. 方药

补阳还五汤。

黄芪、当归、赤芍、地龙、川芎、红花、桃仁。

方中大剂量黄芪补气，当归、川芎、赤芍、桃仁、红花活血化瘀。临床中，可去地龙，痛甚者，可加失笑散、三七；因情志而诱发加重者，可加柴胡、枳壳、香附；见胸脘满闷，纳呆，舌苔白腻者，可加陈皮、半夏、白术、茯苓；腹胀便秘者，可加酒大黄、厚朴；乏力明显、纳少、便溏者，可加党参、白术、茯苓、砂仁。

（五）气阴两虚证

1. 临床证候

胸闷心痛，心悸不宁，气短乏力，心烦少寐，自汗或盗汗，口干耳鸣，腰膝酸软，舌红，少苔或剥落，脉细数。

2. 治法

益气滋阴，通脉止痛。

3. 方药

生脉饮合左归饮加减。

人参、麦冬、五味子、熟地黄、枸杞、山药、甘草、茯苓、山萸肉。

方中人参、麦冬、五味子益气养阴，熟地黄、枸杞子、山萸肉滋补肾阴，山药健脾益肾，茯苓与山药健脾淡渗利湿，使滋阴而不腻。

若胸中刺痛，可加三七、丹参、桃仁、红花等活血之辈；若心悸口渴明显，加黄连、知母；若阴虚肠燥便秘，可加玄参、火麻仁、地黄、大黄；若心悸、烦躁、失眠多梦，加炙甘草、酸枣仁、柏子仁、龙骨、牡蛎。

（六）阳虚水泛证

1. 临床证候

胸闷憋气，不得卧，心痛频发，时而缓解，时而发作，气短乏力，畏寒肢冷，下肢以及腰部浮肿，面色苍白，唇甲淡白或青紫，舌淡胖或紫暗，水滑苔，脉沉细。

2. 治法

温阳利水，通脉止痛。

3. 方药

真武汤和葶苈大枣泻肺汤。

茯苓、生姜、芍药、附子、白术、葶苈子、大枣。

方中制附子配合生姜温阳通脉，白芍制约生姜发散之性，茯苓、葶苈子利水，大枣、白术健脾和胃。

若胸痛较甚，不得缓解，可加水蛭、地龙、红花之品；若伴有寒凝，加薤白、桂枝、细辛；若水肿较甚，可加车前子、泽兰、泽泻、益母草等活血利水；若喘促、咳痰较甚，则加桑白皮，重葶苈子。

（七）心阳欲脱证

1. 临床证候

胸闷憋气，心痛频发，四肢厥逆，大汗淋漓，面色苍白，口唇紫暗，发绀，手足青至节，虚烦而不得眠，甚至神志淡漠或突然晕厥，舌质紫暗，脉微欲绝。

2. 治法

回阳救逆，益气固脱。

3. 方药

参附龙骨牡蛎汤。

人参、附子、煅龙骨、煅牡蛎。

方中以人参益气，附子回阳救逆，龙骨、牡蛎配合人参、附子回阳救逆。

若兼有阴竭欲脱，同时伴有烦躁不得眠，汗出如油，兼有亡阴之象，可加麦冬、五味子；若兼心脉瘀阻，唇色紫暗、脉细涩，可加丹参、三七、桂枝。

八、名医类方

现代对于急性 ST 段抬高型心肌梗死应尽早行 PCI 治疗，开通罪犯血管，本文论述古代医家对于急性 ST 段抬高型心肌梗死（真心痛）验案类方。

《备急千金要方》中乌头丸，治心痛彻背，背痛彻心方。方中乌头、附子、蜀椒、干姜、赤石脂。上五味为末，蜜丸如梧桐子大，日三，不知少增之。蜀椒散，治疗胸痹达背方。方中蜀椒、吴茱萸、桂心、桔梗、乌头、豆豉。上六味，下筛，食后酒服方寸匕，日三。

《外台秘要》中延年疗心痛，茱萸丸方。方中吴茱萸、干姜、桂心、白术、人参、橘皮、附子、蜀椒、甘草、黄芩、当归。上十一味，捣筛为散，蜜丸。一服五丸如梧子大，日三服。

《肘后备急方》中疗卒心痛方，方中先煮三沸汤一升，以盐一升，合搅饮之，并加入吴茱萸、生姜、豆豉、酒。以上四味，煮取二升半，分三服。

《太平惠民和剂局方》治疗卒心痛，腹胁气胀，不欲饮食，应服高良姜散方。方中高良姜、厚朴、桂心、当归。以上诸药，捣筛为散，每服三钱，以水一中盏，煎至五六分。

《脉因证治》中有论厥心病，乃寒邪客于心包络也，宜以良姜、菖蒲、大辛热之药。

《古今医统大全》有曰：凡心痛，明知身受寒气，口伤寒物，于初得之时宜用温散或温利之药，如豆蔻丸之类。

《证治准绳》中有捏痛丸，可治九种心痛。方中五灵脂、莪术、木香、当归。上为细末，炼蜜为丸，如梧桐子大，每服二十丸，服用前，用橘皮水煎汤送下。

《景岳全书》中有丁香止痛散，治心痛不可忍。方中丁香、高良姜、茴香、甘草。上为细末，每服二钱，不拘时沸汤点服。

《脉因证治》秘丹，治心痛久则成郁，郁久必生火，方中川芎、栀子、苍术、香附、干姜应用反治之法。

参考文献

陈灏珠，林国为，2009. 实用内科学［M］. 13 版. 北京：人民卫生出版社.

褚庆民，吴伟，金政，等，2017. 急性 ST 段抬高型心肌梗死不同形态的机制及中医证型分布规律探讨［J］. 广州中医药大学学报，34（3）：313-317.

梁震峰，韩文宝，王兴，等，2014. 急性 ST 段抬高型心肌梗死中医证型与 N 端钠肽前体、超敏 C 反应蛋白关系研究［J］. 河北中医药学报，29：7-8，17.

张敏州，郭力恒，2013. 急性心肌梗死［M］. 北京：中国中医药出版社.

张增堂，张立君，2009. 心血管病名医选方用药［M］. 北京：人民军医出版社.

ANTMAN E M，HAND M，ARMSTRONG P W，et al，2008. 2007 focused update ofthe ACC/AHA 2004 guidelines for the management of patients with ST-elevation myocardial infarction［J］. Circulation，117（2）：296-329.

GIUGLIANO R P，GIRALDEZ R R，MORROW D A，et al，2010. Relations between bleeding and outcomes in patients with ST-elevation myocardial infarction in the EXTRACT-TIMI 25 trial［J］. European heart journal，

31（17）：2103-2110.

ROGNONI A，CAVALLINO C，LUPI A，et al，2014. Aortic counterpulsation in cardiogenic shock during acute myocardial infarction［J］. Expert review of cardiovascular therapy，12（7）：913-917.

SENOO T，MOTOHIRO M，KAMIHATA H，et al，2010. Contrast-induced nephropathy in patients undergoing emergency percutaneous coronary intervention for acute coronary syndrome［J］. The American journal of cardiology，105（5）：624-628.

STETTLER C，WANDEL S，ALLEMANN S，et al，2007. Outcomes associated with drug-eluting and bare-metal stents：a collaborative network meta-analysis［J］. The lancet，370 （9591）：937-948.

WHITE H D，AYLWARD P E，GALLO R，et al，2010. Hematomas of at least 5 cm and outcomes in patients undergoing elective percutaneous coronary intervention：insights from the safety and Efficacy of Enoxaparin in PCI patients，an international randomized evaluation （STEEPLE） trial［J］. American heart journal，159（1）：110-116.

（赵　丽　房　炎　王　浩）

第三节　急性冠脉综合征患者的心脏康复

一、急性冠脉综合征早期康复治疗

急性冠脉综合征（ACS）的死亡风险最高的阶段就是在发病的早期，ACS 的治疗不仅仅是血运重建的治疗，而需要一个综合的治疗策略，早期的介入干预、药物治疗及康复治疗都很重要，直接决定患者预后及生命质量。

（一）意义及目标

ACS 患者可同时出现心脏及心理双重问题，心血管功能出现障碍，同时伴有呼吸功能障碍、全能运动耐力减退、代谢功能障碍以及心理障碍等情况。ACS 患者的Ⅰ期心脏康复通过对患者行为、心理的干预，在 ACS 早期治疗中发挥着非常重要作用。心脏康复治疗能够促进血运重建，减少再次 ACS 发生及主要心血管不良（MACE）事件发生。因此，ACS 急性期的患者，给予合理的心脏康复，能促进机体的恢复，提高生活质量（QOL），改善预后，有助于患者早日投入到下一阶段的康复治疗中。

ACS 患者Ⅰ期康复的目标是减少绝对卧床带来的不利影响和并发症，帮助患者完成饮食、如厕、洗浴等日常生活而不出现心血管症状，完成行走 200 米的活动无症状，运动能力达到 3～5METs，同时开展患者二级预防教育。

（二）康复前的评估

在心脏康复临床实践中，一旦决定对患者进行康复治疗，首先要对患者进行全面的科学评估。只要患者需要进行运动康复治疗，就必须对患者在康复过程中发生严重心血管事件的危险程度进行初始评估（参考第二章）、专项评估及危险分层（参照表 5-1）。专项评估：①左心室功能受损的程度，心功能 Killip 分级，或心绞痛 CCS 分级；②评估坏死或存活心肌的数量；③运动耐力情况；④血运重建评分与分层；⑤有无心律失常；⑥目前用药的情况。危险分层状况直接决定着患者的治疗方案及康复处方的设定。

（三）患者教育

急性期患者教育的具体内容主要包括：①监护室或病房环境介绍；②胸痛发生时的紧急处置方法与急救联络方式；③硝酸甘油及硝酸酯类药物的舌下含服或口腔喷雾使用方法；④心肺复苏术；⑤指导是否卧床、如何活动、如何完成饮食二便等基本日常活动；⑥参加心脏康复和改善生活方式的重要性；⑦冠状动脉危险因素的说明；⑧禁烟与心理疗法；⑨口服药物使用。紧密围绕“紧急情况下的应对与处置方法”和“参与二级预防行动的动员”这两大核心教育目标来开展。

在 ACS 急性期，患者的康复教育还包括是否需要卧床，对活动、饮食、二便及卫生进行指导，在发达国家，急性期的心脏康复已经纳入治疗的临床路径中（表 5-4）。健康教育提前设计好，第一阶段可简单地进行医学常识的教育，告知患者疾病诊断，通俗易懂地阐述疾病的定义、如何治疗，鼓励患者配合治疗，增强信心。另外强调 ACS 患者的循证规范用药和提高依从性，改善患者预后的重要措施是充分使用有循证证据的二级预防药物。

表 5-4 ACS 患者 7 天内的临床路径

<table>
<tr><th>天数</th><th>目标</th><th>护理/评估/康复</th><th>饮食</th><th>排泄</th><th>卫生</th></tr>
<tr><td>第 1 天</td><td rowspan="2">预防再次急性心肌梗死及并发症</td><td>卧床休息</td><td rowspan="3">日常饮食（1600kcal/d，盐 6g/d）
设定一个用水量限制</td><td rowspan="2">尿：尿管
粪便：床头便盆</td><td>洗脸：在床上
身体清洁：护理人员帮助完成脚和背部的床上沐浴</td></tr>
<tr><td>第 2 天</td><td>拔除尿管</td><td rowspan="2">洗脸：用洗手台
身体清洁：护理人员帮助完成脚和背部的床上沐浴</td></tr>
<tr><td>第 3 天</td><td>预防急性心肌梗死的并发症</td><td>取出静脉通路装置</td><td rowspan="5">尿和大便：使用厕所</td></tr>
<tr><td>第 4 天</td><td>无心肌缺血</td><td>当患者能通过 200 米步行测试时，每天 3 次进行 200 米步行
请营养师进行营养教育</td><td rowspan="4">日常饮食（1600kcal/d，盐 6g/d）
允许自由饮水</td><td rowspan="2">洗脸：用洗手台
身体清洁：护理人员帮助完成背部的床上沐浴</td></tr>
<tr><td>第 5 天</td><td rowspan="3">无心肌缺血
患者可遵医嘱服药
了解出院后日常生活的重要信息</td><td>安排心脏康复计划
确认心脏康复计划何时开始</td></tr>
<tr><td>第 6 天</td><td rowspan="2">在心脏康复室进入时进行亚极量运动测试
如果患者没有进行心脏康复，进行 500 米步行测试</td><td rowspan="2">洗脸：用洗手台
仅在患者要求时提供床上沐浴</td></tr>
<tr><td>第 7 天</td></tr>
</table>

注：参考美国国家心脑血管中心设计的用于 AMI 患者住院期间的临床路径。

（四）心脏康复的实施

ACS 患者Ⅰ期康复治疗，实际上打破了以往临床上绝对卧床休息的传统规则，通过适当活动，最大程度地减少绝对卧床休息带来的不利影响和并发症，让患者能够进行一般的活动而不出现缺血症状，争取能完成行走 200 米和上下 1～2 层楼而不出现胸闷气短、心绞痛或呼吸困难症状的日常活动，运动能力能够达到 3～5METs。

把握好 ACS 患者Ⅰ期康复开展的时机：①无以上禁忌证（禁忌证参考第三章第一节），生命体征平稳是最基本的要求；②静息状态下心率≤110 次/分；③无明显心绞痛及心力衰竭症状。满足以上条件即可开展Ⅰ期康复治疗，一般 ACS 在发病 48 小时后开展心脏康复，根据患者情况适当调整开始的时间。

1. 药物处方

ACS 的入院第一时间在急诊科的诊治决策至关重要，具体用药方案，参照 ACS 的药物治疗。

2. 运动处方

（1）运动处方起始时间

①ACS 患者入院后需要卧床休息，密切监测病情变化，运动处方对于 ACS 急性期的患者务必谨慎，并同时做好抢救的准备；②参照冠心病患者的危险分层，只有入院后评估病情稳定、无心绞痛发作、无心电图缺血变化、风险分级为低风险的患者，可以在入院 48 小时内开展康复运动，早期需在医师或康复师监护下进行锻炼；③风险分层为中、高危患者应延迟运动，未经控制的不稳定心绞痛患者，属于运动康复的禁忌证，可推迟到 3～7 天以后再重新评估是否可以进行康复训练，需要在医生或康复治疗师监护下进行锻炼；④过去 8 小时内没有新发或再发胸痛、没有新发心律失常及心电图缺血改变，且无明显心力衰竭失代偿征兆的患者，可以进行Ⅰ期康复治疗；⑤大部分 ACS 患者在发生后 3 天内开始进行急性期的心脏康复，以确保患者能够安全顺利地过渡到生活自理，如自行如厕、准备餐食、洗漱等日常活动；⑥没有并发症的 ACS 患者一般 48 小时后可以从监护室转移到普通病房，并开始早期康复阶段的康复计划。

（2）ACS 急性期的康复遵循的原则

①NSTE-ACS 患者无复发性缺血性胸痛、心衰症状，无严重心律失常，住院早期（住院 12 小时之后）可下地行走；②对于中高危患者或有多种冠状动脉危险因素的患者，运动训练是不建议进行的，应在医生监督下给予心脏康复和二级预防项目的指导；③血流动力学不稳定或持续缺血的患者，12～24 小时卧床休息后仍需要使用床边便盆；④对于再灌注治疗不成功的 STEMI 患者，应避免在 STEMI 发病后的前 2～3 天进行运动应激试验；⑤不受控制的急性心力衰竭和持续性心律失常患者应避免进行心脏康复；⑥运动康复强调循序渐进，从被动运动开始，逐步过渡到坐起、双脚悬挂在床边、椅子上静坐、呼吸训练、床旁站立、床旁行走、病室内行走、走廊行走以及上 1 层楼梯或固定踏车训练；⑦在训练过程中监测心率，心率增加在 10～20 次/分较为安全且有效，并且无不适症状。如果训练中心率增加≤10 次/分，可进入下一步骤的康复，如心率增加≥20 次/分，应将训练退一等级。

（3）运动内容

该阶段的运动分为主动运动和被动运动。

1）主动运动。内容有呼吸训练、缓慢的床上活动、下床活动、扶墙走、慢走等。急性期

7 天内活动安排如下：第 1 天，要求绝对卧床休息，在护理人员的帮助下进食及排泄。第 2 天，主动活动肢体，做上肢及下肢的简单活动，床上自行缓慢翻身，可以在床上坐 1～3 小时。第 3 天，可下床站立，病房内走动 25～50 米；活动时需监控血氧、血压、心电图。第 4 天，可在椅子上坐立 1～3 小时，每日 2 次；用以增加呼吸肌功能的腹式呼吸训练操，每日 2 次；在走廊内慢步训练 75～100 米，每日 3 次；运动过程需监控血氧、血压、心电图。第 5 天，可以在椅子上坐 2～4 小时，每日 2 次；呼吸训练操，每日 2 次；室内步行训练 200～350 米，每日 3 次。第 6 天，呼吸训练操，每日 2 次；室内步行训练 400～500 米，每日 3 次。第 7 天，亚极量运动负荷试验或 6 分钟步行试验重新评估。

2）被动运动：增强型体外反搏（enhanced external counter pulsation，EECP）简称“体外反搏”，有学者将之称为被动运动，是一种用于治疗缺血性疾病的无创性辅助循环方法，使用包裹在人体下肢的气囊，在心脏舒张期施加外压，将下肢和臀部的血液驱回主动脉，增加冠状动脉的血液灌注，促进冠状动脉侧支循环形成，改善微循环；改善内皮功能、降低血管僵硬度；同时能减少血小板聚集，降低血栓素水平，以达到改善血管功能和血液循环的目的。体外反搏可用于稳定型及不稳定型心绞痛、急性心肌梗死和心源性休克。

体外反搏的禁忌证：有出血性疾病或出血倾向；活动性血栓性静脉炎、下肢深静脉血栓；失代偿性心力衰竭；严重肺动脉高压；严重主动脉瓣关闭不全；需要外科手术的主动脉瘤；孕妇。

ACS 早期如无禁忌证可以进行体外反搏疗法，一般每次进行 1 小时，每天进行 1 次，每周进行 5 次即可，总计 36 小时为 1 个疗程。对于心绞痛发作频繁、基线使用硝酸甘油频率较高的患者可以适当延长疗程，通常 6 个月后可以重复该治疗疗程。

3. 营养处方

ACS 患者的饮食干预应根据患者病情轻重及病程早晚而改变。

（1）评估

给患者制定营养治疗方案前，了解患者基础情况（BMI、血压、脉搏、是否发热）、口服及静脉用药、离子水平、肝肾功能、每日液体出入量、患者饮食习惯、既往消化道疾病病史等，制定营养处方方案，并适时调整。

（2）急性期饮食原则

急性期 1～3 天，一般每天进低脂低盐流质饮食。根据病情，控制液体量。可进食浓米汤、藕粉糊、枣泥汤、去油肉糜、鸡茸汤、薄面糊等食品，经口摄入能量以 500～800kcal 为宜。病情好转后，可逐渐改为半流质饮食，全日能量 1000～1500kcal，可食用鱼类、蛋清、瘦肉末、切碎的新鲜蔬菜及水果、面条、面片、混饨、面包、米粉、粥等。禁止食用可能导致患者肠胀气和有浓烈刺激性的食物（如辣椒、豆浆、牛奶、浓茶、咖啡等）。避免过冷过热食物。可每日进餐 5～6 次，每次少量，以减轻心脏负担。病情稳定后，可进食清淡和易消化的食品，营养素组成比例可参考冠心病饮食原则。

（3）维持离子平衡

应限制钠盐的摄入，减轻水钠潴留，防止心脏的前负荷增加；合并有高血压的患者更应该严格限制钠盐摄入；合并有心力衰竭者应用利尿药同时有大量电解质自尿中丢失时，则钠盐摄入限制不宜过严，适当补充钾，避免离子紊乱；建议膳食中补充富含镁的食物，成人一般每日补充 300～450mg 镁。

（4）抗凝药物与饮食

服用华法林等抗凝药物的患者，应注意维生素 K 与抗凝药的拮抗作用，保持每天维生素 K 摄入量稳定。维生素 K 含量丰富的食物有绿色蔬菜、动物肝、鱼类、肉类、奶类和乳制品、豆类、麦麸等。

4. 心理处方

ACS 患者抑郁症发病率增加 3 倍，其中达到严重抑郁症诊断标准的达 15%～20%。详见第三章第一节。

5. 戒烟处方

急性心血管事件的发生多因精神应激和激素分泌异常，对于 ACS 急性期吸烟患者，强烈建议使用戒烟药物戒烟，以减弱神经内分泌紊乱导致的心血管系统损害。详细戒烟内容见第三章第一节。

（五）康复后评估

出院前根据病情进行次极量运动试验或 6 分钟步行试验，客观评估患者运动能力，指导其出院后的日常活动，并为进一步制订运动康复计划提供客观依据，表 5-5 列出了过渡到下一个阶段的标准。

表 5-5　ACS 患者急性期康复前运动负荷试验结果的评估标准

当患者达到如下标准，可以引入急性期康复
1. 无胸痛、呼吸困难和心悸等症状
2. 心率≤120 次/分，且比原基础心率增加≤40 次/分
3. 未发生有危险心律失常的迹象
4. 无缺血性 ST 段压低≥1mm、或有意义的 ST 段升高
5. 收缩压变化≤20mmHg，不需要使用床上便池；但 ACS 发生 2 周后的评估不再采用该血压标准

注：进行次极量运动试验或 6 分钟步行试验失败的患者应接受恰当的药物治疗或其他措施，并考虑在次日进行同样的测试。参照日本循环协会心血管疾病患者康复指南（JCS 2012）。

亚极量运动试验是指运动量相当于极量运动的 85%～90%。当受试者运动到筋疲力尽时，可认为已达到极量运动，此时心率应达到该年龄组的最大运动心率（粗略计算最大运动心率＝220－年龄）。以上评估合格后即可投入到下一阶段的康复程序，如果不合格，加强药物治疗或采取其他措施，次日再次进行评估。

二、PCI 术后的康复治疗

近些年随着 PCI 的迅速发展及国内胸痛中心的扩大及规范化管理，ACS 患者在急性期的死亡率显著下降。但患者长期的生活质量较差，仅仅通过 PCI 和药物的治疗并不能持续有效地改善 ACS 患者的预后，平稳地度过急性期后，长期的治疗包括常规的药物治疗与康复治疗相结合，这至关重要，决定患者的长期预后。

（一）PCI 术后康复治疗的价值

ACS 患者的康复最开始的目的是预防急性期患者长期卧床引起的并发症、改善心血管症状及提高心脏功能水平，随着康复医学的发展，如今康复的目标是减缓/逆转动脉粥样硬化疾病进展、降低复发率和死亡率、提高运动耐量、改善生活质量和延长生存期。PCI 术后的康复治疗目前应用已经非常广泛，一些发达国家已经具有较完善的理论体系和丰富的经验，并已书写多部心脏康复相关的指南和专家共识，目前我国仍处于起步阶段。

在心脏康复五大处方中，运动训练处方是心脏康复的核心要素。PCI 术后的运动康复缺失是导致心血管疾病的复发率居高不下、致残率升高和医疗开支比重增加等的主要原因，这些都加重了个人、家庭与社会的负担。患者可以从药物治疗、运动训练、心理干预、营养指导及心血管危险因素调控等强化中获益，且参与运动康复的安全性也得到大量研究证明。特别是心肺运动试验（CPET）对人体整体功能状态客观定量评估的广泛应用，对于冠心病急性期和慢性期患者都能安全有效地给予个体化运动康复，并实现精准评估治疗效果。

（二）康复前的评估与康复教育

ACS 行 PCI 治疗的患者大致分为两大类，急诊 PCI 和择期 PCI 治疗的患者。对于行急诊 PCI 康复前评估，与前一部分急性期的评估相似，需要对患者进行全面的评估，包括基础状况的评估、专项评估及危险分层。

对于择期行 PCI 的 ACS 患者，除了上述的基本状况的评估和专项评估，还需要对患者进行心电图运动负荷试验（平板或踏车运动试验，或马斯特二级阶梯运动试验）。根据患者不同情况，进行不同极量的运动负荷，包括极量和亚极量运动试验以及症状限制性运动试验。运动试验最早可在 PCI 术后 1～2 周进行，但要根据每个患者的具体情况由临床医师决定。PCI 术后患者需要进行运动康复的危险评估，详见表 5-6。

表 5-6　PCI 术后运动康复危险分层

指标	低危	中危	高危
症状及心电图	运动时及恢复期： 无心绞痛症状 无心电图缺血改变	中度运动（5～7METs）出现心绞痛或心电图缺血改变 中度运动后恢复期出现上述情况	低水平运动（≤5METs）出现心绞痛症状或心电图缺血改变 低水平运动后恢复期出现上述情况
心律失常	无休息时复杂心律失常 运动不引起的复杂心律失常	无休息时复杂心律失常 运动中无复杂心律失常	休息时出现复杂心律失常 运动时出现复杂心律失常
并发症	无	PCI 术后无心源性休克 无心力衰竭	PCI 术后合并心源性休克 合并心力衰竭
EF 值	≥50%	40%～49%	≤40%
峰值摄氧量［ml/（min・kg）］	≥20	15～19	≤15
峰值摄氧量（%pred）	≥80	65～79	≤65

续表

指标	低危	中危	高危
AT［ml/（min·kg）］	≥15	12～14	≤12
肌钙蛋白	正常	正常	升高
PCI 情况	择期 PCI 冠脉单支病变	急诊 PCI 部分重建 PCI 多支病变	急诊 PCI 部分重建 PCI 多支病变
心理障碍	无	轻至中度	重度

注：峰值摄氧量（%pred），峰值摄氧量百分预计值（%pred）；AT，无氧阈值。

康复教育需要分阶段进行教育。急诊 PCI 患者的康复教育一般选择在术后的康复过程中逐步进行；而择期 PCI 患者应该在术前即进行教育。医生应有计划、分步骤地向患者宣教运动康复的理念、内容及获益，才能使患者准确地理解运动康复，最大程度提高患者运动康复的效果，并能坚持运动康复，从而真正地从中获益。

（三）心脏康复的实施

1. 运动处方

PCI 术后运动康复，可分为Ⅰ期、Ⅱ期和Ⅲ期运动康复，运动康复的适应证及禁忌证请参考急性期的标准，康复训练的时间、内容及注意事项参照表 5-7。

表 5-7　ACS 患者 PCI 术后康复分期

项目	Ⅰ期康复	Ⅱ期康复	Ⅲ期康复
时间	急诊或择期 PCI 手术后： 病情稳定术后 24 小时后可以进行康复运动 如病情不稳定，术后 3～7 天重新评估	PCI 手术 1 周以后及患者出院后 6 个月的康复治疗，最早可从术后 2～5 周开始	PCI 术后 6 个月，病情处于长期稳定状态的康复治疗，包括陈旧性心肌梗死及稳定型心绞痛的康复治疗
目标	提高机体心肺等功能储备，增强手术耐受能力缩短住院时间，促进日常生活能力恢复与运动能力恢复，预防并发症，为Ⅱ期康复做准备	最大程度恢复或提高患者日常生活及运动功能，综合措施控制危险因素，促进患者回归社会	预防心血管事件再发，形成健康生活和运动习惯，促进社会心理状态恢复
内容	评估：一般临床评价、危险因素 教育：生存教育、戒烟 运动康复及日常生活指导 出院计划：出院运动及日常生活指导、运动功能状态评估、复诊计划	评估：一般临床评估、CPET 及危险分层 教育：纠正不良生活方式 用药管理 常规运动康复：有氧训练、抗阻训练、柔韧性训练、协调训练、平衡训练等 日常生活指导 恢复工作等能力指导 其他康复方法	危险因素控制 循证用药 运动康复 定期复诊

续表

项目	Ⅰ期康复	Ⅱ期康复	Ⅲ期康复
注意事项	必须在心电和血压监护下进行，运动量宜控制在较静息心率增加约20次/分，同时患者感觉不大费力（Borg评分＜12分）	根据危险分层进行选择性的心电、血压监护下的等强度运动，推荐3个月内运动康复次数为36次，不低于25次，3个月后需调整运动处方，复查心肺运动储备功能，判断患者预后，并在此基础上调整运动强度	可在家中进行，视危险程度决定是否需医学监护，一般无需医学监护

注：PCI，经皮冠状动脉介入治疗；CPET，心肺运动试验。

（1）Ⅰ期运动康复

1）急诊PCI术后1周内的康复程序，需进行个体化调整，根据患者每一阶段的实施情况决定下一步的康复程序，每一阶段均可以缩短或延长。康复须在心电监护下进行，应密切观察各项心血管指标的变化。

术后第1天穿刺部位加压包扎12小时。要求绝对卧床，在护理人员的帮助下进食，在床上进行被动的关节活动，自主进行踝背屈、跖屈，每小时1次，能量消耗控制在1～2METs。对患者介绍心血管疾病重症监护室情况，解除其顾虑。第一天需严密监测患者病情变化，随时准备紧急情况的抢救及处理。

术后第2天仍需要卧床，可以在床上自己进食，在护理人员协助下洗脸、擦浴、穿脱衣物。可床边坐位，可坐椅子，允许用床边便桶。主动/被动在床上进行所有关节活动。能量消耗控制在1～2METs。对患者介绍康复小组、康复程序及戒烟指导，患者可读报纸及宣教材料。注意每次活动后休息15～30分钟。

术后第3天不需要绝对卧床，大部分生活可以自理。可起床坐椅子、坐轮椅至病房和治疗室，可下床站立，进行简单的热身运动，病房内慢速走动15～25米，每日2次（下床活动适合经桡动脉入路患者；经股动脉入路患者要代之以上肢运动，1周内应避免下肢的大幅度运动）。能量消耗控制在 2～3METs。向患者介绍心脏解剖及冠心病发病机制。注意每次活动后休息15～30分钟。

术后第4天生活可以全部自理。在监护下，允许自行下床，步行至浴室、病房和治疗室。在房内活动和做体操，中速步行25～50米，每日2次。能量消耗控制在3～4METs。给患者进行冠心病危险因素及其控制的宣教。这个阶段各种活动都要在可耐受的情况下进行。

术后第5天生活全部自理，随时在病房走廊散步中速步行100～150米或踏车20～40W，可上、下1层楼，每日2次。能量消耗控制在3～4METs。给患者讲解药物、饮食、运动与心率监测及性生活。各种活动都要在可耐受的情况下进行。

术后第6～7天继续前述活动，可稍强于原来强度的活动，中速步行200～400米，每日2次，可上、下2层楼。能量消耗控制在4～5METs。给患者讲解随访事项、心理咨询及注意事项。可准备安排出院。

停止活动的指征：心率≥110次/分；出现心绞痛、胸闷气短、呼吸困难、心悸、眩晕或晕厥、面色苍白、大汗等症状；运动时 ST 段下压≥0.1mV，或抬高≥0.2mV；收缩压上升≥20mmHg，或收缩压不升高反而降低；出现严重心律失常。当活动中遇有上述情况时应立即停止，然后视情况延长康复程序。

2）择期 PCI 术后前 3 天的康复程序如下：

第 1 天穿刺部位加压包扎 12 小时，经桡动脉穿刺患者可进行下床上厕所、擦脸、进食等简单生活活动（应避免使用穿刺侧上肢）；经股动脉穿刺患者需卧床约 12 小时，经桡动脉穿刺患者术后即可床边坐位及床旁轻微活动；能量消耗控制在 2～3METs。向患者介绍监护病房内环境，解除其内心顾虑。术后第一天应严密监护患者病情变化，警惕紧急情况的出现。

第 2 天生活可完全自理，自己进食、完成洗漱和擦身等活动。经桡动脉入路患者可床旁站立，走动每次 5～10 分钟，每日 2～3 次；经股动脉入路患者 1 周内不宜进行下肢运动，代之以上肢运动；能量消耗控制在 3～5METs，运动训练总时间以 10～30 分为宜，运动强度在自觉疲劳程度等级 RPE 分级 11（稍轻）～13 级（稍累），靶心率设定为比静息心率增加 20～30 次/分。患者健康教育：向患者介绍冠心病易患因素（高血压、糖尿病、吸烟等），纠正不良生活方式。

第 3 天生活完全自理，可从事病房中的各种活动，可在陪护下尝试坐位淋浴。走廊步行训练每次 5～10 分钟，每日 3～4 次，或固定踏车训练，或上 1～2 层楼梯。进行出院前教育：出院后用药方案及用药注意事项，给予运动处方并指导患者自测脉率和血压，长期随访事项等。并准备出院。

（2）Ⅱ期运动康复

1）Ⅱ期康复运动常规程序一般包括三步。第一步：准备活动，即热身运动。多采用低水平的有氧运动，持续 5～10 分钟，目的是放松和伸展肌肉、提高关节活动度和心血管的适应性，预防运动诱发的不良心血管事件及运动性损伤。第二步：运动训练。有氧训练是基础，抗阻训练和柔韧性训练等作为补充内容。第三步：放松运动的时间至少 5 分钟。训练总时间为 30～60 分钟，康复运动的频率至少每周 3 次，抗阻训练的频率开始可设定为每周 1 次，根据患者的病情及耐受程度逐渐增加次数。

2）训练内容：有氧训练：根据患者心肺运动能力评估结果，制定和执行相应的有氧运动处方。有氧训练运动形式：散步、快走、慢跑、骑自行车、游泳等。抗阻训练运动形式：弹力带、哑铃及器械训练等。

3）运动强度的制定方法：遵循个体化、高强度功率自行车运动法，以高于本人 CPET 气体交换测定或血乳酸阈值测定的无氧阈值（AT）时自行车功率强度制定运动处方。如若选择功率低于 AT，虽然安全性得以提高，但康复治疗效果却显著降低。监测心率、血压及血氧饱和度的目的是确保运动时安全。心率储备法，最常用于正常人靶心率，靶心率＝（最大心率－静息心率）×靶强度%＋静息心率。目标心率法，在静息心率基础上增加 20～30 次/分，相对比较粗略。自我感知劳累程度分级法，多采用 Borg 评分，建议运动 10～16 分钟。

4）运动处方的设计：根据危险分层，进行个体化的运动处方设计如下。

低风险患者运动处方设计：有氧训练：CPET 指导个体化高强度自行车运动来达到靶心率的有氧运动，Δ50%功率（实际最大功率与实际无氧阈值功率的中位数），即＝［（测得最大功率－功率递增速率×0.75）＋（测得无氧阈值功率－功率递增速率×0.75）］÷2，也就是＝（测得最大功率＋测得无氧阈值功率）÷2－功率递增速率×0.75；或者先从低于无氧阈值（AT）起步后渐增，超过 AT 20%～50%功率，60%～80%峰值功率，55%～70%MET，RPE 分级 12～13 级。抗阻训练：40%～80% 1-RM，RPE 分级 11～16 级。进行抗阻运动时，每次训练 8～10 组肌群，躯体上部和下部肌群可交替训练，应注意训练前必须有 5～10 分钟的有氧运动热身或单纯的抗阻训练热身运动，切记运动过程中用力时呼气、放松时吸气，不要憋气，避免 Valsalva 动作。

中/高风险患者运动处方设计：有氧训练：CPET 指导个体化高强度自行车运动达到靶心率的有氧运动，Δ50%功率，超过 AT 20%～50%功率，60%～80%峰值功率，或先从低于 AT 起步后渐增，运动平板指导＜50%MET，RPE 分级 10～11 级。抗阻训练：20%～30% 1-RM，RPE 分级 10～11 级。可结合柔韧性训练：以肩部、腰部和腿部为主，以缓慢、可控制的方式进行，逐渐加大活动范围。方法为每部位拉伸时间 6～15 秒，逐渐增至 30～90 秒，其间正常呼吸。强度为有牵拉感觉同时不感觉疼痛，每个动作重复 3～5 次，总时间维持在 10 分钟左右，每周进行 3～5 次，可适当融入部分协调性训练及平衡训练的动作。

5）运动时间设定：热身时间 5～10 分钟。有氧训练时间：CPET 指导个体化高强度自行车运动达靶心率的有氧运动，低风险患者每次持续 15～30 分钟起始，视情况延长至每次 30～60 分钟；中/高风险患者每次持续 5～10 分钟起始，视情况延长至每次 30～60 分钟。抗阻训练：10～15 个/组，1～3 组/（肌群 • 次）。

（3）Ⅲ期运动康复

Ⅲ期康复运动是指经门诊规律的康复治疗病情稳定，或心血管事件发生 1 年以后的院外长期的康复运动。这个阶段可以继续在康复门诊进行，或者在家中进行自我康复运动训练，一般无需医学监护，个别病情不稳定、心血管风险程度高的患者仍需要医学监视下进行康复运动。

Ⅲ期康复运动，可根据患者年龄、自身的运动能力、心肺评估水平等来制定个体化的运动处方。与Ⅱ期康复运动内容基本相同，包括有氧运动训练、抗阻力运动训练、柔韧性训练。同样的运动的三部曲：热身运动、运动训练和放松运动。可以在安全的前提下，制订一个强化的、高水平的、个体化的康复运动训练计划，使心脏功能发挥最大的潜能。运动处方可参照稳定型心绞痛的方案。

长期的康复训练能够进一步改善患者的心理状态，使患者能够主动地控制危险因素，促进良好生活方式的形成。运动的目的是预防心血管事件的再次发生，指导患者能够拥有健康的生活和运动习惯，以及健康的心理状态，最大限度地提高患者的生活质量，使患者有信心、有能力、有活力参与社会生活的各方面，促进其完全回归社会、工作和生活。

（4）康复后的评估

Ⅱ期康复的患者，在康复过程及过渡到Ⅲ期康复运动前都要进行运动评估，根据患者的不同风险分层，选择不同的运动评估方法进行评估。低危险患者进行症状限制性心肺运动试验，病情稳定的患者进行为期 3～6 个月的康复运动治疗，如果运动训练过程顺利，逐渐过渡到Ⅲ期维持期的康复运动；中/高危风险患者，PCI 术后需要在心电血压监护下进行 1～2 周的早期康复治疗，若病情稳定，可以根据患者的耐受程度进行症状限制性心肺运动试验，若病情不稳定，应该延长早期康复的时间，直到评估患者病情稳定，再进行心肺运动试验。无论低危组患者，还是中/高危组患者，只要在康复治疗过程中出现异常心血管反应（长时间心绞痛、严重的心律失常、低血压甚至休克、心力衰竭等），都应该对该患者重新进行全面的评估，心内科医生指导下复查相关检查及化验，进行专科评估，重新规范化药物治疗，对危险因素和心理精神因素重新评估和调整。

（5）康复治疗团队及场地设施的要求

对 ACS 患者进行运动康复的团队要求，最基本组成应具有心内科医师、康复科医师、运动治疗师和护士，并经过心内科和康复专业训练，有能力应对运动过程中的紧急情况，并可以对患者进行抢救和心肺复苏。小组成员应熟练解读心电图，掌握运动康复适应证与禁忌证，能恰当地进行危险分层、正确解读心肺运动负荷试验的相关数据，能够制定实施个体化运动处方。

隶属于心内科的康复室能更安全地开展工作。康复科开展运动康复应在医院层面有政策上的支持，保证有心内科医师的参与和起主导作用。除了康复训练需要用到的设备，还需要配备有时效的抢救设备，包括配备有抢救药物的抢救车、除颤仪和氧气等。

2. 营养处方

制定营养处方前需评估，制定个体化营养处方，并适时调整。

（1）急诊 PCI 术后早期阶段的营养处方

处于 ACS 早期阶段的患者，及时给予 PCI 治疗，营养处方与未进行 PCI 治疗的患者相似，遵循急性期前 3 天，进低脂流质饮食。根据病情，控制液体量，病情好转后，可逐渐改为半流质饮食。少食多餐，每天 5～6 餐，以减轻心脏负担。病情稳定后，可进食清淡和易消化的食品，营养素组成比例可参考冠心病饮食原则。

（2）ACS 患者出院后的营养处方

参考第三章第一节。

三、CABG 围手术期的康复治疗

部分 ACS 患者无法进行介入治疗，需行 CABG 手术。在等待手术期间以及术后均需要进行心脏康复。CABG 围手术期的康复分为两部分内容，CABG 术前的康复与 CABG 术后的康复。

（一）CABG 术前康复治疗

1. 药物处方

在等待手术期间，患者需要给予合理的用药方案，详细药物处方参照冠心病用药指导，而在 CABG 术前的药物调整如下。

（1）抗血小板药物

阿司匹林（ASA）对于冠心病的治疗尤其是 ACS 患者治疗地位不可替代，但会增加出血并发症的风险。每日接受 ASA≤325mg 的患者出血量较少。为了防止出血过量，应在术前至少 5 天停药。双重抗血小板治疗（DAPT），即 ASA 加 P_2Y_{12} 受体抑制剂（氯吡格雷、替卡格雷和普拉格雷）比单纯使用 ASA 治疗更有助于降低 ACS 患者发生血栓并发症的风险，大量研究表明，持续 DAPT 治疗直至手术，也会增加出血风险。因此，建议术前先停用 P_2Y_{12} 受体抑制剂 5～7 天，应继续口服 ASA，直至手术前 5 天。如果未停用相关药物，必须权衡术前出血或血栓并发症的风险情况。

（2）糖蛋白Ⅱb/Ⅲa 抑制剂

糖蛋白Ⅱb/Ⅲa 抑制剂（阿昔单抗、依替巴肽和替罗非班），术前停药的最佳时间主要根据药物代谢动力学，在停用阿昔单抗 24～48 小时和停用依替巴肽、替罗非班 4～8 小时后，血小板功能恢复。也有研究表明，糖蛋白Ⅱb/Ⅲa 抑制剂（包括阿昔单抗）于术前 4 小时停药即可。

（3）抗凝药物

如患者需要使用抗凝药物，根据搭桥患者的潜在缺血风险，选择应用普通肝素（UFH）或低分子肝素（LMWH），UFH只能在医院给药，而LMWH不需要入院和持续静脉输注，因此，LMWH更加实用和方便。若每天给予两次高浓度LMWH，应在术前≥12小时停药，UFH推荐术前26小时停药。接受华法林治疗的患者，应在术前停药5天，若未能及时停药，应给予凝血酶原复合浓缩物（25IU因子Ⅸ/kg），同时给予5mg维生素K_1（静脉注射、皮下注射或者口服）；对于接受新型抗凝药口服的患者，应该根据患者的肾功能和药物种类来判断术前停药时间；口服Ⅹa抑制剂（阿哌沙班、依度沙班或利伐沙班）的患者，应该在术前停药2天以上；接受达比加群酯治疗的患者［肌酐清除率＜50ml/（min·1.73m^2）］，应该在术前停药4天以上。需注意，若患者正在口服抗凝药，即使患者病情紧急，也应推迟手术。

（4）肾素-血管紧张素-醛固酮系统（RAAS）抑制剂

RAAS抑制剂对于降压、改善心室重构非常重要。对于CABG术前的患者，ACEI药物应选择短效的，并在术前12～24小时停药，ARB类药物于术前24小时停药。

（5）β受体阻滞剂

目前心脏外科手术前建议患者持续使用β受体阻滞剂，能够减少术后早期的心律失常事件发生，但有研究证明，外科术后早期阶段的儿茶酚胺的有效性会受β受体阻滞剂的影响，建议术前使用短效的β受体阻滞剂，避免不良事件发生。

（6）血脂、血糖的管理

对于冠心病ACS的患者，无论急性期还是恢复期，都应该以给予他汀类降脂药，起到降低血脂和稳定斑块的作用。围手术期服用他汀类药物也能降低围手术期的心肌损伤风险。血脂不理想的患者可以结合依折麦布、PCSK9 抑制剂，其均有降低心血管疾病风险的作用。等待手术阶段的血糖管理，参照ACS患者的血糖管理。围手术期血糖管理很重要，这个阶段良好地控制血糖能够降低心脏外科手术死亡风险和不良事件发生的风险。血糖的管理包括血糖的监测和糖化血红蛋白的测定，术前应进行持续的静脉胰岛素输注，在ICU转至普通病房后应过渡到皮下胰岛素注射治疗和口服降糖药物等。出院前，应进行内分泌科的专业指导，包括用药方案、饮食指导、血糖监测与定期复查。

（7）其他建议

在CABG术前进行外科抗生素预防，降低主要感染发生，包括静脉注射抗生素庆大霉素和胶原海绵。注意患者胃肠道的反应，避免消化道溃疡及出血发生，可以考虑应用质子泵抑制剂，但有报道常规应用质子泵抑制剂会增加术后肺炎发生，所以应该根据患者具体情况，进行使用。

2. 运动处方

CABG 术前运动干预可降低肺不张、肺炎等术后并发症发生率，缩短住院时长，提高心肺适能。一般将术前运动干预分为两部分，呼吸训练和运动训练。运动三部曲：热身运动、运动训练和运动后放松。在术前教育患者学会呼吸锻炼及运动康复的要点，并规律地练习，保证术后患者能够熟练的操作，术前康复使患者的肺功能和运动能力达到一个较好的状态。

（1）呼吸训练

呼吸训练包括上胸部放松训练、胸部扩张训练、咳嗽训练（包括训练有效的咳嗽反射、辅助的咳嗽技术、哈咳技术）、主动循环呼吸技术（包括呼吸控制、胸廓扩张运动、用力呼气技术）、呼吸方式的训练（包括腹式呼吸、缩唇呼吸），以及呼吸肌的训练。

（2）运动训练

运动训练分为有氧运动和抗阻运动。需要结合运动评估患者的基本情况和心肺功能等情况，给患者制定系统个体化的运动处方。外科手术前康复的重要目的是改善患者的健康状况，提升心肺功能，与冠心病的康复目的不同。改善患者的健康状况核心就是提升患者的呼吸循环水平，提高最大吸氧量水平，大肌群的有氧锻炼是改善心肺功能的最有效的途径。有氧运动方式包括走、慢跑、做有氧体操、跳交谊舞、骑自行车、游泳、进行球类运动等，也可以练习太极、武术、扭秧歌等；抗阻运动包括利用自身质量运动（如深蹲、俯卧撑、仰卧起坐等）、哑铃、弹力带、运动器械等。抗阻运动是有氧运动的补充，不能替代有氧运动训练，抗阻运动能够增加心脏压力负荷，有利于增加心肌血流灌注，能够提高基础代谢率、改善运动耐力、改善糖代谢和脂代谢。不同肌肉群的训练负荷不同，需要进行量化，上肢以 30%～40% 1-RM、下肢以 50%～60% 1-RM 起始。避免过高强度引发并发症。抗阻运动应该在有氧运动后进行，充分地热身，抗阻训练过程应配合好呼吸，避免屏气和 Valsalva 动作。

（3）运动强度

运动强度可以根据无氧阈、心率储备、靶心率或 RPE 分级等方法来设定。有氧运动强度取峰值摄氧量的 40%～60%，低危患者可以从最大运动能力的 55%～70%开始，而中高危患者建议从最大运动能力的 50%以下逐渐增加，抗阻运动中常使用 REP 11～13 级（轻松～有点累）作为主观指导，推荐上肢以 30%～40% 1-RM、下肢以 50%～60% 1-RM 起始。最大运动强度不超过 80%，当出现患者认为不能完成、活动时因喘气不能自由交谈、运动后无力或恶心的事件发生，说明运动强度过大。

（4）运动时间

有氧运动时，一般热身运动 5～10 分钟，结束后整理活动 5～10 分钟，运动训练时间为 10～60 分钟，最佳时长为 30～60 分钟；抗阻运动则为循环抗阻力量训练，一般要求患者有节律地完成规定组数的训练，时间无明确要求。

（5）运动频率

通常建议患者每周进行 3～5 次有氧运动，根据患者的危险分层和平时运动习惯，可增加至每周 5～7 次；抗阻训练推荐每次训练 8～16 组肌群，躯体上部和下部肌群交替进行，每周 2～4 次。

因患者存在个体差异、地区和气候差异，医师及康复师应遵循因人而异、因地制宜、因时制宜的原则，灵活掌握。

3. CABG 外科手术前的宣教

术前与患者及家属进行谈话，签署手术知情同意书，告知手术的流程安排，术前禁食 12 小时，禁水 4 小时，术后 ICU 观察，术后的护理、留置导管等情况，生命体征稳定后转回普通病房，以及关于饮食、二便、睡眠等的指导。

（二）CABG 术后康复治疗

CABG 术后康复治疗包括术后在 ICU 内的康复以及普通病房内的康复，逐步过渡到出院后康复。

1. CABG 术后监护室内康复

（1）评估

建议每天要对患者的肌力、呼吸状态（使用呼吸评定器，可评估吸气时的功率/吸气肌肌力、吸气量、气流速度等）、疼痛、睡眠和心理、营养状况进行评估。

（2）早期 ICU 内康复训练

术后 ICU 内的康复内容包括床上的康复训练及早期离床训练。外科手术后的患者，需要经历卧床这个阶段，卧床时间长就会造成全身机体功能的下降且并发症发生，CABG 术后在 ICU 内进行床上的康复训练，能够有效地避免关节活动度及力量下降，为离床训练做准备。床上训练内容包括翻身和体位转移训练、头颈肩部活动、四肢活动、桥式运动和呼吸训练。当患者符合离床的条件时，即可进行早期离床训练。步骤：①体位转移练习：卧位—坐位—床边坐—站立位。②离床坐，例如坐到轮椅上练习。③站立训练：用辅助器具如助力架。④踏步，提踵，过渡到简单步行训练。

一般病情稳定后，术后第 2 天患者可以在医护人员的帮助下坐到床旁轮椅、站立、踏步，完成这些动作即可转至普通病房。所有在 ICU 内时间≥2 天的患者，每天白天清醒时需床头抬高≥30°，机械通气的患者在进行呼吸锻炼、脱机治疗前时一般不进行任何主动运动康复。应待呼吸锻炼结束后休息 30 分钟再进行运动康复。病情稳定，评估合格，排除禁忌证后，方可辅助患者进行姿势训练：包括半坐起、坐起、独立坐起，活动部位为四肢＋核心肌群，活动强度依据心率和（或）Borg 评分（12～13 分为宜）。

术后早期可以进行肢体活动和呼吸训练。早期的肢体运动练习包括屈肘、屈膝、翻身等；早期呼吸训练尤为重要，呼吸锻炼腹式缩唇呼吸、呼吸训练器、呼吸操、有效咳嗽、拍背体疗等。慢慢开始主动活动：包括握手、足部背侧曲、抬腿，逐渐过渡到坐起、坐起转腰、弯腰体屈，再到离床站立和步行。

根据肌力评估情况制定患者的运动方案。肌力≥5 级进行抗阻训练：①哑铃上举、花生球、踏车等；并进行有氧运动，从 5～10 分/次起步，每 2～3 天递增 20%。②肌力在 3～5 级、无肌肉萎缩的患者：辅助坐起逐渐过渡到独立坐起、完成弯腰训练。肌力训练：从主动运动开始，包括屈肘、抬臂、屈膝、抬腿、握手、足部背侧曲、屈肘、屈膝、抬臂、抬腿，逐渐过渡到抗阻训练，包括哑铃上举、花生球运动；有氧运动从 5～10 分/次起步，每 2～3 天递增 20%。③肌力在 3～5 级、有明显肌肉萎缩（上臂臂围＜术前的 80%）的患者：肌力训练从主动运动开始，包括屈肘、抬臂、屈膝、抬腿、握手、足部侧曲、屈肘、屈膝、抬臂、抬腿，逐渐过渡到抗阻训练包括哑铃上举、花生球，有氧运动从 5～10 分/次起步，每 2～3 天递增 20%。④肌力≤3 级：肌肉力量训练可应用电刺激、免负荷训练；协调性训练，平衡性训练，静态平衡训练、自动态平衡训练及其他动态平衡训练；有氧训练。

呼吸训练患者需评估合格，排除禁忌证后开始呼吸锻炼。进行机械通气的患者，锻炼的强度和频率由患者的血气结果、X 线胸片结果等来决定。非机械通气的患者：进行腹式缩唇呼吸、呼吸训练器、呼吸操、中医呼吸导引等。若患者当次训练完成后循环稳定（观察要点：心率、血压、呼吸等）、患者主诉不累或稍累（Borg 评分 12～13 分），下次练习时即可增加 10%～15%的训练量。如患者肺功能差，适当加强呼吸锻炼。

CABG 术后早期离床训练标准：①无呼吸循环不稳定：呼吸循环不稳定状态的表现有需人工呼吸机、主动脉内球囊反搏器置入（IABP）、经皮心肺辅助装置（PCPS）等生命维持装置的使用，需大量使用肾上腺素、儿茶酚胺等强心药物，即便使用强心药，收缩期血压仍处于 80～90mmHg，四肢冰冷感，代谢性辅助装置的使用，尿少，每小时尿量在 0.5ml/kg 以下，且持续 2 小时以上。②无 Swan-Ganz 导管置入。③安静时心率不超过 120 次/分。④无血压不稳定，尤其在体位变换时血压无较大幅度波动。⑤无心房颤动所致的血液循环不稳定，无 Lown 分级Ⅳ-B 以上的室性期前收缩。⑥安静时不出现的呼吸困难（呼吸次数不超过 30 次/分）。⑦术后无出血倾向。

CABG 术后 ICU 内康复指导患者早期离床训练的禁忌证：①主治医生不许可、患者和家属无知情同意的情况下；②患者无法配合运动训练，严重觉醒障碍（RASS≤-3）或过度兴奋（RASS≥2）；③循环不稳定：主动脉内球囊反搏支持中（IABP）、大量强心药物下仍低血压状态、血压波动幅度较大等；④未进行治疗的主动脉瘤；⑤控制不良的疼痛；⑥控制不良的颅内压升高（≥220mmH_2O）；⑦活动性出血；⑧条件限制：如离床的安全性得不到保障、导管或输液管长度不够等情况。

早期的床上康复和离床训练都需要患者的积极配合，同时需要其主治医生的同意与支持。在康复过程中要观察患者的反应，一旦出现循环系统异常表现（如意识差、呼吸急促、血压降低、心率过快等）要即刻终止，与主治医生沟通查明原因并妥善处置，如果患者表达拒绝或者提出终止，也应该及时终止。

2. 普通病房术后恢复期的康复

患者从 ICU 转至普通病房后的康复治疗，即Ⅰ期康复，该阶段的康复治疗主要目标是在保证生命安全的前提下，使患者能够独立行走，能够重新获得术区的 ADL，为患者出院及回归社会做准备。

患者转至普通病房后，不敢活动，担心术区破裂等发生，长时间的静养卧床就会导致患者的肢体骨骼肌、呼吸肌、循环动态变化等一系列并发症出现。Ⅰ期运动康复就是打破了原来认为术后不能活动的误区，减少术后卧床静养引起的并发症，促进机体和心功能的恢复，有助于提早安全出院，降低患者和医保费用。同时术后患者因进食不佳，伴有不同程度的营养不良，代谢紊乱，患者情绪紧张焦虑甚至抑郁等。因此过渡到普通病房后，应给予患者生活方式指导、健康宣教，从而促进术后恢复，提高患者依从性。CABG 术后的Ⅰ期康复，包括药物管理、康复运动、营养支持、心理引导、健康教育这五大处方，全方位对患者进行管理，对患者早期体能恢复、提早出院有很大帮助，同时为Ⅱ期和Ⅲ期康复奠定了坚实的基础。

转至普通病房后患者从第 1 天到第 7 天Ⅰ期康复的日程安排：第 1 天先协助患者坐起，进行生命体征评估；协助站立，无异常可行走，询问患者感受，气促时站立做深呼吸；活动后测量生命体征，如血压下降、心率加快、气急等报告医生调整方案；与患者沟通锻炼结果，强调未经医生及治疗师同意时不可独立行走；进行 2～3 次，需心电监护。第 2 天的目标是患者能行走 100 米。评估生命体征后，行走前先进行下肢锻炼，双手扶餐桌，提踵、下蹲各 10 次，观察患者反应；行走 100 米，中途可做深呼吸；返回后测量生命体征如出现血压过度变化、心率过度变化、气急等表现调整方案；与患者沟通锻炼效果，告知不能独立行走，预防跌倒；训练进行 2 次，需心电监护。第 3 天的目标是能独立步行 200 米。方案同前一天；做初步出院计划，根据患者的风险因素指导其改变不良生活习惯；训练进行 2 次，需心电监护。第 4 天的目标是能独立步行300米，方案同前一天；训练进行2次，如稳定，可不需心电监护。第5天进行出院前评估，行6分钟步行试验或阶梯试验，肺功能评估。第6～7天重点对患者进行宣教，包括冠心病二级预防、运动处方、突发心脏事件的处理、术后注意事项以及随访安排。

（三）长期随访与康复治疗

参考PCI术后的Ⅱ期和Ⅲ期康复治疗。

四、中医康复

（一）单味药

1. 改善症状

川芎嗪有改善微循环作用，在管径、流速、流量、毛细血管等方面有改善作用。肖勇研究发现川芎嗪可以减少冠心病PCI术后心绞痛的复发率，并且可以改善心电图相关导联的缺血性ST段改变和显著降低冠心病PCI术后引起的心脏不良事件的发生。紫苏叶中含有α-亚麻酸，亚麻酸属于ω-3不饱和脂肪酸，是构成人体组织细胞的重要成分。这种不饱和脂肪酸人体内部不能合成，只能通过食物摄取，为人体所必需的脂肪酸。亚麻酸具有改善睡眠，提高智力和免疫力，调节血脂、血压、血糖等作用。

有研究实验表明：有益气作用的中药，对于受损冠状动脉内皮细胞以及PCI术后再狭窄冠状动脉内皮细胞，均有良好的保护作用，而且可以有效地改善冠状动脉供血，尤其是对于减轻心绞痛症状的发作，改善生活质量和运动耐力有效。

2. 预防血栓形成

丹参具有抑制血小板聚集和释放、抗凝和促纤溶作用，通过钙拮抗途径减轻内膜增生，还可以抑制基础状态及血小板衍生生长因子作用下的血管平滑肌细胞的增殖及DNA的形成。丹参多酚酸盐可以降低血小板聚集率，并对冠心病PCI术后康复具有重要意义。地龙含有大量水解蛋白酶等多种血栓溶解因子，有减轻血栓负荷，改善动脉粥样硬化的作用。临床研究证实川芎嗪可通过抑制黏附信号传递及黏附分子表达呈剂量依赖性地抑制血小板衍生生长因子诱导的大鼠血管平滑肌细胞异常增殖。

3. 延缓动脉粥样硬化

半夏有阻止或延缓食饵性高脂血症的作用，尤其是对于降低甘油三酯和低密度脂蛋白的作用尤为明显。同时还具有抑制血小板聚集，降低全血黏度的作用。有研究表明，山楂提取物可以明显降低低密度脂蛋白以及胆固醇的浓度，并且可以提高高密度脂蛋白百分比值，也是目前认为具有降脂作用的中药之一。

（二）中成药

1. 改善症状

复方丹参滴丸：有研究发现冠心病患者，在PCI术后常规阿司匹林和氯吡格雷联合抗血小板治疗下，加用复方丹参滴丸可明显改善患者血液流变学指标，具有降低心血管风险以及缓解心绞痛作用。通心络胶囊：含有虫药成分，全蝎、水蛭、蜈蚣等药物，虫药走窜，性猛，并佐以人参、赤芍等，具有舒筋活络、活血化瘀等作用，并可改善内皮功能。并且也有临床研究表明通心络胶囊具有扩张冠状动脉，改善冠脉血流，改善心电图异常情况且明显缓解心绞痛的作用。冠心胶囊：著名中医学家邓铁涛组方冠心胶囊，以补益元气、活血化瘀为治法，方中人参、五爪龙补益元气、温通心阳，田七、丹参活血化瘀通脉；半夏、茯苓、陈皮理气化痰，通脉祛瘀，升清降浊，攻补兼施，使患者心气充足，胸痹则除。麝香保心丸：为纯中药制剂，其主要成分为人工麝香、人参提取物、人工牛黄、肉桂、苏合香、蟾酥、冰片等，长期口服麝香保心丸（超过 6 个月）可明显减少心绞痛发生并可减少硝酸甘油的使用量。

2. 预防血栓形成

通心络胶囊：唐元升等发现通心络胶囊能够明显抑制家兔血管内膜损伤后血管细胞外基质的合成以及再分布，防止血管管腔狭窄，增加血管弹性，抑制血小板聚集。血府逐瘀胶囊：衣春光等研究发现血府逐瘀胶囊治疗冠心病心绞痛安全有效，并且有药理研究表明血府逐瘀胶囊具有抗凝以及抗血小板聚集和抗血栓形成的作用，能降低全血黏度、血浆黏度，有抑制冠状动脉痉挛，改善心肌缺血等作用。穹芎胶囊：陈可冀院士研究发现应用穹芎胶囊在西医基础上防治 PCI 术后再狭窄的 6 个月的临床观察发现，治疗组在减少 PCI 术后再狭窄率，以及降低心绞痛的发生率，改善病变血管狭窄程度上明显优于对照组。研究证明穹芎胶囊有调脂、抗血小板聚集、改善内皮功能等作用。速效救心丸：王肖龙研究发现速效救心丸有改善冠心病病变血管血流作用，无论 PCI 术前或是术后，应用速效救心丸组的冠脉血流优于对照组，并且还可以增加侧支循环的形成以及减少术前心肌梗死的发生率。

3. 延缓动脉粥样硬化

丹蒌片：研究证明丹蒌片可以降低炎症水平、稳定斑块，预防 PCI 术后心脏不良事件的发生。王师函等运用丹蒌片治疗冠心病心绞痛痰瘀互阻证，20 天后治疗组临床总体疗效、心绞痛疗效以及中医证候改善优于对照组。银丹心脑通软胶囊：林桂珍等将 68 例冠心病 PCI 术后患者分为治疗组以及对照组各 34 例，治疗组加用银丹心脑通软胶囊 3 个月，对照组常规西药治疗。3 个月后治疗组治疗后 BNP、肾素血管紧张素等较对照组明显下降，左心室射血分数升高，并可改善冠心病患者心功能。

（三）中医传统功法

石晓明等将 64 例冠心病稳定型心绞痛患者分为对照组以及试验组，对照组采用常规心脏康复方法治疗，治疗组则在此基础上加用健身气功八段锦锻炼，进行 12 周的康复训练，结果提示治疗组左心室射血分数、心脏指数均高于对照组。王嵘等观察传统功法八段锦对老年冠心病患者疗效显著，并且结果提示通过八段锦的练习，冠心病患者心绞痛发作次数以及持续时间、焦虑和抑郁状态和改善生活质量方面与传统康复治疗前相比有明显改善。陈剑飞观察习用太极拳运动对老年冠心病患者血脂水平有所改善，结果提示，太极拳康复组患者总胆固醇、低密度脂蛋白和甘油三酯均有明显下降。

参考文献

丁荣晶，胡大一，2018. 中国心脏康复与二级预防指南 2018 精要［J］. 中华内科杂志，57（11）：802-810.

丁荣晶，胡大一，马依彤，2015. 冠心病患者运动治疗中国专家共识［J］. 中华心血管病杂志，43（7）：575-578.

冯雪，李四维，刘红樱，等，2017. 中西医结合冠状动脉旁路移植术Ⅰ期心脏康复专家共识［J］. 中国循环杂志，32（4）：314-317.

胡树罡，王磊，郭兰，2018.《经皮冠状动脉介入治疗术后运动康复专家共识》解读［J］. 上海大学学报（自然科学版），2018，24（1）：9-15.

梁晋普，王亚红，秦建国，2013. 郭维琴教授益气活血法治疗冠心病临证经验［J］. 北京中医药大学学报（中医临床版），（5）：44-46.

林桂珍，2013. 银丹心脑通软胶囊对冠心病 PCI 术后患者心功能的影响［J］. 中西医结合心脑血管病杂志，11（2）：152-153.

石晓明，蒋戈利，刘文红，等，2017. 八段锦对冠心病患者心脏康复过程心肺功能的影响［J］. 解放军医药杂志，29（2）：24-27.

唐元升，朱兴雷，罗静，等，2004. 通心络对实验家兔血管球囊损伤后血管重构的抑制作用［J］. 中华心血管病杂志，32（12）：96.

王丽娜，王玉瑶，2014. 通心络胶囊治疗冠心病心绞痛疗效观察［J］. 陕西中医，（4）：424-425.

王师菡，王阶，李霁，2012. 丹蒌片治疗痰瘀互阻型冠心病心绞痛的疗效评价［J］. 中国中西医结合杂志，32（8）：1051-1055.

王肖龙，刘永明，朱谷晶，等，2012. 速效救心丸对急性冠脉综合征患者早期经皮冠状动脉介入效果的影响［J］. 中国中西医结合杂志，32（11）：1483-1487.

衣春光，张守琳，2011. 血府逐瘀胶囊治疗冠心病心绞痛疗效观察［J］. 长春中医药大学学报，27（2）：243，287.

臧修明，2009. 补阳还五汤治疗冠心病心绞痛 48 例临床观察［J］. 长春中医药大学学报，25（5）：701-702.

POFFLEY A，THOMAS E，GRACE S L，et al，2017. A systematic review of cardiac rehabilitation registries［J］. European journal of preventive cardiology，24（15）：1596-1609.

（董娜娜　武小薇　王　浩）

第四节　急性冠脉综合征患者的康复护理

急性冠脉综合征（ACS）是冠心病常见的严重类型之一，其猝死率居心血管疾病的首位，且 ACS 的发病率在我国呈逐年增加的态势，严重威胁人民群众身体健康，为家庭、社会和医疗资源带来了巨大的负担，有效预防、科学治疗以及全面康复护理是遏制这一趋势的有效手段。其中康复护理是多学科心脏康复团队的重要组成部分，在 ACS 患者的全程康复中发挥重要作用。

一、心脏康复护理的概念

心脏康复护理是将护理学和康复医学诊疗措施有机结合用于加速心脏疾病患者转归的一门专科护理技术。心脏康复护理是心脏康复体系中的关键一环，护士在心脏康复多学科团队（multidisciplinary team，MDT）中发挥纽带作用，在康复计划的实施过程中，康复护士除完成本职的常规护理和健康宣教工作外，还需协助临床医师、运动治疗师、呼吸治疗师、心理治疗师、营养师等专业人员，对康复对象实施各种康复护理专门技术，以预防继发性各系统功能减退，帮助康复对象最大限度地改善机体功能并能重返社会。由此可见，康复护理贯穿心脏疾病患者诊疗的全过程，对于疾病转归发挥重要作用。

二、发 展 概 况

（一）国外心脏康复护理的发展概况

自 20 世纪 60 年代开始，国际心脏康复体系发展至今已有 60 年的历史。心脏康复由美国 Herman 医生提出，具体包括患者在住院期、出院后的早期门诊和重返生活工作三个时期。20 世纪 60 年代末美国针对心脏康复护理有专业的护理专科门诊，对 ACS 患者的全因死亡率、主要心脏不良事件发生率和药物依从性均有良好的影响。在 20 世纪 90 年代，美国护理界指出 ACS 患者康复护理需要良好的适用性，包括专业护理、生理需要和心理护理等；并对患者进行健康宣教，控制危险因素；同时提出了医院、家庭和社区 3 个不同阶段的康复护理的模式。日本有研究显示，心脏康复工作应由心脏病医生、康复护理专业护士、药剂师、营养师、运动治疗师、心理师等不同的工作人员共同完成。护士在康复护理中需正确理解和执行心脏康复医师开具的康复处方，并负责协调康复小组的不同成员，接待患者，测量心率、血压，进行心电图检测、健康教育、随访和医疗急救等工作。在整个康复小组中护士的工作最多，任务也相对较重。类似的心脏康复护理模式已在多个国家中实施，逐渐成为国际公认的改善心脏病及心脏手术患者预后的治疗方法之一。

（二）国内心脏康复护理的发展概况

我国 ACS 患者的心脏康复开展较晚，仍处于起步阶段，随着心脏康复学科的发展，这种针对 ACS 患者的康复治疗和康复护理在我国已经逐渐开始被认可和重视。现如今，已有很多医院的专科护士开展了心脏康复护理的探索和研究，逐渐形成一种具有中国特色的疾病预防和康复的全新护理模式。在住院期间，护士对患者进行健康教育，使其对所患疾病充分认识，缓解患者焦虑和抑郁情绪。同时，康复护士积极配合康复师对患者进行康复训练，减少心脏缺血事件和并发症的发生，促进患者心脏功能恢复，缩短住院时间。出院后，康复护士与患者建立良好互动方式，根据康复处方督促患者完成居家康复训练，改善不良的生活方式，提高患者生活质量。随着 ACS 临床诊疗技术的进步，心脏康复护理体系也不断完善，公众对心脏康复认识逐渐提升，ACS 患者的再住院率逐渐降低。

（三）我国心脏康复护理的现存问题

尽管心脏康复在我国已呈现蓬勃发展之势，但心脏康复护理依然处于临床探索阶段，缺少循证证据、衡量标准以及相关的反馈评价机制。完善心脏康复护理建设还面临以下几个问题。

1. 医疗因素

首先，心脏康复在我国是一门新兴学科，心脏康复护理的概念更是尚未普及，是临床医护工作者关注较少的医学领域。长期以来针对 ACS 患者的治疗重点都是围绕心脏疾病本身所进行的，往往关注病因学的治疗而忽略了后期 ACS 患者的恢复情况。所以医护人员对心脏康复的了解还不够透彻，是我们开展心脏康复工作面临的首要问题。其次，ACS 患者的康复治疗是 MDT 合作模式，是以患者为中心、多学科专业人员为依托，为患者提供科学诊疗服务的模式。但目前多学科成员之间缺乏有效沟通，多学科病例讨论会议机制尚不完善。此外，我国从事心脏康复护理工作的专业技术人员严重缺乏，且因无统一、专业的康复教学和系统培训，使得目前我国心脏康复治疗的水平参差不齐。ACS 心脏康复监测、评估以及治疗设备的短缺也是限制了心脏康复快速发展的问题之一。

2. 患者因素

研究显示，90%以上的 ACS 患者有意愿参加心脏康复相关专业指导，但是 60%的患者并不了解其具体含义，因此导致患者依从性较差，对心脏康复处方的完成度较低，严重影响心脏疾病患者的康复治疗效果。由此可见，对 ACS 患者进行心脏康复宣传教育势在必行。

3. 社会因素

经济水平依旧是阻碍心脏康复开展的关键一环，缺乏医保、社会与家庭的支持，患者所面临的经济压力较大。基于我国国情和庞大的心脏疾病患者人群，需要政府给予更大的支持推动我国心脏康复高速发展。

三、ACS 患者心脏康复护理的主要内容

ACS 患者康复护理的指导理念基于国际功能、残疾和健康分类（international classifi- cation of functioning，disability and health，ICF）理念的框架下开展临床工作，不仅仅局限于疾病本身的康复，还要从患者融入社会，回归职业的角度展开康复护理工作。医护人员在了解患者疾病的同时，应从患者的社会背景和心理变化出发，对患者所患疾病进行全面分析、诊断、治疗以及康复，制定有效的综合治疗方案，最终提高治疗效果。

（一）ACS 患者心脏康复护理的具体分期

ACS 患者的心脏康复大体可分为三期：①急性期；②恢复期；③维持期。急性期的心脏康复主要是辅助临床救治，护士需要在监护下协助患者进行早期康复运动与日常生活活动能力训练并进行早期患者教育，从而避免因长期卧床所引起的肌肉萎缩、血栓栓塞以及全身性功能失调等问题，帮助患者逐渐恢复日常生活活动能力。恢复期的心脏康复特点是整体性的

康复，从五大处方出发，康复护士与患者进行动机访谈，根据访谈结果协助治疗师制定个性化心脏康复处方，嘱患者控制危险因素并按时完成康复处方。在维持期康复护士的主要工作是顾问和督导，帮助患者建立具有可执行性的自我管理方案，宣教居家康复注意事项，嘱患者定期随访。

（二）ACS 患者心脏康复护理的重点评估内容

ACS 患者心脏康复计划应从全面的个体化评估开始。具体评估内容包含症状体征、临床指标、运动、饮食、烟草依赖、心理、药物、并发症及针对恢复工作需要做哪些准备等，根据评估的结果医护人员和患者共同讨论康复计划。在其中康复专科护士应重点针对压疮、ADL、睡眠和营养进行评估。

1. 压疮评估

危重的 ACS 患者往往因早期卧床制动出现压疮问题。因此，如何快速高效地对患者进行评估，减少压疮的发生十分重要。在进行压疮评估时需注意：

1）首次评估：入院 2 小时内由负责护士评估记录。

2）再次评估：根据患者的评分确定，Braden 评分法结果≤12 分者需每日评估记录，病情变化时随时评估。

3）对高危人群及时告知患者、家属并签名。

4）根据评分值确定翻身频度、活动计划、减压装置或减压敷料的使用。

2. ADL、睡眠和营养评估

详见第二章。

（三）ACS 患者心脏康复护理的具体操作

1. 收集资料

患者入院后，收集并记录患者一般资料，评估患者的疾病知识掌握程度、学习以及记忆能力等。结合 ACS 相关护理文献制定个性化健康教育方案。

2. 入院指导

向患者介绍医院环境、主治医生、责任护理人员、查房时间、疾病相关检查、心脏康复的时机、心脏康复的必要性等，通过与患者沟通交流为良好的护患关系打下基础，便于后期更好地开展心脏康复护理工作。

3. 健康宣教

采用因材施教和强化教育两种方法。根据患者的年龄、文化程度及学习能力采用视频、面对面讲解、宣传手册等多种方式，为患者讲解 ACS 病因、治疗目的、过程、注意事项、不良反应及相应处理方法，讲解过程中应尽量不使用专业术语，以通俗易懂的语言表达，增加患者的知识掌握度。强化教育以心理干预的方式进行，贯穿整个护理干预阶段。

4. 早期舒适护理

为患者提供干净整洁的护理环境，控制温度和湿度，提升护理的舒适度。协助患者采取舒适的体位，护理人员与患者接触中，要保证动作轻柔，态度真诚。针对疼痛较为严重的患者，可以协助患者更换衣物，教会患者如何在避免或减轻疼痛的方法下进行日常生活活动。

5. 压疮预防策略

ACS 患者入院评估时都要检查皮肤有无压疮→每日再评估高度危险者发生压疮的危险性→危重者需每班检查皮肤 1 次→保持皮肤干爽、含水充足→适当补充营养和水分→通过改变体位和使用减压垫，使压力重新分布，达到减压效果。

6. 心理康复护理

急性心肌梗死发病突然，患者会出现急躁、恐慌、焦虑、恐惧、濒临死亡等负性情绪，导致机体交感神经过于兴奋，引发心率加快，导致血压升高、血管收缩，减少冠状动脉供氧和供血，可能进一步增加心肌梗死范围。护理人员此时需要为患者进行有效的心理干预，结合患者的个性习惯，为患者进行心理疏导，讲解急性心肌梗死的发病原因、疾病的相关知识，帮助患者更好地建立治疗的信心。

7. 用药指导

药物治疗在 ACS 治疗与康复中具有不可替代的地位。ACS 患者大多需要口服药物辅助治疗，但患者受记忆力和药物不良反应等多因素的影响，部分患者无法有效地管理药物，需要专业人士帮助其完成。其中药物不良反应的早期宣教尤为重要，介入术后，长期服用抗血小板药物可能出现胃肠道不适，告知患者应注意有无出血倾向，如有无皮肤出血点、牙周出血、鼻出血、黑便等，有问题应及时与医生联系。降脂药可能对肝功能有损害，长期服用者应定期检查肝功能，保证血脂水平维持在正常范围。长期使用β受体阻滞剂，不可突然停药或漏服，否则可引起疾病反复。服用硝酸酯类药物可能出现头晕、头痛、头部血管波动感、面红、心悸等症状，停药后可自行缓解。此外，此类药物还能引起体位性低血压，服药后最好坐下或平卧 30 分钟后再开始康复活动。以上服药出现的不良反应及应对方法、注意事项应在早期及时告知患者，让患者在今后生活中从容面对，避免紧张和焦虑情绪出现。

8. 饮食指导

1）ACS 患者早期需卧床治疗，指导家属先制作流食，如果汁、菜汤等，再逐渐变更为稀粥、面条等易消化的食物。

2）要限制钠盐的摄入，每日不超过 5g 为宜，对于严重心功能不全患者钠盐的摄入建议 2～3g/d，且需严格监测患者每天水分的出入量。

3）建议使用带刻度的水杯、固定容量的食盒，便于测算饮食量。

4）指导患者日后生活中选择低盐、低脂、低胆固醇等易消化的食物。足量摄入膳食纤维，每日摄入的膳食纤维可以从蔬菜水果或全谷物类食物中摄取。摄入充足的优质蛋白，优质蛋白的摄入应在总蛋白的三分之二以上。

5）少食高纤维素食物，防止其降低抗凝药物的疗效，不宜过饱，忌暴饮暴食，饭后不要立即活动。

6）康复护理人员根据营养计划，制定饮食方案，并给予家属相关营养教育，指导其合理配餐。

9. 运动指导

运动可以改善血液循环，防止长期卧床导致血栓形成，促进心肺功能恢复，增强 ACS 患者战胜疾病的信心。根据 ACS 患者康复评估结果，运动治疗师确定患者的个性化运动处方，康复专科护士督促患者进行运动康复训练并告知患者运动过程中的注意事项。院外康复运动方式应以有氧运动为主，配合适当的抗阻训练、柔韧训练和协调训练，同时也应鼓励患者进行一些低强度的体力活动，如家务劳动、室内锻炼等。有氧训练最常见的形式是快速步行、慢跑，随着体能的好转，可以进行游泳、骑自行车、划船、滑雪等运动，最佳频率是每周训练 3～5 天，以不出现不适症状为准则。

10. 居家康复

对于 ACS 介入治疗出院后的患者，应将院外康复管理重点放在如何防止心血管事件复发及再梗死的问题上，首先要提高患者对 ACS 的知晓度，让其了解 ACS 疾病的严重性及发展趋势，教育患者自觉改变生活方式，消除危险因素，以防止心血管事件的复发。严格实施冠心病二级预防，包括治疗性生活方式的改变、药物治疗以及康复训练有机相结合的方法，减少 ACS 患者再入院率，提高生存质量。

11. 定期随访

由专科康复随访护士留存患者信息及联络方式，在患者入院时即告知患者随访复查日期及检查内容。出院后定期督促患者入院复查，让患者上传复查结果，告知患者及讲解复查结果。总结上一阶段恢复情况，MDT 康复会议讨论制定下一阶段康复目标及方案，康复随访护士督促患者执行。研究表明，冠脉介入治疗后实施延续性自我管理教育，重视控制冠心病危险因素，有助于提高患者健康知识水平和自我管理疾病的能力，从而减少不良心脏事件的发生。

（四）心脏康复护理过程中突发事件的紧急处理

1. 完善管理制度

考虑 ACS 疾病特点，构建安全管理方法，采取突发抢救措施，强化风险预防。加强康复护理人员教育指导，确保护理人员熟悉掌握，可独立处理紧急事件。针对已发生护理事件，必须充分说明，确定事件发生原因，给予总结分析和应对对策。

2. 构建康复护理质量组

由护士长任组长，制定每月、每周康复护理工作计划，检查各项目结果，反馈分析结果，定期开展分析总结，不断完善康复护理措施，合理规避风险事件。

3. 管路护理

护士在患者进行康复训练前对患者身上各种管路进行提前梳理，考虑接下来进行的康复内容及管线可能带来的限制以及可能出现的意外情况，及时做好应对准备。若康复进行中存在液体外渗状况，必须立即拔针，根据药物性质给予相应处理。

4. 床边管理

在病房管理方面，做好床边边缘安全管理，设置护栏。在走廊设置护栏杆，卫生间设置扶手，保证地面干燥。在醒目位置，设置警示标识，防止患者发生跌倒、坠床事件。

5. 心脏康复过程中突发事件的应急处理

1）心脏康复时需配备心电监护、心肺复苏设备（包括电除颤仪及急救药物）等抢救物品，在场人员包括心肺康复医师、有心血管急症救治经验的护士、心脏康复理疗师/运动治疗师。专科护士需对急救药品及急救设备进行定期更换管理。

2）为预防风险的发生，心脏康复训练前对患者进行综合评估的同时，要确保高危患者在严格的心电及血压监护下进行，低、中危患者可通过心率表调控运动强度。心脏康复专科护士需明确适应证及终止指征，以减少或避免康复过程中带来的风险，且在心脏康复过程中需实时观察患者状态及动态心电指标，如有异常及时终止测试。

3）如心脏康复训练过程中患者出现血压低、胸闷、头晕、恶心等一系列症状，及时停止训练，康复专科护士第一时间到位，准备抢救设备，建立静脉通路，辅助急救医生进行急救、转运等。

四、展　望

尽管我国心脏康复与二级预防项目起步相对较晚，但心脏康复的发展已呈现蓬勃发展之势，ACS 患者进行全面心脏康复护理的获益已达成共识，未来需要构建更加完善的康复护理体系，进一步提高护理人员对心脏康复效果的认识；开展专业的心脏康复护理培训，培养更多心脏康复专科护士；借鉴国外成熟经验加速构建具有中国特色的ACS心脏康复护理体系。

参考文献

丁荣晶，胡大一，马依彤，2015. 冠心病患者运动治疗中国专家共识［J］. 中华心血管病杂志，43（7）：575-588.

谢咏梅，2014. 早期康复护理对急性心肌梗死患者的疗效［J］. 心血管康复医学杂志，（3）：341-343.

袁剑云，罗宾·卡夫，刘华平，1995. 美国心脏康复护理的发展趋势［J］. 中华护理杂志，（3）：134-136.

赵俊文，魏道儒，张晓艳，2013. 专科护士引导实施急性进行心肌梗死患者心脏康复的效果观察［J］. 护理学报，20（19）：45-48.

AMSTERDAM E A，WENGER N K ，BRINDIS R G，et al，2014. 2014 AHA/ACC Guideline for the management of patients with non-ST-elevation acute coronary syndromes：a report of the American College of Cardiology/American Heart Association task force on practice guidelines［J］. Circulation，130（25）：344-426.

BABU A S，TURK-ADAWI A K，SUPERVIA M，et al，2020. Cardiac rehabilitation in India：results from the international council of cardiovascular prevention and rehabilitation's global audit of cardiac rehabilitation［J］. Global heart，15（1）：28.

THOMAS R J，BEATTY A L，BECKIE T M，et al，2019. Home-based cardiac rehabilitation：a scientific statement from the American Association of Cardiovascular and Pulmonary Rehabilitation，the American Heart Association，and the American College of Cardiology［J］. Circulation，140（1）：69-89.

（祁小红）

第六章

冠脉疾病其他表现形式

第一节　冠状动脉痉挛

冠状动脉痉挛（coronary artery spasm，CAS）是指行走于心脏表面的冠状动脉主干或其较大分支发生一过性血管收缩，CAS 被认为是变异型心绞痛的病因和机制。现在 CAS 已经不局限于变异型心绞痛。在其他冠状动脉缺血性心脏病（包括劳力性心绞痛、不稳定型心绞痛、急性心肌梗死及猝死等）中也起到重要作用，也是引起急性冠脉综合征的主要原因之一。

一、发 病 机 制

目前研究提示，CAS 的发生可能与以下机制相关：①内皮细胞功能障碍，主要表现为一氧化氮储备能力降低，使内皮素/一氧化氮值升高，导致基础血管紧张度增高，内皮素分泌水平显著占优而诱发 CAS。氧化应激、炎症等因素通过不同机制影响内皮细胞的结构和功能而参与 CAS 发生。②血管平滑肌细胞的收缩反应性增高，在收缩性刺激因子作用下出现过度收缩。③自主神经功能障碍，目前倾向于认为 CAS 患者在非痉挛发作的基础情况下处于迷走神经活动减弱、交感神经活性相对较高的状态，从而使痉挛易感性增加。④种族差异和遗传因素。⑤其他。血管外膜的炎性浸润，特别是心室肥大细胞及其释放的组胺也是 CAS 发生的重要因素。

二、临 床 表 现

CAS 可表现为无症状的心肌缺血，也可表现为胸痛，胸痛发作时间可能较劳力性心绞痛长，部位多位于胸骨下，可放射至颈部、下颌和左肩等，疼痛可被硝酸酯类缓解。胸痛发作时常伴心律失常，当合并完全性房室传导阻滞时可出现晕厥症状，多发生在休息时，特别是午夜 0 时至清晨 8 时。清晨轻微运动可能诱发胸痛，然而在白天即使较重运动也不易诱发，推测这种昼夜差异与自主神经活动性改变有关。该病无特异体征，在发作时可能闻及收缩期杂音和奔马律，发作停止后即可消失。另外可能出现低血压及相关体征，可能与发作时心率有关。

三、辅 助 检 查

（一）心电图或动态心电图

记录发作时心电图是诊断CAS的重要依据，在不能捕捉到发作心电图时应进行24小时的动态心电图（12导联）记录。CAS发作时的心电图表现：①一过性ST段抬高0.1mV和（或）T波高耸，伴对应导联ST段压低，发作后完全恢复正常。②CAS心绞痛患者常表现为ST段压低，部分患者可仅有T波倒置。

（二）心电图运动试验

疑似CAS的患者在病情稳定的前提下，应尽可能进行心电图运动试验。诊断CAS，必须结合临床情况综合考虑。CAS患者心电图运动试验的特点是，缺血性ST-T改变常在运动之后的恢复期而不是运动过程中出现，且清晨易诱发缺血，而午后不易诱发。

（三）核素灌注心肌显像

核素灌注心肌显像负荷试验中的反向再分布可能是CAS的显著特征之一。反向再分布是与心肌缺血完全相反的一种影像学表现，指患者在静息状态下进行核素灌注心肌显像时存在灌注缺损，但负荷显像时恢复正常，或原有的灌注缺损得到不同程度改善。若将CAS临床症状、心电图运动试验和核素灌注心肌显像负荷试验结果综合分析，以同时具备胸闷/胸痛的临床表现、心电图运动试验阴性或恢复期ST段缺血性改变以及核素灌注心肌显像呈现反向再分布三个特点为诊断CAS的标准。

（四）非创伤性激发试验

CAS的非创伤性激发试验在临床上主要包括冷加压试验、过度换气试验、清晨运动试验等。尽管特异性较高，但敏感性低。研究表明，联合应用两种激发试验有可能提高诊断价值。在不具备创伤性药物激发试验及联合负荷试验诊断条件时，可以作为初步筛查试验。

（五）创伤性药物激发试验

主要应用于临床症状表现为静息状态下发作胸闷或胸痛而怀疑CAS的患者，可以提高CAS的检出率。对于冠状动脉造影未见明显固定性狭窄的胸痛或胸闷患者，均应在造影后进行药物激发试验以明确或排除CAS。目前临床较广泛应用的主要有两种，即麦角新碱激发试验和乙酰胆碱激发试验。其中麦角新碱激发试验因易诱发顽固性痉挛而导致严重并发症，应用渐少；乙酰胆碱激发试验发生严重并发症的概率相对较低，因而应用广泛。

四、诊　　断

关于临床诊断：除极少数患者能捕捉到发作时心电图外，创伤性药物激发试验仍是目前诊断 CAS 的金标准，但国内目前缺乏相应药物，临床难以开展；非创伤性激发试验有重要的辅助诊断价值，但其敏感性不理想；联合负荷试验的非激发试验诊断方法也有应用。建议在现阶段积极开展非创伤性激发试验和联合负荷试验的诊断方法的应用，有条件的地方，可开展创伤性诊断方法的应用。

五、治　　疗

（一）急性发作期的治疗

总体原则是迅速缓解持续性 CAS 状态，主要包括以下方法。

1. 硝酸酯类药物

硝酸甘油首选舌下含服，若连续使用 2 次仍不能缓解，应尽快静脉滴注硝酸甘油。

2. 钙通道阻滞剂

钙通道阻滞剂（CCB）是预防和治疗该病的首选药物，阻止钙离子细胞内流使平滑肌细胞舒张。

3. 镇静镇痛药物

镇静镇痛药物可以缓解紧张情绪、降低心肌耗氧量以缓解心绞痛，但需慎用吗啡等阿片类药物，以防诱发或加重痉挛。

4. 抗血小板治疗

持续性痉挛多发展为 AMI 或猝死，应尽早启动抗血小板治疗，包括阿司匹林和氯吡格雷联合治疗。

（二）稳定期治疗

对于诊断明确的 CAS，均应坚持长期治疗，减少 CAS 性心绞痛或无症状性心肌缺血的发作，减少心血管病急性心脏事件。具体包括以下措施。

1. 危险因素的控制

包括戒烟酒、控制血压、维持适当的体重，纠正糖、脂代谢紊乱，避免过度劳累和减轻精神压力等。

2. 药物治疗

CCB 是疗效肯定且应用最广泛的药物，包括地尔硫䓬、硝苯地平、贝尼地平。硝酸酯类药物其预防 CAS 复发的疗效不如 CCB，常用于不能使用 CCB 时或当 CCB 疗效不佳时与之联合。他汀类药物可以显著降低 CAS 的发作频率并改善血管内皮功能，应根据 CAS 的临床类型确定胆固醇的目标值或降低幅度，坚持长期应用。CAS 患者均应接受抗血小板治疗，长期口服阿司匹林，以防发生急性冠状动脉事件。

3. 非药物治疗

经皮冠状动脉介入治疗。

六、中医辨证论治

西医所言冠脉痉挛为变异型心绞痛，机制为冠状动脉痉挛和（或）合并冠状动脉狭窄。中医学辨证论治中本证属于“胸痹心痛”“心悸”范畴。其主要病机为本虚标实。本虚为气阴虚、气阳虚。标实多为气滞、痰浊、瘀血、寒凝。

本病的确诊依据心电图以及心脏冠状动脉造影诊断，对于频繁发作冠脉痉挛患者，可辨证论治之。

（一）气虚型

1. 临床表现

发作多于夜间，发作时疼痛、胸闷、气短，平素有畏寒肢冷，乏力，舌淡，苔薄白，脉沉弦细。发病多在 45 岁以上。年老体弱，肾气虚衰。休息时阳气入阴，使阳气更衰。

2. 治法

温阳益气，活血通脉。

3. 方药

建心灵方和参附汤加减。

黄芪、人参、制附子、桂枝、丹参、川芎、甘草。

心悸者加柏子仁，胸闷胸痛者加瓜蒌、薤白，形体寒冷者加细辛、川断。

（二）气阴虚型

1. 临床表现

多发生于中老年患者，多发作于凌晨，平时可兼有倦怠乏力、手足心热、口干舌燥，舌红苔少，脉细数或结代。

2. 治法

养阴益气，活血通脉。

3. 方药

生脉饮合冠心灵。

人参、麦冬、五味子、玉竹、葛根、黄芪、黄精、寄生、赤芍、生地黄、丹参。

兼有气虚者重用黄芪，口干舌燥者可重用麦冬、白芍，心悸者加炙甘草、远志。

（三）气郁血阻型

1. 临床表现

多发生于女性，平素多有心烦易怒，胸胁胀痛等症状，舌淡红脉弦细。本证多由忧思恼怒，情志不遂，致肺气瘀滞，血脉运行不畅所致。

2. 治法

理气活血。

3. 方药

血府逐瘀汤。

柴胡、枳壳、赤芍、白芍、当归、桃仁、红花、桔梗、元胡、甘草。

口干舌燥、小便黄赤加牡丹皮、栀子。夜卧不得眠加炒枣仁、夜交藤、合欢皮。

七、心 脏 康 复

建议患者生活方式干预，戒烟，控制血压、血糖、血脂。研究显示有氧运动可以通过改善CAS 患者内皮功能障碍、炎性反应及氧化应激，从而减少患者心绞痛症状的发作。长效 CCB 是预防 CAS 复发的主要药物，口服 CCB 类药物可以减少 CAS 复发和降低心脏事件的发生。另外，他汀类药物能通过减少炎症因子等方式，改善内皮功能，减轻 CAS 患者症状；同时他汀类药物能改善 CAS 患者预后。

对于血管痉挛所致变异型心绞痛患者，应多练习中医传统功法如太极拳、八段锦等，其有调节气机运行，改善脏腑阴阳的作用，在八段锦中有“两手托天理三焦”“五劳七伤往后瞧”“攒拳怒目增气力”等动作，可以提升阳气，调节心神，增强脾胃功能，促进气血生化等，并且多加训练可减少心绞痛发生频率。训练时应在正午或上午阳气初起及鼎盛之时，并且要做到以意领气，意到气到，身随气动，从而达到治疗效果。

马国斌分析通心络胶囊治疗冠心病变异型心绞痛的临床疗效，对比观察治疗组和对照组各 60 例，对照组进行常规治疗，治疗组则在此基础上加用通心络胶囊，疗程为 1 个月，结果通心络胶囊治疗冠心病变异型心绞痛患者有明显疗效，能缓解冠心病变异型心绞痛的发生，改善内皮功能。

参 考 文 献

马国斌，余碧菁，郑瑾，等，2016. 通心络胶囊治疗冠心病变异性心绞痛的临床疗效及对内皮功能的影响［J］. 中医临床研究，（30）：25-27.

汤预生，张维福，1992. 变异性心绞痛的中医治疗［J］. 山东医药，（3）：46.

向定成，易绍东，2013. 冠状动脉痉挛的诊断与治疗［M］. 北京：人民军医出版社.

谢振宏，向定成，尹吉林，等，2010. 冠状动脉痉挛患者 ^{201}Tl 心肌灌注显像反向再分布与血管内皮功能紊乱的关系［J］. 中国循环杂志，25：263-266.

JCS Joint Working Group，2014. Guidelines for diagnosis and treatment of patients with vasospastic angina（coronary spastic angina）（JCS 2013）［J］. Circulation journal，78：2779-2801.

LANZA G A，PEDROTTI P，PASCERI V，et al，1996. Autonomic changesassociated with spontaneous coronary spasm in patients with variant angina［J］. Journal of the American College of Cardiology，28：1249-1256.
NISHIGAKI K，INOUE Y，YAMANOUCHI Y，et al，2010. Prognostic effects of calcium channel blockers in patients with vasospastic angina a meta-analysis［J］. Circulation journal，74：1943-1950.
XIANG D C，YIN J L，HE J X，et al，2007. Resting chest pain，negative treadmill exercise electrocardiogram，and reverse redistribution in dipyridamole myocardial perfusion scintigraphy might be the features of coronary artery spasm［J］. Clinical cardiology，30：522-526.

（宋志强　田　力　王　浩）

第二节　心　肌　桥

心肌桥（myocardial bridge，MB）是指覆盖于冠状动脉上的肌纤维。冠状动脉正常走行于心外膜下脂肪组织或心外膜深部，表面无心肌纤维覆盖。但随着冠状动脉发育或后天心脏疾病的发展，冠状动脉主干和（或）分支的某一节段或多个节段可能被心肌纤维覆盖，该段冠状动脉在心肌内穿行，被心肌纤维覆盖的冠状动脉称为壁冠状动脉（mural coronary artery，MCA），而覆盖于冠状动脉上的肌纤维就称为MB。

一、发 病 机 制

多数学者考虑MB的发生与胚胎时期冠状动脉发育畸形相关，即细胞迁移不全学说。中胚层分化成心外膜和血管平滑肌细胞，分化异常的心肌细胞附着于冠状动脉上则形成MB。部分学者则认为可能与后天高血压性心脏病、肥厚梗阻性心肌病、应激性心肌病等各种原因导致心肌细胞肥大、心肌细胞水肿、心肌细胞重塑、心脏移植相关。MB处心肌细胞常伴缺血坏死、微血管生成、脂肪细胞表达增多、间质细胞纤维化等病理改变。MB并发冠脉夹层、心肌致密化不全、冠脉瘤及心肌顿抑、尖端扭转性室性心动过速等心脏疾病。MB致心肌缺血程度，与MB的长度、深度、累及血管的位置及数量、收缩期管腔面积减少的程度、是否发生扭曲、近端粥样硬化斑块负荷大小等多种因素相关。另外，MB有致冠脉痉挛作用，冠脉血管由于慢性机械压力导致内皮细胞舒缩调节功能错乱，对血管收缩刺激因素应答异常增高。MB长期收缩舒张对内皮产生的直接应力作用可使反映内皮功能指标的一氧化氮合酶表达明显降低，血管内皮素合成酶表达异常增多，导致血小板细胞大量释放血栓素A_2使痉挛成为可能。最后，MB致动脉粥样硬化，尤其在合并传统心血管危险因素如高血压、血脂异常、肥胖等时，作用更强。

二、临 床 表 现

MB可引发胸闷、胸痛等心肌缺血症状，症状严重程度与MB自身属性（如长度深度、收缩期压缩程度、累及血管部位及个数）、近端参考血管直径、是否合并严重狭窄、侧支循环建立等因素相关。部分MB初期可无任何症状，但可随高血压、肥厚型心肌病等疾病的进展而出现。其他非特异性症状如可出现黑曚、晕厥、心悸等。

三、辅 助 检 查

（一）冠状动脉血管造影术（coronary artery angiography，CAG）

CAG 是目前冠心病诊断的金标准，同样也应用于 MB 的临床诊断，行 CAG 检查冠状动脉时，MB 通常表现为收缩性狭窄，严重者可持续至舒张期。MB 的诊断标准为心脏收缩期冠状动脉的多个投射角度显示管腔狭窄＞30%，而舒张期狭窄消失或明显减轻，表现为“挤奶现象”。CAG 诊断 MB 的检出率较低，浅表性 MB 压迫 MCA 轻微者不易被发现。

（二）血管内超声（IVUS）及光学相干断层扫描（OCT）

IVUS 及 OCT 对 MB 的诊断价值较大，IVUS 检查时，整个心动周期心外膜与血管壁间可观察到半月形无回声区，称为“半月现象”，MB 完全包裹 MCA 时呈“O”形，不完全包裹时呈“C”形。IVUS 诊断 MB 的灵敏度较高，受操作者主观性影响小于 CAG，但 IVUS 图像分辨率低于 OCT，对斑块纤维帽较薄患者的漏诊率较高。而 OCT 可以提供冠状动脉血管壁结构的体内成像，特别是内膜和斑块组成的分辨率高。

（三）冠状动脉 CTA

目前 CTA 作为无创、检出率较高的一种检查手段，可直观显示 MB 与冠状动脉之间的解剖关系，用于评估 MB 的长度和厚度。CTA 根据斑块的 CT 值可分辨斑块性质，将心室率控制在 75 次/分以内即能获得较高的分辨率。早期明确 MB 致不良心血管事件的危险指标，提前干预，可避免严重不良事件的发生。CTA 可以用于检测动脉粥样硬化引起的冠状动脉严重狭窄，同样也适用于 MB 严重压迫 MCA 的患者。

四、诊　　断

冠状动脉造影并不可以直接显示 MB 本身，而是通过影像学特征间接诊断的。但仍是目前公认诊断MB的金标准。MB诊断应在造影时常规冠状动脉内给予血管扩张药物以明确诊断，尤其对表浅、不规则、近端合并严重狭窄病变的 MB 诊断意义更高。通常 MB 分为三级：一级冠状动脉收缩期管腔直径降低＜50%，可无任何心肌缺血症状；二级冠状动脉收缩期管腔直径降低 50%～70%，局部心肌乳酸可蓄积，易诱发心肌缺血症状；三级冠状动脉收缩期管腔直径缩小＞70%，临床症状典型。

五、治　　疗

（一）药物治疗

当存在无创负荷检查客观缺血证据并有相对应心肌缺血证据时，应积极给予β受体阻滞剂干预，其负性肌力负性频率作用可减轻壁血管受 MB 收缩产生的张力，同时延长舒张时限增加灌注。尤其在高血压合并心肌肥厚重塑时获益更多。伊伐布雷定可联合钙通道阻滞剂通过特异性阻断钙通道降低细胞内有效钙离子浓度，对治疗和预防 MB 相关性冠脉痉挛效果明显。

（二）介入治疗

对于药物治疗效果不佳的患者，经皮冠状动脉支架植入术可以改善冠脉血流，且药物洗脱支架效果优于普通支架。然而，植入支架存在变形、穿孔、血栓形成、再狭窄的风险，左心室肥厚患者要慎用。

（三）外科手术治疗

外科手术包括 MB 松解术和冠状动脉旁路移植术。MB 松解术式存在室壁穿孔、室壁瘤形成、出血等风险，故应严格把握 MB 的长度和深度。由于存在竞争血流作用，冠状动脉旁路移植术最常见的并发症为移植血管闭塞，并且对于是否需要结扎远端冠脉仍不明确。目前有限证据表明 MB 深且长、压迫严重时应优先选择冠脉搭桥。

综上，绝大部分孤立性 MB 患者通常长期预后良好。强化 MB 上游治疗和症状性药物治疗可以缓解临床大多数心肌缺血症状。手术技术、器械的不断进步提供了很好的治疗选择。利用射频、冷冻球囊技术或定量激光辅助技术解除 MB 压迫有可能成为未来发展方向。

参考文献

KATO K，KITAHARA H，SAITO Y，et al，2017. Impact of myocardial bridging on in-hospital outcome in patients with takotsubo syndrome［J］. Journal of cardiology，70（6）：615-619.

WU S，LIU W，ZHOU Y，2016. Spontaneous coronary artery dissection in the presence of myocardial bridge causing myocardial infarction：an insight into mechanism［J］. International journal of cardiology，206：77-78.

ZAAMI S，DE-GIORGIO F，MARINELLI E，et al，2016. Myocardial bridging and ecstasy：a fatal combination involving a 22 year-old male［J］. International journal of cardiology，220：835-836.

ZHAI S S，FAN C M，AN S Y，et al，2018. Clinical outcomes of myocardial bridging versus no myocardial bridging in patients with apical hypertrophic cardiomyopathy［J］. Cardiology，139（3）：161-168.

（宋志强　房　炎）

第三节　心脏 X 综合征

心脏 X 综合征（cardiac syndrome X，CSX）是指具备运动后具有心绞痛样疼痛症状，运动负荷试验时 ST 段压低（下移 1mm），冠状动脉造影显示冠状动脉正常，患者不伴随可以影响血管功能的心脏或全身系统性疾病等一系列特征的临床综合征。

一、发 病 机 制

（一）冠状动脉血流储备能力下降

冠状动脉血流储备能力下降，似乎是探索许多患者中出现的心绞痛和冠状动脉造影正常的常见发病机制。有研究发现，内皮细胞对前小动脉中冠状动脉低密度的依赖性调节受损与应激诱导的心肌缺血有关。

（二）微血管功能障碍

普遍认为大多数 CSX 患者的主要病理特征是微血管功能障碍。这意味着冠状动脉在阻力血管的水平上功能失调，如小动脉和小动脉直径小于 500μm。这些血管太小，不能用常规血管造影观察。在 CSX 患者中，这些血管被认为具有较低的扩张能力。运动时出现心脏负荷增加导致心脏血流灌注不足，冠状动脉血流储备能力下降，从而引起心绞痛的症状。

（三）微血管内皮功能障碍

内皮细胞可以通过内皮素和前列腺素的生成以及血管紧张素Ⅰ在内皮表面转化为血管紧张素Ⅱ来提高血管张力。研究表明，一方面由于内皮功能障碍，CSX 患者血浆 NO 水平较对照组明显降低。另一方面，CSX 患者血管收缩肽内皮素-1 作为内皮损伤的标志物有所增加。

（四）胰岛素抵抗或高胰岛素血症

一些证据表明，CSX 可能与胰岛素抵抗或高胰岛素血症有关，而在提高胰岛素敏感性的三联疗法中，已被证明可以改善 CSX 患者的内皮功能和减少心肌缺血。

（五）炎症反应

炎症还与内皮和血管功能障碍有关，这可能与限制 NO 的生物利用度有关，NO 是血管舒张的主要内皮来源介质。C 反应蛋白是一种急性期蛋白，是一般炎症状态的粗略衡量指标，最近被证实，在 CSX 中 C 反应蛋白升高。此外，研究表明，C 反应蛋白浓度与微血管和内皮功能指标相关。例如，高 C 反应蛋白被证明与包括冠状动脉在内的动脉血流储备的减少有关。

其他因素还有雌激素缺乏、氢-钠交换、精神和心理因素等。

二、临 床 表 现

CSX 的临床表现为典型的心绞痛样胸痛，主要在胸骨体之后，可波及心前区，有手掌大小范围，常放射至左肩、左臂内侧达环指和小指，或至颈、咽或下颌部，胸痛常为压迫、发闷或紧缩性，也可有烧灼感，但不像针刺或刀扎样锐性痛，发作时，患者往往被迫停止正在进行的活动，多为劳力性心绞痛，部分表现为静息心绞痛，出现后常逐步加重，达到一定程度后持续一段时间，然后逐渐消失，疼痛一般持续数分钟至十余分钟，疼痛部分持续时间超过半小时，含服硝酸甘油效果不佳。

三、辅助检查

（一）心电图

静息时正常，CSX 发作时心电图呈现典型的缺血性 ST-T 改变。

（二）运动负荷试验

运动负荷试验阳性（ST 段缺血性压低≥0.1mV，持续时间≥2 分钟）。运动负荷试验有缺血性 ST 段压低，但麦角新碱激发试验阴性（排除大冠状动脉痉挛）。

（三）24 小时动态心电图

无症状性心肌缺血，心电图呈现缺血性 ST-T 改变或运动负荷测试中出现 ST 段压低或 T 波倒置（ST 缺血性压低≥0.1mV，持续时间≥2 分钟）。

（四）超声心动图

休息时超声心动图检查一般正常，负荷诱发心绞痛时可见左心室节段性运动功能异常，但双嘧达莫负荷超声心动图却不能发现整体或节段左心室功能受损的征象，而在心外膜大冠脉病变时，其可诱发节段性室壁运动异常，这可作为 CSX 的鉴别线索之一。

（五）心肌灌注显像检查

心肌灌注显像检查作为一种无创性的评价心肌血流灌注和心肌功能的方法，在 CSX 患者中的应用已有不少报道。用双嘧达莫负荷 99mTc-MIBI 单光子发射计算机断层显像（single photon emission computed tomography，SPECT）对 CSX 患者进行检查，结果显示部分患者表现为可逆性放射性分布稀疏，亦有部分患者表现为反向放射性分布稀疏。反向放射性分布稀疏是指负荷图像心肌内放射性分布均匀，而再分布图像发现放射性分布稀疏。当运动诱发心绞痛时，该检查可发现节段性心肌灌注减低或缺损和再分布征象。核素心室造影可显示运动时左心室节段性运动功能异常。

（六）冠状动脉造影

对于有典型心绞痛症状和心电图改变的患者，冠状动脉造影是区分冠心病和 CSX 的最重要的辅助检查。CSX 患者冠状动脉造影正常。

（七）心肌代谢指标

CSX 患者发作时心肌代谢指标会发生相应的改变，如冠状静脉窦乳酸含量相对升高，乳酸摄取率降低。

（八）心肌微循环障碍评定指标

1. 核素心肌灌注显像

核素心肌灌注显像通过观察心肌血流灌注情况判断有无心肌缺血，既可评价冠状动脉大血管病变引起的心肌缺血，也可判断微血管病变导致的心肌缺血，是临床评价心肌缺血的一种安全简便检查方法。

2. 实时心肌超声造影

实时心肌超声造影是一种通过外周静脉注射造影剂，使心肌细胞显影，评估心肌微循环灌注的微创技术。作为非创伤性观察心肌及心内膜下微循环灌注的新方法，实时心肌超声造影对 CSX 心肌微循环的定量评价具有较高的临床应用价值。

3. 同步辐射冠脉造影

利用同步辐射冠脉造影对患者进行造影试验，监测发现狭窄血管，因此，同步辐射冠脉造影可作为 CSX 的辅助检查。

四、临 床 诊 断

CSX 诊断标准：①典型或不典型的劳力性心绞痛；②运动负荷测试中出现 ST 段压低或 T 波倒置；③冠状动脉血管造影或冠状动脉 CTA 检查无明显狭窄或阻塞；④除外冠状动脉痉挛者；⑤除外微血管功能障碍有关的心脏或全身疾病，如肥厚型心肌病或糖尿病。

五、临 床 治 疗

国内外目前还没有特定的治疗 CSX 的药物，临床管理的主要目标是控制症状。因此，在临床上按冠心病心绞痛的治疗方法进行治疗。疗效也因人而异。应用药物如硝酸酯类、β受体阻滞剂、钙通道阻滞剂、ACEI、曲美他嗪、血栓调节蛋白、雌激素、他汀类、前列腺素等。

六、中医辨证论治

本病在中医学中没有相对应的病名，通常根据其临床表现可归入中医的“怔忡”“心悸”“胸痹心痛”“郁证”等范畴。其病因一般有体虚劳倦、七情所伤、感受外邪、药食不当等。病机不外乎气血阴阳亏虚，心失所养，或邪扰心神，心神不宁等。

（一）气滞血瘀证

1. 临床表现

心中悸动，胸闷，胸痛，呈走窜痛或两胁胀痛，心烦不宁，情志抑郁，善太息，太息后痛减，或失眠多梦，头晕，头胀，舌质暗红或紫暗，有瘀斑以及瘀点，脉弦或弦涩，细涩。

2. 治法

活血化瘀，行气止痛。

3. 方药

血府逐瘀汤。

桃仁、红花、当归、生地黄、牛膝、川芎、桔梗、赤芍、枳壳、甘草、柴胡。

（二）痰热扰心证

1. 临床表现

心中悸动，胸中憋闷而疼痛，心烦不寐，痰多，胸闷，头晕目眩，发热气粗，面红目赤，舌红苔黄腻，脉滑数。

2. 治法

清热化痰，养心安神。

3. 方药

生铁落饮加减。

天门冬、麦门冬、贝母、胆南星、橘红、远志、石菖蒲、连翘、茯苓、茯神、元参、钩藤、丹参、朱砂。

（三）心虚胆怯证

1. 临床表现

心中悸动，善惊易怒，遇惊吓而心悸，胸闷，持续时间长，坐卧不安，失眠多梦，多梦易醒，恶闻声响，舌质淡红，苔薄白，脉动数或弦细。

2. 治法

镇静定志，安心养神。

3. 方药

温胆汤。

半夏、竹茹、枳实、陈皮、甘草、茯苓。

（四）气血两虚证

1. 临床表现

心中悸动，气短，头晕目眩，面色无华，神疲乏力，自汗，失眠健忘，纳呆腹胀，舌质淡，苔薄白，脉细弱或弦细。

2. 治法

气血双补，健脾养心。

3. 方药

归脾汤。

白术、当归、白茯苓、黄芪、远志、龙眼肉、酸枣仁、人参、木香、炙甘草。

（五）肝肾阴虚证

1. 临床表现

心中悸动，惊恐不安，胸中憋闷疼痛，肩背疼痛，善太息，遇事则郁郁寡欢，心烦易怒，不寐，手足心热，腰膝酸软，舌尖红而舌质暗，少苔或无苔，甚至镜面舌，脉沉弦或弦细数。

2. 治法

滋阴补肾，柔肝养心。

3. 方药

六味地黄丸。

熟地黄、山萸肉、山药、牡丹皮、茯苓、泽泻。

七、心脏康复

有研究表明，在常规药物治疗的基础上，给予 24 周的心血管康复训练，内容包括热身运动、主要运动、恢复运动等，取得了不错的疗效，提示心脏康复训练可以改善 CXS 运动耐量、心理状态以及心功能指标。也可用心理疗法改善患者的心理耐受性。与冠心病患者和健康人相比，CSX 患者存在较多心理因素，如生活干扰因素多，焦虑及抑郁评分值高，大部分 CSX 患者均有焦虑与抑郁性情绪，其抑郁与焦虑评分值均显著增高。支持性的心理干预可纠正不恰当认知，并且能减少焦虑与抑郁评分值，改善身体症状，减少心绞痛发作。

本病多为劳累或情志不畅所致，病机以痰瘀交阻为主，兼有气虚、阳虚以及气滞。中医对于本病康复过程中可应用推拿理疗以助疏肝潜阳，和中理气，采用推拿法治疗本病时，可让患者仰卧，医者立于其侧，单掌自上而下推胸骨数次，肝气郁结可推至脐部。单掌沿胸腹任脉快揉数遍。1 个月为 1 个疗程，共 3 个疗程。

本病康复患者亦可练习太极拳用以改善循环系统，改善冠状动脉血流，提高心肺功能。

参考文献

CAVALLO P P，PACINI G，GIUNTI S，et al，2000. Microvascular angina （cardiological syndrome X） per se is not associated with hyperinsulinaemia or insulin resistance［J］. European journal of clinical investigation，30（6）：481-486.

JADHAV S，FERRELL W，GREER I A，et al，2006. Effects of metformin on microvascular function and exercise tolerance in women with angina and normal coronary arteries：a randomized，double-blind，placebo-controlled study［J］. Journal of the American College of Cardiology，48（5）：956-963.

KINLAY S，BEHRENDT D，WAINSTEIN M，et al，2001. Role of endothelin-1 in the active constriction of human atherosclerotic coronary arteries［J］. Circulation，104：1114-1118.

MAJIDINIA M，RASMI Y，KHADEM A M H，et al，2016. Metoprolol improves endothelial function in patients with cardiac syndrome X［J］. Iranian journal of pharmaceutical research ：IJPR，15（3）：561-566.

RECIO-MAYORAL A，RIMOLDI O E，CAMICI P G，et al，2013. Inflammation and microvascular dysfunction in cardiac syndrome X patients without conventional risk factors for coronary artery disease［J］. JACC：cardiovascular imaging，6（6）：660-667.

（宋志强　武小薇　王　浩）

第七章

冠心病患者危险因素管理及康复

第一节　高　血　压

一、概　　述

高血压（hypertension）是冠心病最重要的危险因素之一，是以体循环动脉压升高为主要临床表现的心血管综合征，可分为原发性高血压（essential hypertension）和继发性高血压（secondary hypertension）。原发性高血压又称高血压病，是冠心病最重要的危险因素之一，常与糖尿病、血脂代谢紊乱、腹型肥胖、高同型半胱氨酸血症、吸烟等心血管病危险因素并存，显著增加冠心病、脑卒中、肾功能衰竭、主动脉与外周动脉疾病的风险。

（一）病因

原发性高血压的病因是多因素的，尤其是遗传和环境因素交互作用。高血压具有明显的家族聚集性。高血压的遗传可能存在主要基因显性遗传和多基因关联遗传两种方式。在环境因素中高钠低钾、高蛋白、高脂肪饮食、过量饮酒以及精神紧张和吸烟均属于升压因素。此外，肥胖与高血压的发生密切相关，腹型肥胖者更容易发生高血压。某些药物也与血压的升高有关，如避孕药、麻黄碱、肾上腺皮质激素、非甾体抗炎药（NSAID）和甘草。

（二）临床表现及诊断

原发性高血压大多起病缓慢，缺乏特殊的临床表现，因此诊断率、治疗率和控制率在我国均不高。高血压的诊断主要根据诊室测量的血压值，采用经核准的汞柱式或电子血压计，测量安静休息坐位时上臂肱动脉部位血压，一般非同日测量三次血压值收缩压（SBP）均≥140mmHg 和（或）舒张压（DBP）≥90mmHg 可诊断高血压。患者既往有高血压病史，正在使用降压药物，血压虽然正常，也诊断为高血压。原发性高血压的诊断应排除继发性高血压。近年来晨峰血压日益受到人们的重视，因此，血压的测量还需要避免在晨起即刻测量。根据血压升高水平，又进一步将高血压分为 1 级、2 级和 3 级（表 7-1）。家庭血压监测（HBPM）和 24 小时动态血压监测（ABPM）也可以作为诊断依据。ABPM 的高血压诊断标准：24 小时平均 SBP/DBP≥130/80mmHg；白天≥135/85mmHg；夜间≥120/70mmHg。HBPM 的高血压诊断标准为≥135/85mmHg，与诊室血压的≥140/90mmHg 相对应。

表 7-1 血压水平分类和定义 单位：mmHg

分类	SBP	DBP
正常血压	＜120 和	＜80
正常高值	120～139 和（或）	80～89
高血压	≥140 和（或）	≥90
1 级高血压（轻度）	140～159 和（或）	90～99
2 级高血压（中度）	160～179 和（或）	100～109
3 级高血压（重度）	≥180 和（或）	≥110
单纯收缩期高血压	≥140 和	＜90

注：当 SBP 和 DBP 分属于不同级别时，以较高的分级为准。

高血压患者的预后不仅与血压水平有关，而且与是否合并其他心血管危险因素及靶器官损害程度（表 7-2）相关。从指导治疗和判断预后的角度，对高血压患者进行心血管危险分层，将高血压患者按心血管风险水平和伴随疾病的情况分为低危、中危、高危和很高危 4 个层次（表 7-3）。

表 7-2 影响高血压患者心血管预后的重要因素

心血管危险因素	靶器官损害	伴发临床疾病
• 高血压（1～3 级） • 男性＞55 岁；女性＞65 岁 • 吸烟或被动吸烟 • 糖耐量受损 餐后 2 小时血糖（7.8～11mmol/L）和（或）空腹血糖异常（6.1～6.9mmol/L） • 血脂异常 TC≥5.2mmol/L（200mg/dl）或 LDL-C≥3.4mmol/L（130mg/dl）或 HDL-C＜1.0mmol/L（40mg/dl） • 早发心血管病家族史 （一级亲属发病年龄＜50 岁） • 腹型肥胖（腰围：男性≥90cm，女性≥85cm）或肥胖（BMI≥28kg/m^2） • 高同型半胱氨酸血症（≥15μmol/L）	• 左心室肥厚 心电图：Sokolow-Lyon 电压＞3.8mV 或 Cornell 乘积＞244mV • ms 超声心动图 LVMI：男≥115g/m^2，女≥95g/m^2 • 颈动脉超声 IMT≥0.9mm 或动脉粥样斑块 • 颈-股动脉脉搏波速度*≥12m/s （* 选择使用） • 踝/臂血压指数*＜0.9 （* 选择使用） • 估算的肾小球滤过率降低［eGFR30～59ml/（min • 1.73m^2）］或血清肌酐轻度升高：男性 115～133μmol/L（1.3～1.5mg/dl），女性 107～124μmol/L（1.2～1.4mg/dl） • 微量白蛋白尿：30～300mg/24h 或 白蛋白/肌酐比：≥30mg/g（3.5mg/mmol）	• 脑血管病 脑出血 缺血性脑卒中 短暂性脑缺血发作 • 心脏疾病 心肌梗死史 心绞痛 冠状动脉血运重建 慢性心力衰竭 心房颤动 • 肾脏疾病 糖尿病肾病 肾功能受损 eGFR＜30ml/（min • 1.73m^2） 血肌酐升高： 男性≥133μmol/L（1.5mg/dl） 女性≥124μmol/L（1.4mg/dl） 蛋白尿（≥300mg/24h） • 外周血管疾病 • 视网膜病变 出血或渗出 视乳头水肿 • 糖尿病 新诊断： 空腹血糖≥7.0mmol/L（126mg/dl） 餐后血糖≥11.1mmol/L（200mg/dl） 已治疗但未控制 糖化血红蛋白（HbA1c）≥6.5%

注：TC：总胆固醇；LDL-C：低密度脂蛋白胆固醇；HDL-C：高密度脂蛋白胆固醇；LVMI：左心室重量指数；IMT：颈动脉内膜中层厚度；BMI：体重指数。

表 7-3　血压升高患者心血管风险水平分层

其他心血管危险因素和疾病史	血压			
	SBP 130～139mmHg 和（或）DBP 85～89mmHg	SBP 140～159mmHg 和（或）DBP 90～99mmHg	SBP 160～179mmHg 和（或）DBP 100～109mmHg	SBP≥180mmHg 和（或）DBP≥110mmHg
无		低危	中危	高危
1～2 个其他危险因素	低危	中危	中/高危	很高危
≥3 个其他危险因素，靶器官损害，或 CKD 3 期，无并发症的糖尿病	中/高危	高危	高危	很高危
临床并发症，或 CKD≥4 期，有并发症的糖尿病	高/很高危	很高危	很高危	很高危

注：CKD：慢性肾脏疾病。

二、西医治疗及康复管理

原发性高血压目前尚无根治方法。高血压治疗的根本目标是降低高血压的心脑肾与血管并发症的发生和死亡的总危险。鉴于高血压是一种心血管综合征，既往常合并有其他心血管危险因素、靶器官损害和临床疾病，应根据高血压患者的血压水平和总体风险水平，决定给予改善生活方式和降压药物的时机与强度。

（一）降压治疗策略

1. 降压目标

一般患者血压目标需控制到 140/90mmHg 以下，在可耐受和可持续的条件下，其中部分有冠心病、糖尿病、蛋白尿等的高危患者的血压可控制在 130/80mmHg 以下。对于老年高血压患者，年龄≥65 岁，将血压降至＜140/90mmHg；年龄≥80 岁，首先应将血压降至＜150/90mmHg，若耐受性良好，则进一步将血压降至＜140/90mmHg；经评估确定为衰弱的高龄高血压患者，收缩压控制目标为＜150mmHg，但尽量不低于 130mmHg。

2. 降压药物治疗的时机

降压药物治疗的时机取决于心血管风险评估水平，在改善生活方式的基础上，对血压仍超过 140/90mmHg 和（或）目标水平的一般高血压患者应给予药物治疗。年龄≥65 岁，血压≥140/90mmHg，在生活方式干预的同时启动降压药物治疗；年龄≥80 岁，血压≥150/90mmHg，立即启动降压药物治疗；经评估确定为衰弱的高龄高血压患者，血压≥160/90mmHg，应考虑启动降压药物治疗。

（二）降压药物治疗

使用降压药物应遵循 4 项原则，即小剂量开始、优先选择长效制剂、联合用药及个体化。

1. 常用降压药物

常用降压药物包括钙通道阻滞剂（CCB）、血管紧张素转化酶抑制剂（ACEI）、血管紧张素受体拮抗剂（ARB）、利尿剂和β受体阻滞剂五类（表7-4），以及由上述药物组成的固定配比复方制剂。

表 7-4　常用的各种降压药

分类	药物	每日剂量（mg/d）	每日服药次数	注意事项
噻嗪类利尿剂	氢氯噻嗪	6.25～25	1	监测钠、钾、尿酸和钙浓度
	吲哒帕胺	0.625～2.5	1	有痛风病史者慎用，除非已接受降尿酸治疗
袢利尿剂	布美他尼	0.5～4	2	合并症状性心衰优选袢利尿剂
	呋塞米	20～80	1～2	CKD 3～4 期患者优选袢利尿剂
	托拉塞米	5～10	1	
保钾利尿剂	阿米洛利	5～10	1～2	单用降压效果不明显
	氨苯蝶啶	25～100	1～2	CKD 5 期患者避免应用
醛固酮受体拮抗剂	依普利酮	50～100	1～2	螺内酯、比依普利酮增加男性乳腺增生和 ED 风险
	螺内酯	20～60	1～3	避免联合应用补钾、保钾药。CKD 3～4 期患者避免应用
CCB 二氢吡啶	苯磺酸氨氯地平	2.5～10	1	无绝对禁忌证
	马来酸左旋氨氯地平	1.25～5	1	剂量相关的踝部水肿、颜面潮红、便秘，女性多见于男性。左旋氨氯地平踝部水肿等副作用相对少
	苯磺酸左旋氨氯地平	1.25～5	1	
	非洛地平	2.5～10	1	
	乐卡地平	10～20	1	
	硝苯地平缓释	10～80	2	
	硝苯地平控释	30～60	1	
	拉西地平	4～8	1	
	西尼地平	5～10	1	
	贝尼地平	4～8	1	
CCB（非二氢吡啶）	地尔硫䓬	90～180	2～3	避免与 β 受体阻滞剂常规合用，会增加心动过缓和传导阻滞
	地尔硫䓬缓释	90～360	1～2	不用于收缩性心力衰竭
	维拉帕米缓释	120～240	1～2	
ACEI	贝那普利	5～40	1～2	ACEI 禁止与 ARB 合用
	卡托普利	25～300	2～3	合并 CKD 患者或使用补钾或保钾药物者增加高钾血症风险
	依那普利	2.5～40	1～2	严重双侧肾动脉狭窄患者增加急性肾衰风险
	福辛普利	10～40	1	服用 ACEI 发生血管性水肿病史的患者禁用
	赖诺普利	2.5～40	1	血肌酐水平大于 3 mg/dl 者禁用
	咪哒普利	2.5～10	1	
	培哚普利	4～8	1	
	雷米普利	1.25～20	1	
ARB	坎地沙坦	4～32	1	适应证与禁忌证同 ACEI
	厄贝沙坦	150～300	1	ACEI 禁止与 ARB 合用
	氯沙坦	25～100	1	因干咳而不能耐受 ACEI 者可换用 ARB
	奥美沙坦	20～40	1	
	替米沙坦	20～80	1	
	缬沙坦	80～160	1	
	阿利沙坦	240	1	
β受体阻滞剂-心脏选择性	阿替洛尔	12.5～50	1～2	有气道痉挛性疾病患者禁用，必须应用时应选高选择性β_1受体阻滞剂
	比索洛尔	2.5～10	1	
	酒石酸美托洛尔	25～100	2	避免突然停药
	琥珀酸美托洛尔	23.75～190	1	
β受体阻滞剂-α+β	卡维地络	12.5～50	2	有气道痉挛性疾病患者禁用，必须应用时应选高选择性β_1受体阻滞剂
	阿罗洛尔	10～20	1～2	
	拉贝洛尔	200～600	2	避免突然停药
α_1受体阻滞剂	多沙唑嗪	1～16	1	
	哌唑嗪	1～10	2～3	可引起体位性低血压，尤其是老年人更易发生
	特拉唑嗪	1～20	1～2	伴良性前列腺增生患者可作为二线用药
中枢性降压药	可乐定	0.1～0.8	2～3	
	甲基多巴	250～1000	2～3	避免突然停药引起高血压危象
	利血平	0.05～0.25	1	
直接血管扩张药	肼屈嗪	25～100	2	大量可引起多毛症和狼疮综合征

注：ED：勃起功能障碍。

对于单药治疗血压未达标的高血压患者，可选择联合应用两种降压药物。联合用药时，药物的降压作用机制应具有互补性，并可互相抵消或减轻药物不良反应。如 ACEI 或 ARB 联合小剂量噻嗪类利尿剂、ACEI 或 ARB 联合长效二氢吡啶类 CCB。应避免联合应用作用机制相似的降压药物，如 ACEI 联合 ARB。但噻嗪类利尿剂或袢利尿剂和保钾利尿剂在特定情况下（如高血压合并心力衰竭）可以联合应用。

若需 3 种药物联用时，二氢吡啶类 CCB + ACEI 或 ARB + 噻嗪类利尿剂组成的联合方案最为常用。对于难治性高血压患者，可在上述 3 种药物联用基础上加用第四种药物，如醛固酮受体拮抗剂、β 受体阻滞剂或 α 受体阻滞剂。

单片复方制剂通常由不同作用机制的降压药物组成。与自由联合降压治疗相比，其优点是使用方便，可增加高血压患者的治疗依从性。目前我国上市的新型固定配比复方制剂主要包括 ACEI + 噻嗪类利尿剂、ARB + 噻嗪类利尿剂、二氢吡啶类 CCB + ARB、二氢吡啶类 CCB + β 受体阻滞剂、噻嗪类利尿剂 + 保钾利尿剂等。我国传统的单片复方制剂，如复方利血平氨苯蝶啶片（降压 0 号），以氢氯噻嗪、氨苯蝶啶、硫酸双肼屈嗪、利血平为主要成分，因价格经济并能安全、有效降压，符合降压药物应用的基本原则，且与 ACEI 或 ARB、CCB 等降压药物具有良好的协同作用，仍可作为高血压患者降压治疗的一种选择。

2. 冠心病合并高血压的降压治疗

β 受体阻滞剂适用于伴快速性心律失常、心绞痛、慢性心力衰竭的高血压患者。ACEI 适用于伴慢性心力衰竭以及有心肌梗死病史的老年高血压患者。ARB 适用于伴左室肥厚、心力衰竭、糖尿病肾病、代谢综合征、微量白蛋白尿或蛋白尿以及不能耐受 ACEI 的患者。

对于伴稳定型心绞痛和（或）既往有心肌梗死病史者，初始降压治疗首选β受体阻滞剂和 ACEI 或 ARB。对于伴稳定型心绞痛者，如无心肌梗死和心力衰竭病史，长效二氢吡啶类 CCB 也可作为初始治疗药物。血压难以控制且心绞痛持续存在时，可加用长效二氢吡啶类 CCB。对于变异型心绞痛者，首选 CCB，尽可能避免应用 β 受体阻滞剂。ACS 患者，若无禁忌，起始降压治疗应包括 β 受体阻滞剂和 ACEI 或 ARB。若血压难以控制或 β 受体阻滞剂存在禁忌，可选择长效二氢吡啶类 CCB；伴心力衰竭或肺淤血证据时，不宜给予非二氢吡啶类 CCB。硝酸酯类药物可用于控制血压，缓解心肌缺血和肺淤血症状。伴心肌梗死、心力衰竭或糖尿病且血压控制欠佳时，可加用醛固酮受体拮抗剂。

（三）康复管理

冠心病合并高血压的康复管理包括健康饮食、戒烟限酒、运动康复、保持理想体重、睡眠和心理调节等。

1. 健康饮食

减少钠盐摄入，增加钾盐摄入：钠盐摄入过多和（或）钾盐摄入不足是我国高血压发病的重要危险因素。WHO 建议每日摄盐量应小于 6g，老年高血压患者应适度限盐。主要措施包括：①减少烹调用盐及含钠高的调味品（包括味精、酱油）；②避免或减少食用含钠盐量较高的加工食品，如咸菜、火腿、各类炒货和腌制品；③建议在烹调时尽可能使用定量盐勺，以起到警示的作用。增加膳食中钾摄入量可降低血压。鼓励摄入多种新鲜蔬菜、水果、鱼类、豆制品、粗粮、脱脂奶及其他富含钾、钙和膳食纤维的食物。

合理膳食模式可降低人群高血压、心血管疾病的发病风险。建议合并高血压的冠心病患者采用 DASH（dietary approaches to stop hypertension）饮食。DASH 饮食富含新鲜蔬菜，水果，低脂（或脱脂）乳制品，禽肉，鱼，大豆和坚果，少糖、含糖饮料和红肉，其饱和脂肪和胆固醇水平低，富含钾镁钙等微量元素、优质蛋白质和纤维素。在高血压患者中，DASH 饮食可分别降低收缩压 11.4mmHg，舒张压 5.5mmHg。依从 DASH 饮食能够有效降低冠心病和脑卒中风险。

2. 戒烟限酒

详见第三章第一节心脏康复处方。

3. 运动康复

高血压患者进行合理的有氧锻炼可有效降低血压，降低心血管死亡和全因死亡风险。运动训练降低血压是由于运动后的血流动力学和神经体液改变。体育运动可降低交感神经兴奋性，放松性运动可提高迷走神经张力，改善血液循环和代谢，降低总外周阻力，提高钠排泄，相对降低血容量，从而降低过高的血压。此外，运动和饮食控制相结合，可以有效降低血浆低密度脂蛋白胆固醇的含量，增加高密度脂蛋白胆固醇的含量，从而有利于血管硬化过程的控制。运动与放松性训练均有助于改善患者的情绪，从而有利于减轻心血管应激水平。

对于合并稳定性冠心病的高血压患者运动处方主要采取动态的下肢或联合上肢的运动。无论是运动形式还是运动强度均应因人而异。一般运动形式可采取有氧、抗阻和伸展运动等，以有氧运动为主（如步行、慢跑、骑自行车和游泳等），无氧运动作为补充。运动强度应维持在中等程度以下，建议每周不少于 5 天，每次有氧运动时间不低于 30 分钟。运动中心率应达到（220－年龄）的 60%～70%。合并不稳定性冠心病的高血压患者的运动康复详见相关冠心病类型的心脏康复。

4. 保持理想体重

维持理想体重（BMI 18.5～23.9kg/m²）、纠正腹型肥胖（男性腹围≥90cm，女性腹围≥85cm）有利于控制血压，减少心血管病发病风险。控制体重，包括控制能量摄入、增加体力活动和行为干预。提倡进行规律的中等强度的有氧运动、减少久坐时间。此外，行为疗法，如建立节食意识、制订用餐计划、记录摄入食物种类和重量、计算热量等，对减轻体重有一定帮助。对于综合生活方式干预减重效果不理想者，推荐使用药物治疗或手术治疗。减重计划应长期坚持，速度因人而异，不可急于求成。建议将目标定为 1 年内体重减少初始体重的 5%～10%。

5. 睡眠和心理调节

详见第三章第一节心脏康复处方。

三、中医辨证论治与名医类方

高血压属于中医“眩晕”“头痛”病范畴，病因病机多为“风”“火”“痰”“瘀”。另外血瘀在本病作为致病因素也有所提及。

（一）病因病机

1. 情志失调

喜、怒、忧、思、悲、恐、惊等情绪变化，长久持续的情志刺激导致人体的气机紊乱，脏腑功能失调，气血失调而致血压上升。

2. 饮食不节

暴饮暴食以及过食肥甘厚味，导致脾失健运，痰浊中阻，清阳不升而致血压升高。

3. 劳逸失度

过劳则易伤阴血，阴虚则阳亢，过逸则气血运行不畅，脾胃功能虚弱，运化失调，痰湿瘀浊内生，瘀而化火，痰火上扰清窍，血压升高。

4. 先天禀赋不佳

遗传性高血压病。

（二）中医辨证论治

1. 肝阳上亢证

（1）临床表现

头晕头痛，口苦咽干，渴而多饮，心烦气躁，舌质红，苔黄，脉弦数。

（2）治法

平肝潜阳，清肝息风。

（3）方药

羚羊角汤加减。

羚羊角、白芍、生地黄、钩藤、炒枣仁、石决明、龟甲、夏枯草、牛膝、菊花、牡丹皮、甘草。

方中羚羊角、石决明、钩藤平肝潜阳；龟甲、生地黄、白芍滋补肝肾；夏枯草、菊花、牡丹皮清肝泻火；牛膝引血下行；炒枣仁安神，共同平肝潜阳，清火息风。

2. 阴虚阳亢证

（1）临床表现

头晕头痛，耳鸣眼花，失眠多梦，腰膝酸软，五心烦热，舌红少苔，脉弦细数。

（2）治法

滋阴潜阳，平肝息风。

（3）方药

天麻钩藤饮。

钩藤、石决明、炒杜仲、白芍、茯苓、生地黄、天麻、黄芩、牛膝、栀子、夜交藤、甘草。

本方平肝潜阳息风，方中天麻、钩藤、石决明平肝潜阳；黄芩、栀子清肝泻火；牛膝、杜仲、生地黄、白芍滋养肝肾；夜交藤、茯苓养心安神；诸药共同滋阴潜阳，平肝息风。

3. 肝肾阴虚证

（1）临床表现

头晕耳鸣，两目干涩，腰膝酸软，五心烦热，小便短少，大便干结，舌红少苔或无苔，脉弦细或细数。

（2）治法

滋补肝肾，养肝明目。

（3）方药

杞菊地黄汤加减。

枸杞子、山药、牡丹皮、生地黄、菊花、山茱萸、泽泻、茯苓、杜仲、炒枣仁、甘草。

方中枸杞子、生地黄、山茱萸、山药补肾填精；杜仲益肾强腰；菊花、牡丹皮清肝泻火；茯苓、炒枣仁安神；诸药合用滋补肝肾。

4. 痰浊中阻证

（1）临床表现

头晕头重，困倦乏力，心胸烦闷，腹胀痞满，呕吐痰涎，少食多寐，手足麻木，舌淡苔腻，脉弦滑。

（2）方药

半夏白术天麻汤加减。

清半夏、竹茹、枳实、远志、罗汉果、茯苓、白术、天麻、石菖蒲。

清半夏、竹茹、枳实、罗汉果除痰；茯苓、白术健脾化湿；天麻息风；石菖蒲、远志除痰开窍。

5. 血脉瘀阻证

（1）临床表现

头痛经久不愈，固定不移，偏身麻木，心痛胸痹，面唇发绀，舌质紫暗，脉弦涩。

（2）治法

活血祛瘀，疏通血脉。

（3）方药

血府逐瘀汤加减。

赤芍、生地黄、桃仁、红花、柴胡、郁金、牛膝、益母草、合欢皮、甘草。方中赤芍、桃仁、红花、生地黄、益母草活血化瘀；牛膝引血下行，畅通血脉；柴胡、郁金疏肝解郁；合欢皮安神；甘草调和诸药。

6. 阴阳两虚证

（1）临床表现

头晕眼花，头痛耳鸣，心悸气短，腰膝酸软，失眠多梦，遗精阳痿，肢冷麻木，夜尿频或少尿，水肿，舌淡，苔白，脉弦。

（2）治法

补肾养肝，益阴助阳。

（3）方药

金匮肾气丸合二仙汤加减。

熟地黄、山药、淫羊藿、茯苓、山萸肉、牡丹皮、泽泻、制附子、肉桂、金樱子、炙甘草。

方中熟地黄、山茱萸、山药滋肾养肝；附子、肉桂、淫羊藿、金樱子滋补肝肾；泽泻、茯苓利水渗湿；牡丹皮清肝泻火，补中有泻，以使补而不助热，共奏育阴助阳之功；甘草、山药健运脾胃，扶助肝肾。

（三）名医类方

周仲瑛治疗高血压曾有调和气血汤，方药组成为丹参 12g，川芎 10g，大蓟 15g，怀牛膝 10g，天仙藤 12g，生槐米 10g，广地龙 10g，代赭石 25g，水煎服，每日 1 剂。有调和气血的作用，可用于治疗高血压气血失调证，临床表现为头痛头胀，面色暗红，时有烘热汗出，胸闷或胸痛如刺，肢体窜痛或麻木，妇女月经不调，舌质晦暗，脉弦细涩或结代。

近代名医邢子亨治疗高血压的经验方名为潜降汤，方药为熟地黄 18g，山萸肉 12g，枸杞子 12g，女贞子 15g，丹参 15g，赤芍 12g，牛膝 15g，石决明 24g，珍珠母 24g，紫贝齿 15g，杜仲 15g，桑寄生 15g，川断 15g，钩藤 12g，夏枯草 15g，水煎服。该方具有滋肾平肝，潜阳降压的作用，可用于治疗虚性高血压，症见头晕目眩而头胀痛，下肢软弱，腰困乏力，脉沉细弱或弦弱。心虚者加茯神、龙骨、炒枣仁；气虚者，加西洋参或人参；血脂高者加山楂、草决明、泽泻；血管硬化者加地龙、木瓜；便秘者加草决明、何首乌、桃仁或肉苁蓉；数日不便者可加番泻叶 5g；痛风高尿酸者加苏木、土元、红花、乳香、没药、猪苓、云苓、泽泻等。

邢子亨另一高血压经验方为平降汤，方中当归 15g，生地黄 20g，生白芍 20g，黄芩 10g，菊花 12g，草决明 20g，生石决明 30g，珍珠母 30g，丹参 15g，牛膝 12g，钩藤 12g，夏枯草 15g，水煎服。该方有清肝泻火，潜镇降压的作用，可用于治疗实证高血压，症见头晕头痛，憋闷甚至下肢软弱，脉弦而有力。头痛较甚者加玳瑁 10g，另煎服；肝火上炎者加龙胆草 12g；血压过高者加紫贝齿 30g 或磁石 30g；鼻衄者加茅根 24g，藕节 12g，小蓟 24g，大黄炭 9g；痰火壅塞者加瓜蒌皮 15g，郁金 10g，石菖蒲 10g，远志 9g。

著名医学家邓铁涛有莲椹汤，方中莲须 12g，桑椹子 12g，女贞子 12g，旱莲草 12g，山药 15g，龟板 30g，牛膝 15g。该方有滋肾养肝作用，用于肝肾阴虚型高血压。气虚加太子参，津液亏虚加麦冬、生地黄。对于肝肾阳虚患者，邓老著有肝肾双补汤，方中桑寄生 30g，何首乌 24g，川芎 9g，淫羊藿 9g，玉米须 30g，杜仲 9g，磁石 30g，生龙骨 30g。该方有补肝肾潜阳作用，肾阳虚为主者加附子十味汤。对于脾气亏虚患者，可应用赭决七味汤，方中黄芪 30g，党参 15g，陈皮 6g，法半夏 12g，云茯苓 15g，代赭石 30g，草决明 24g，白术 9g，甘草 2g，水煎服。该方具有健脾益气作用，可用于治疗气虚痰浊型高血压。对于肝阳上亢患者可应用邓老的石决牡蛎汤，方中石决明 30g，生牡蛎 30g，白芍 15g，牛膝 15g，钩藤 15g，莲子心 6g，莲须 10g，以水煎服。该方有平肝潜阳之功效，可用于治疗肝阳上亢型高血压。

著名医学家董建华治疗高血压著有黄精四草汤，方中黄精 20g，夏枯草 15g，益母草 15g，车前草 15g，水煎服，主要用于平肝补脾，通络降压。治疗眩晕、手麻、肿胀兼有高血压者。

高血压治疗大师郭振球教授治疗高血压有活络蠲痹方，方中天麻 10g，钩藤 20g，木瓜 10g，萆薢 15g，当归 15g，白芍 15g，续断 12g，黄芪 15g，牛膝 10g，僵蚕 12g，松节 15g，威灵仙

15g，每日煎服1次。该方治法为息风蠲痹，养血活络。治疗高血压脑病引起的风痰袭络，半身不遂，手足不能举动，麻木不仁，关节酸痛或咳吐痰涎者。郭教授另一高血压方为潜息宁合剂，方中珍珠母12g，天麻12g，钩藤15g，菊花10g，桑椹12g。该方育阴潜阳，平肝息风。治疗高血压肝阳上亢，表现眩晕，耳鸣，心烦，心悸易怒，面红肢体麻木，脉弦细数，舌红者。若心烦面赤加黄芩、栀子清肝火以息风，腑热便秘者加大黄、芒硝通腑泄热。

赵尚久治疗高血压效方名为双降汤，方中黄精20g，何首乌20g，山楂15g，菊花10g，草决明15g，丹参15g，桑寄生20g，泽泻20g。该方补益肝肾，行滞通脉，泄浊洁腑，降脂降压，治疗肝肾阴虚，痰浊阻滞的高血压病患者。

王乐善的调络饮，方中桑寄生15g，生地黄15g，牡丹皮15g，白芍15g，黄芩15g，菊花15g，夏枯草30g，杜仲15g，牛膝15g，桑枝15g，桂枝15g，生石决明30g，甘草15g。该方主要作用是益血脉，平血逆，凉血止血，补肝血，益精气，调和营卫，养阴清热。

郭士魁教授应用清肝汤治疗高血压病，方中白薇10g，葛根15g，菊花12g，钩藤15g，生牡蛎15g，黄芩12g，磁石20g，草决明12g。该方具有平肝潜阳作用，可用于肝阳上亢型高血压。

参考文献

冯宝玉，陈纪春，李莹，等，2016. 中国成年人超重和肥胖与高血压发病关系的随访研究［J］. 中华流行病学杂志，37（5）：606-611.

国家卫生计生委疾病预防控制局，2016. 中国居民营养与慢性病状况报告（2015年）［M］. 北京：人民卫生出版社.

卢祥之，2012. 国医圣手施今墨经验良方赏析［M］. 北京：人民军医出版社.

谢永玉，2011. 中医效验方荟萃［M］. 北京：中国中医药出版社.

《中国高血压防治指南》修订委员会，2019. 中国高血压防治指南2018年修订版［J］. 心脑血管病防治，19：1-44.

WANG Z，CHEN Z，ZHANG L，2018. Status of hypertension in China：results from the China hypertension survey，2012-2015［J］. Circulation，137（22）：2344-2356.

YAN J，PAN Y，AN T，et al，2015. Association between anxiety and hypertension：a systematic review and meta-analysis of epidemiological studies［J］. Neuropsychiatric disease and treatment，11：1121-1130.

（武小薇　房　炎　王　浩）

第二节　高　血　脂

一、概　述

近年来，中国人群的血脂水平逐步上升，《2012中国城市居民健康白皮书》显示，我国18～79岁常住居民中，高血脂的患病率已达50.5%，较2008年上升了45.6%。血脂异常的主要危害是增加动脉粥样硬化性心血管疾病（ASCVD）的发病风险，必须对高血脂予以及早重视及严格控制。

（一）概念及分型

血脂代谢不平衡，人体内胆固醇和甘油三酯的水平升高，称为高脂血症或高血脂。常用于临床检验的血脂参数包括总胆固醇（TC）、高密度脂蛋白胆固醇（HDL-C）、低密度脂蛋白胆固醇（LDL-C）、极低密度脂蛋白胆固醇（VLDL-C）和甘油三酯（TG）。2 次以上血脂检测结果中，有任何一项指标达到下列标准即可诊断高血脂：TC＞5.72mmol/L（220mg/dl），LDL-C＞3.64mmol/L（140mg/dl），HDL-C＜0.91mmol/L（35mg/dl），TG＞1.7mmol/L（65mg/dl）。高血脂包括高胆固醇血症、高甘油三酯血症、低高密度脂蛋白胆固醇血症和混合性高脂血症 4 种类型。

（二）高血脂与心血管疾病

HDL-C 在体内可以逆向转运胆固醇，故可以延缓动脉粥样硬化进展，防止冠心病的发生，即 HDL-C 水平与冠心病的发生风险呈负相关；TG 水平也与冠心病发病风险有关，研究显示，TG 水平从 3.63mmol/L 开始，随着 TG 水平的升高，冠心病的发病风险增加；胆固醇在血中主要以 LDL 的形式存在，LDL-C 增高为主要表现的高胆固醇血症对 ASCVD 危害最大，目前公认 LDL-C 属于致动脉粥样硬化脂蛋白。研究发现，LDL-C 每降低 1%则心血管疾病风险减少 1%，而 HDL-C 每升高 1%则未来心血管风险下降 2%～4%。国内外血脂异常防治指南均强调，LDL-C 在 ASCVD 的发病中起着核心作用，提倡以降低血清 LDL-C 水平来防控 ASCVD 风险，故应将 LDL-C 作为临床降脂治疗的首要干预靶点。

（三）高血脂的检出

早期检出高血脂，监测血脂水平变化，是有效预防 ASCVD 发生的重要基础。《中国成人血脂异常防治指南》建议：20 岁以上的成年人至少每 5 年检测 1 次血脂；ASCVD 患者及其高危人群，则应每 3～6 个月检测 1 次血脂；对于因 ASCVD 住院治疗的患者，应在入院时或入院 24 小时内检测血脂；40 岁以上的男性和绝经后的女性也建议每年进行血脂检查。《2014 英国心血管疾病预防指南推荐意见》（JBS3）推荐所有心血管疾病患者在确诊后立即或短期内进行血脂检测，建议心脏事件后或术后 24 小时内或 4～6 周后测定胆固醇，为治疗决策提供可靠的基线参考值。

二、西医治疗及康复管理

（一）血脂控制目标

不同个体血脂的控制目标，需要根据 ASCVD 的不同危险程度来确定。JBS3 心血管疾病风险计算器中血脂评估标准如下（表 7-5），在一定范围内继续降低 LDL-C 或非 HDL-C 水平可能有助于进一步降低患者心血管风险。

表 7-5 不同 ASCVD 危险人群降 LDL-C/非 HDL-C 治疗达标值

危险等级	LDL-C	非 HDL-C
低危、中危	＜3.4mmol/L（130 mg/dl）	＜4.1mmol/L（160 mg/dl）
高危	＜2.6 mmol/L（100 mg/dl）	＜3.4 mmol/L（130 mg/dl）
极高危	＜1.8mmol/L（70 mg/dl）	＜2.6 mmol/L（100 mg/dl）

（二）调脂药物治疗

临床上调脂药物分为两大类，一是降 TC 为主的药物，二是降 TG 为主的药物。以降低 TC 为主的药物主要包括他汀类、胆固醇吸收抑制剂依折麦布、胆汁酸螯合剂等；以降低 TG 为主的药物主要包括贝特类、烟酸类、高纯度鱼油制剂。

他汀类药物通过抑制胆固醇合成过程中的限速酶发挥作用。他汀类药物适用于高胆固醇血症、混合性高脂血症和 ASCVD 患者。他汀类药物的问世对于 ASCVD 的防治具有重要的意义。4S 临床试验首次证实他汀类药物可降低冠心病死亡率和患者的总死亡率，之后的很多研究也证实了他汀类药物在冠心病的二级预防中具有不可替代的作用。HPS 等研究将他汀类药物应用从 ASCVD 患者扩展到一级预防和更广泛的人群，目前他汀类药物在心血管疾病高危人群一级预防中的作用已得到肯定。大多数人对他汀类药物耐受良好，偶见肝功能异常、肌溶解、糖尿病风险增加等不良反应，但因其对心血管的总体益处远大于副反应，故应坚持作为 ASCVD 患者的一线调脂用药。

胆固醇吸收抑制剂依折麦布能有效抑制肠道内胆固醇的吸收。研究显示，在辛伐他汀基础上加用依折麦布可以进一步降低患者的心血管事件。依折麦布的安全性和耐受性良好，其不良反应少，多为一过性，主要表现为头痛和消化道症状。

胆汁酸螯合剂为碱性阴离子交换树脂，在肠道内能与胆汁酸呈不可逆结合，促进胆汁酸随便排出体外，阻断胆汁酸中胆固醇的重吸收，与他汀类药物联用可以提高调脂疗效。常见的不良反应包括胃肠道不适、便秘及影响某些药物的吸收。

贝特类药物通过激活过氧化物酶体增殖物激活受体 α 和激活脂蛋白脂酶而降低血清 TG 水平和升高 HDL-C 水平。适用于高甘油三酯血症或以甘油三酯升高为主的混合性高脂血症。临床试验结果荟萃分析提示贝特类药物能使高 TG 伴低 HDL-C 人群心血管事件危险降低 10% 左右，以降低非致死性心肌梗死和冠状动脉血运重建术为主，对心血管死亡、致死性心肌梗死或脑卒中无明显影响。不良反应与他汀类药物相似。

烟酸是一种 B 族维生素，又称维生素 B_3，烟酸可以减少 TG 和 LDL-C 的合成，升高 HDL-C，机制尚不完全清楚。最常见的不良反应是颜面潮红，其他有肝脏损害、高尿酸血症、高血糖、棘皮症和消化道不适等。慢性活动性肝病、活动性消化性溃疡和严重痛风者禁用。

高纯度鱼油制剂的主要成分为ω-3 脂肪酸，有研究显示ω-3 脂肪酸可对抗炎症反应、治疗内皮功能紊乱、促进组织因子生长及促进细胞生长因子发育，可作为治疗高甘油三酯血症时贝特类或烟酸类的替代药物。

（三）康复管理

1. 生活方式的改变

高血脂与不良的饮食和生活方式密不可分，饮食治疗和改善生活方式是高血脂治疗的根本措施。建议每日胆固醇的摄入量小于300mg，饱和脂肪酸摄入量应小于总能量的10%；高胆固醇血症者饱和脂肪酸摄入量应小于总能量的7%，ASCVD等高危患者，摄入脂肪不应超过总能量的20%～30%；建议每日摄入水溶性膳食纤维10～25g，以降低低密度脂蛋白胆固醇，利于血脂的控制，但应长期监测其安全性。

2. 增加运动

适当地增加运动既可以消耗多余热量，又能降低体内的血脂水平，故运动疗法也是治疗高血脂的有效措施之一。建议每周5～7天、每次30分钟的中等强度体力运动（包括快走、慢跑、爬楼、坡路骑自行车、滑冰、打排球、登山等）。对于ASCVD患者，应先由医生充分评估其运动安全性后，再进行适当的运动。

3. 控制体重

超重和肥胖是高血脂的重要危险因素。超重或肥胖高血脂患者应通过减少能量摄入或增加能量排出来减轻体重，使BMI控制在理想范围之内（$18.5\sim23.9kg/m^2$），以降低血脂至正常范围。

4. 戒烟及限酒

高血脂的患者，由于脂质容易沉积在血管内皮，促进动脉粥样硬化的发生，而吸烟会加速血管内皮的损伤及动脉粥样硬化的进展，其未来患ASCVD的风险会叠加，所以建议高血脂的患者戒烟和有效避免二手烟的吸入。中等量饮酒（男性每天20～30g乙醇，女性每天10～20g乙醇）能升高HDL-C水平。但即使少量饮酒也可使高甘油三酯血症患者TG水平进一步升高。饮酒对于心血管事件的影响尚无确切证据，提倡限制饮酒。

三、中医辨证论治与名医类方

高脂血症从中医辨证论治角度，属本虚标实之证。本为脾肾亏虚，标为痰浊、水湿、瘀血，责之于肝、肾、脾，影响心、脑。

（一）病因病机

1. 饮食不节

偏食肥甘厚腻或嗜酒成瘾，导致脾胃功能受损，脾虚气结，升降失司，运化失健，聚湿成痰，痰从浊化，诚如《儒门事亲》所曰：“夫膏粱之人……酒食所伤，涨闷痞满。”

2. 情志失调

脾主运化水湿，输布水谷精微，思虑伤脾，脾虚气结，升降失司，津液不能输布，酿聚为痰，又肝胆之疏泄功能与脂质代谢关系更为紧密，因胆为中精之府，能净化浊脂，若忧郁恼怒损及肝胆，导致疏泄失度，清浊难分，胆气郁遏则清净无权，脂浊难化以致脂质代谢紊乱。

3. 年迈体虚

肾为先天之本，主藏精，主五液。禀赋不足或因年老，肾气渐衰，肾阳虚则不能鼓动五脏之阳气，火不生土，可衍生痰浊脂质，肝肾阴虚则生内热，灼津炼液为痰，熬而成脂。

（二）辨证论治

1. 脾虚湿盛证

（1）临床表现

头重体倦，腹胀纳呆，乏力懒言，口淡不渴，大便溏薄，小便清长，健忘，面色无华，或有下肢肿胀，眼睑浮肿，或肢体麻木，舌体淡胖，边有齿痕，苔白浊腻，脉缓无力。

（2）治法

益气健脾，和胃渗湿。

（3）方药

参苓白术散加减。

人参、茯苓、怀山药、炙甘草、薏苡仁、桔梗、砂仁、泽泻、猪苓、白术、荷叶。

方中人参、茯苓、白术、怀山药、炙甘草益气健脾；砂仁行气和胃；泽泻、茯苓、薏苡仁淡渗利湿；荷叶、桔梗除痰化湿。诸药配合，有益气健脾，和胃渗湿兼除痰化浊之效。

2. 痰浊阻滞证

（1）临床表现

眩晕头重，心胸憋闷，恶心呕吐，纳呆，腹胀或有咳嗽，咳痰，形体肥胖，反应迟钝，肢体沉重，或有胁下痞块，舌苔浊腻，脉弦滑。

（2）治法

行气化痰，健脾和胃。

（3）方药

涤痰汤加减。

清半夏、陈皮、胆南星、石菖蒲、党参、枳实、大枣、白术、茯苓、炙甘草。

方中陈皮、半夏、胆南星燥湿化痰；枳实行气宽胸消痞；党参、白术、茯苓、炙甘草健脾益气，化湿除痰；石菖蒲化痰以开窍。

3. 气滞血瘀证

（1）临床表现

胸痛，痛有定处，入夜尤甚，或头晕头痛，或项强肢麻，舌质暗红，或有瘀斑瘀点，舌下脉络迂曲，脉弦或涩。

（2）治法

疏肝理气，活血通脉。

（3）方药

血府逐瘀汤。

桃仁、赤芍、牛膝、生地黄、红花、当归、川芎、桔梗、柴胡、枳壳、甘草。

方中桃仁、红花、赤芍、当归、生地黄、川芎活血化瘀，其中当归、川芎、生地黄、赤芍尚有养血之功，柴胡、枳壳、赤芍疏肝理气，行气开胸，桔梗载药上行，开提肺气；牛膝引药下行，疏通血脉，甘草调和诸药。

4. 阴虚阳亢证

（1）临床表现

眩晕头痛，烦躁易怒，失眠多梦，腰膝酸软，耳鸣目涩，五心烦热，夜间盗汗，肢体麻木，舌红少苔乏津或无苔，脉弦细数。

（2）治法

滋阴补肾，平肝潜阳。

（3）方药

天麻钩藤饮加减。

钩藤、夜交藤、炒杜仲、天麻、牛膝、女贞子、白芍、茯苓、决明子、桑寄生、栀子、石决明、甘草。

方中杜仲、牛膝、女贞子补肾；白芍、桑寄生养血和肝；天麻、钩藤、石决明平肝息风；栀子清热除烦；夜交藤养血安神；甘草调和诸药，共同发挥补肾平肝潜阳之功效。

5. 肝肾阴虚证

（1）临床表现

头晕失眠，失眠健忘，耳鸣耳聋，腰膝酸软，行动迟缓，动作笨拙，手足心热，舌质淡暗，舌红少苔，脉细数。

（2）治法

补益肝肾。

（3）方药

六味地黄丸和一贯煎加减。

熟地黄、怀山药、茯苓、沙参、枸杞子、山茱萸、女贞子、麦冬、牛膝、牡丹皮、当归、白芍、菟丝子。

方中熟地黄、怀山药、山茱萸、枸杞子、菟丝子、女贞子补肾填精；当归、白芍柔肝；麦冬、沙参养阴；牡丹皮、茯苓可防止以上补益药品过分滋腻。诸药合用，有补益肝肾功用。

6. 脾肾阳虚证

（1）临床表现

头晕健忘，神疲乏力，形体怯冷，面色淡白，脘腹作胀，纳差便溏，面肢水肿，舌淡质嫩，苔白腻，脉沉细。

（2）治法

温阳补肾，益气健脾。

（3）方药

桂附地黄丸加减。

制附子、牡丹皮、桂枝、熟地黄、白术、山萸肉、怀山药、茯苓、泽泻、炙甘草。

方中附子、桂枝补益肾阳；熟地黄、怀山药、山萸肉补肾填精；茯苓、白术、炙甘草健脾化痰；牡丹皮、泽泻可防止以上补益药过分滋腻。诸药合用，有温补脾肾之功。

（三）名医类方

山东名医张继东有治疗高脂血症效方，方药组成为何首乌 20g，熟地黄 20g，枸杞子 20g，桑寄生 10g，女贞子 10g，决明子 30g，茯苓 15g，泽泻 30g，石菖蒲 10g，陈皮 10g，丹参 30g，生山楂 24g，郁金 15g。水煎服，每日 1 剂，分 2 次或 3 次温服。

治法：补肾化痰，祛瘀降脂。方中制何首乌、熟地黄、枸杞子补肾填精；丹参、山楂、郁金行气活血祛瘀；茯苓、石菖蒲健脾、豁痰。研究证实制何首乌、枸杞子、山楂均有降低血清胆固醇、甘油三酯的作用。该方以补肾为主，兼顾脾、肝两脏，同时化痰祛瘀、降血脂。服后肾气得充，脾健肝旺，痰瘀俱消，诸症乃愈。可以酌情加用水红花子 10g、大黄 6g 活血祛瘀通络。

浙江名家朱雪琼有方药治疗高血脂症效果甚佳，方药组成为柴胡、黄芩、半夏、当归各 10g，泽泻、生山楂、制何首乌各 20g，赤芍、决明子、丹参、荷叶、姜黄、郁金、白术各 15g。水煎服，每日 1 剂，分 2 次或 3 次温服。该方疏肝健脾，化痰调脂。方中柴胡、黄芩、半夏仿小柴胡汤之意，疏肝清热化痰；当归补血活血、调经止痛、润肠通便；丹参、郁金、赤芍、姜黄活血化瘀、行气通络；白术健脾化痰；制何首乌补益肝肾；决明子清肝润肠通便；生山楂消食化积、健脾散瘀；荷叶清暑利湿、健脾升阳、散瘀止血；泽泻利水渗湿化痰。

名医邵念方有治疗高脂血症效方，并命名为降脂通脉饮。方中何首乌 30g，金樱子 30g，决明子 30g，生薏仁 30g，茵陈 24g，泽泻 24g，生山楂 18g，柴胡 12g，郁金 12g，酒大黄 6g。该方滋阴降火，行滞通脉，泄浊洁腑。方用何首乌、金樱子补肝肾固精气；配泽泻、茵陈清利下焦湿热；以决明子、酒大黄润肠通便，导滞泄浊；生薏仁、生山楂健脾渗湿，消食导滞；更用柴胡、郁金行气解郁活血，斡旋阴阳。全方补而不腻，固而不涩，行而不散，共奏滋阴降火，行滞通脉，泄浊洁腑之效。偏于肝肾阴虚、肝阳上亢，症见眩晕明显者，加桑寄生 30g，生赭石 30g；偏于脾胃失健，症见脘腹痞闷、倦怠乏力者，去金樱子，加黄芪 30g，茯苓 15g，炒莱菔子 12g；偏于经脉瘀阻，症见肢体麻木、疼痛者，去金樱子，加丹参 30g，炒桑枝 30g，桃仁 12g，路路通 12g；偏于肝肾不足、目失濡养，症见视物昏花者，加茺蔚子 12g，青葙子 12g，杭菊花 12g。

江苏医家陈克忠治疗高脂血症有一效方，命名为神仙服饵方。方中制首乌 20g，枸杞子 15g，熟地黄 20g，黄精 30g，仙灵脾 30g，泽泻 40g，生山楂 30g。本方功效益肾填精，健脾渗湿，化痰祛瘀。以水煎服，每日 1 剂，早晚各服 1 次；也可研末炼蜜为丸，长期服用，每次 10g，每日 2 次。本方以何首乌、枸杞子、熟地黄、仙灵脾益肾填精；黄精补益脾气；泽泻助脾渗湿；生山楂消食化瘀。若肾阴偏虚，心烦失眠，口燥咽干，舌红少苔，脉细数者，加女贞子、黑芝麻，并重用熟地黄；肾阳偏虚，畏寒肢冷，舌淡苔白，脉沉细者，加肉苁蓉、巴戟天、制附子；脾虚偏重，脘腹胀满，倦怠乏力者，加党参、黄芪、半夏。陈克忠本人认为，脂质代谢紊乱状态，可视为痰浊、血瘀。痰浊、血瘀为脏腑虚损所产生的病理产物。其基本的病理变化为本虚标实，虚实夹杂；本虚，主要为肾虚，波及脾、肝两虚；标实，是指痰浊、血瘀。故设本方益肾固本，佐以化痰祛瘀。本方具有降低血脂的作用，是祛病延年的良方。

沈宝藩降脂方，用于治疗高脂血症，方中当归 13g，丹参 13g，蒲黄 10g，桑寄生 13g，决明子 10g，泽泻 15g，山楂 13g。本方化浊，通络，降脂。主要用于高脂血症、冠心病、经皮冠状动脉腔内成形术后、脂肪肝、脑动脉硬化、脑梗死等心脑血管疾病属痰浊、血瘀者。以水煎服，每日1剂，早晚各服1次。本方中当归、丹参活血化瘀，祛瘀生新；蒲黄既有活血散瘀作用，又有利尿功效；桑寄生、决明子补益肝肾强筋骨；泽泻利湿降浊；山楂健胃消食而兼活血之功，脾胃得健，肝肾得补，则无生痰湿之源头。肝肾虚，加枸杞10g，仙灵脾10g，女贞子10g，生首乌10g；气虚，加黄芪13g，党参13g，黄精10g；痰湿重，加茯苓10g，法夏10g，陈皮6g或茵陈13g，郁金10g，天花粉10g；瘀重，加郁金10g，没药6g；肝气郁滞，加柴胡10g，郁金10g，制香附10g。沈老先生认为高脂血症与“痰瘀”相关。其发病外因是饮食不节、膏粱厚味、酗酒而伤脾，导致痰湿内生；内因多为脏腑功能失调，气不化津，痰浊壅滞，气机不畅，脉络瘀阻。故根据辨病辨证相结合的原则，选用活血化瘀、利湿降浊、补益肝肾之药配伍，既能针对高脂血症的直接病因——痰浊、血瘀，又能兼顾脾胃肝肾亏虚的根本原因。同时现代药理研究证实，所选大部分药物均有降血脂功效。

参考文献

胡大一，2015. 降低密度脂蛋白胆固醇是硬道理［J］. 中华心血管病杂志，43：3-4.

李莹，陈志红，周北凡，等，2004. 血脂和脂蛋白水平对我国中年人群缺血性心血管病事件的预测作用［J］. 中华心血管病杂志，(7)：74-78.

刘俊，2016. 常见病名医秘验良方［M］. 北京：化学工业出版社.

隋殿军，2008. 国家级名医秘验方［M］. 长春：吉林科学技术出版社.

赵水平，黄贤圣，胡大一，2014. 比较ACC/AHA与ESC/EAS血脂指南［J］. 中华心血管病杂志，42：898-899.

诸骏仁，高润霖，赵水平，等，2016. 中国成人血脂异常防治指南（2016年修订版）［J］. 中国循环杂志，31：937-950.

JUN M，FOOTE C，LV J，et al，2010. Effects of fibrates on cardiovascular outcomes：a systematic review and meta-analysis ［J］. The lancet，375：1875-1884.

WANG Y，LIU J，WANG W，et al，2015. Lifetime risk for cardiovascular disease in a Chinese population：the Chinese Multi-Provincial Cohort Study ［J］. European journal of preventive cardiology，22：380-388.

（刘滨菘　樊　蕾　王　浩）

第三节　糖代谢异常

一、概　　述

糖代谢异常包括糖尿病和糖尿病前期。随着生活方式的改变及人口老龄化，全球范围内糖代谢异常的发病率和患病率不断攀升，已成为危害人类健康的重大慢性疾病之一。2010年中国慢性病调查研究显示：中国成年人中糖尿病患病率为11.6%，糖尿病前期患病率为50.1%。2015年我国成人糖尿病患者数量为1.096亿，居世界第一位。糖尿病被称为冠心病的“等危症”，其主要损害表现为血管病变，尤其是大血管病变，据统计，约有2/3的糖尿病患者死于ASCVD。

（一）糖代谢状态分类标准

采用世界卫生组织（1999 年）糖代谢状态分类标准。空腹血糖<6.1mmol/L 且糖负荷后 2 小时血糖<7.8mmol/L 为正常血糖；空腹血糖≥6.1mmol/L 且<7.0mmol/L，糖负荷后 2 小时血糖<7.8mmol/L 为空腹血糖受损；空腹血糖<6.1mmol/L，糖负荷后 2 小时血糖≥7.8mmol/L 且<11.1mmol/L 为糖耐量受损；空腹血糖≥7.0mmol/L 且有典型糖尿病症状（多饮、多尿、多食、体重下降）或随机静脉血糖≥11.1mmol/L 且有典型糖尿病症状或糖负荷后 2 小时血糖≥11.1mmol/L 可诊断为糖尿病；空腹血糖受损和糖耐量受损统称为糖尿病前期，糖尿病前期和糖尿病统称为糖代谢异常。

（二）糖尿病概念及常见类型临床特点

糖尿病是一种多病因引起的由胰岛素分泌或利用缺陷导致的以慢性血葡萄糖水平升高为特征的代谢性疾病。国际上通用世界卫生组织（1999 年）分型标准，即 1 型糖尿病、2 型糖尿病、其他特殊类型糖尿病和妊娠糖尿病。我国临床上 90%以上的糖尿病均为 2 型糖尿病，2 型糖尿病可以发生于任何年龄，但以 40 岁以上的成年人多见，起病隐匿，症状较轻，半数以上没有任何临床症状，通常于健康体检或因伴发病住院时发现，往往合并有肥胖、高血压、高血脂等，具有较明显的家族遗传倾向。1 型糖尿病的比例小于 5%，多见于青少年，体型较瘦，起病较急，症状较明显，80%以自发性糖尿病酮症酸中毒起病就诊，需终身胰岛素替代治疗，一般没有家族遗传史。

（三）糖代谢异常与 ASCVD

以往认为，糖代谢异常与 ASCVD 等是彼此分割、相互独立的疾病，直至 1995 年 Stern 等提出“共同土壤学说”。“共同土壤学说”是指糖代谢异常、ASCVD 都源于一个共同的致病基础——胰岛素抵抗。胰岛素抵抗是指机体组织对胰岛素的敏感性下降，需要超量的胰岛素才能达到正常的生理效应，进而机体会产生高胰岛素血症。高胰岛素血症早期造成内皮功能损伤、血管炎性反应增加促使单核细胞聚集、泡沫细胞形成及脂肪条纹发生，最终导致动脉粥样硬化斑块的形成。共同土壤学说很好地解释了一些血糖处于非糖尿病水平，甚至血糖水平正常的患者也发生心血管事件的现象。2006 年中国心脏调查指出：中国住院冠心病患者中约 3/4 合并糖代谢异常，其中糖尿病患病率为 52.9%，糖调节受损患病率为 24.0%，并且冠心病合并糖代谢异常的患病率较国外高。

（四）糖代谢异常的筛查及合并冠心病风险评估

大量研究发现，年龄≥40 岁、超重（BMI≥24kg/m²）或肥胖（BMI≥28kg/m²）、中心性肥胖（男性腰围≥90cm，女性腰围≥85cm）、糖尿病家族史等是糖代谢异常的危险因素，应尽早进行筛查检出糖代谢异常，通常糖尿病前期发展到糖尿病需要数年时间，此期采取措施积极进行干预可有望使糖尿病前期逆转。2015 年《糖代谢异常与动脉粥样硬化性心血管疾病临床诊断和治疗指南》指出：对所有糖代谢异常的患者应注意询问有无冠心病的症状，有症状者及时进行相关检查及治疗。糖尿病患者发生冠心病常无症状，对哪些患者进行筛查以及筛查是否能够改善预后尚无定论。无症状心肌缺血的筛查手段包括心电图运动负荷试验、动态心肌显像或负荷超声心动图等，应根据患者的具体情况选用，单独动态心电图不能诊断无症状心肌缺血。有下述情况患者可考虑无症状心肌缺血的筛查：糖尿病病程长（如 10 年以上）或合并其他动脉粥样硬化性疾病（脑卒中、周围动脉粥样硬化等）。

二、西医治疗及康复管理

（一）血糖控制目标

HbA1c 是反映长期血糖控制水平的指标。《中国 2 型糖尿病防治指南（2017 年版）》建议，对于大多数非妊娠成年 2 型糖尿病患者来说，基本的血糖控制目标为 HbA1c＜7%；更严格的控制目标如 HbA1c＜6.5%适用于病程较短、预期寿命较长、无并发症、未合并心血管疾病的 2 型糖尿病患者；而对于有严重低血糖病史、预期寿命较短、有显著的微血管或大血管并发症，或有严重合并症的 2 型糖尿病患者，HbA1c 控制目标可适当放宽至 8%。

（二）降糖药物治疗

早期糖代谢异常，即糖尿病前期、以胰岛素抵抗为主阶段，经过健康教育及严格的生活方式干预后，有部分患者可回归正常人队伍，如控制不当，则逐渐发展为糖尿病这一终生不可逆转性疾病。糖尿病患者如单纯生活方式干预不能使血糖达标，则应启动降糖药物治疗。

1. 双胍类药物

双类胍药物是非消瘦 2 型糖尿病患者的首选，此外，糖尿病前期也可用来改善胰岛素抵抗，目前临床上使用的双胍类药物主要是盐酸二甲双胍。双胍类药物可减少肝脏葡萄糖的输出和改善外周胰岛素抵抗。UKPDS 结果证明，二甲双胍还可减少肥胖 2 型糖尿病患者的心血管事件和死亡。单独使用二甲双胍不导致低血糖，但与胰岛素或胰岛素促泌剂合用时可增加低血糖风险。二甲双胍的主要不良反应为胃肠道反应，从小剂量开始并逐渐加量是减少其不良反应的有效方法。

2. 胰岛素促泌剂

胰岛素促泌剂包括磺脲类和非磺脲类，主要是通过促进体内胰岛素的分泌而降低血糖。磺脲类目前常用的有格列美脲、格列齐特、格列吡嗪，其副作用主要是可导致低血糖和体重增加，特别是在老年患者和肝、肾功能不全者；非磺脲类格列奈类药物在我国上市的有瑞格列奈、那格列奈和米格列奈。格列奈类药物的常见不良反应同磺脲类，但低血糖的风险和程度轻于磺脲类。

3. α-糖苷酶抑制剂

α-糖苷酶抑制剂通过延缓碳水化合物在小肠上部的吸收速率而降低餐后血糖。由于我国居民饮食多以碳水化合物为主，故在国内此类药物较畅销。国内上市的α-糖苷酶抑制剂有阿卡波糖、伏格列波糖和米格列醇，其常见不良反应为胃肠道反应如腹胀、排气等。

4. 胰岛素增敏剂

胰岛素增敏剂主要通过增加靶细胞对胰岛素作用的敏感性而降低血糖。我国上市的胰岛素增敏剂主要有罗格列酮和吡格列酮。此类药物单独使用时不易出现低血糖，但与胰岛素或胰岛素促泌剂联合使用时可增加低血糖风险。

5. 二肽基肽酶-4（DPP-4）抑制剂

肠道 L 细胞可分泌肠促胰素，促进内源性胰岛素的分泌，但其很快被肠道内的 DPP-4 灭活。DPP-4 抑制剂通过抑制 DPP-4 而减少胰高血糖素样肽-1（GLP-1）在体内的失活，使内源性 GLP-1 的水平升高。GLP-1 以葡萄糖浓度依赖的方式增强胰岛素分泌，抑制胰高糖素分泌。目前在国内上市的 DPP-4 抑制剂为西格列汀、沙格列汀、维格列汀、利格列汀和阿格列汀，DPP-4 抑制剂单独使用不增加低血糖风险。

6. 钠-葡萄糖共同转运蛋白 2（SGLT2）抑制剂

SGLT2 抑制剂通过抑制肾脏肾小管的 SGLT2 而将多余的葡萄糖排出体外，除降糖之外，还有减重和降压的作用。目前在我国临床上应用的 SGLT2 抑制剂有达格列净、恩格列净和卡格列净。临床研究显示，在具有心血管高危风险的 2 型糖尿病患者中应用恩格列净或卡格列净，主要心血管不良事件和肾脏事件复合终点发生发展的风险显著下降，心衰住院率显著下降。SGLT2 抑制剂单独使用时不增加低血糖风险，长期应用要注意泌尿生殖系统感染的可能，每日多饮两杯温水可减少感染概率。

7. GLP-1 受体激动剂

GLP-1 受体激动剂通过激动 GLP-1 受体、增加内源性胰岛素分泌而发挥降糖作用，此外，GLP-1 受体激动剂还可以抑制胰高血糖素分泌、延缓胃排空、抑制摄食中枢，降糖同时还具有减重的额外作用。我国临床上应用的 GLP-1 受体激动剂为艾塞那肽、利拉鲁肽、利司那肽和贝那鲁肽，均需皮下注射给药。GLP-1 受体激动剂的常见副作用为胃肠道反应，主要见于初始治疗时，随治疗时间延长胃肠道反应可逐渐减轻。

8. 胰岛素

使用胰岛素是控制高血糖的重要和有效手段。1 型糖尿病患者需终生依赖胰岛素维持生命，2 型糖尿病患者当病史较长、胰腺 B 细胞功能衰竭时，也需要用胰岛素来控制高血糖。根据作用时效，胰岛素分为超短效胰岛素、短效胰岛素、中效胰岛素、长效胰岛素和预混胰岛素。胰岛素的主要不良反应为低血糖、过敏及体重增加。

降糖药物林林总总，需根据个体化原则在专科医生指导下谨慎选择。值得提出的是，对于伴有 ASCVD 的患者，建议使用 SGLT-2 抑制剂或 GLP-1 受体激动剂，可使 HbA1c 降低 0.9%、心血管事件减少 10%～15%，以实现 HbA1c 达标和心血管获益。

（三）代谢手术治疗

近年来，我国肥胖和超重人群糖尿病患病率显著增加。临床证据显示，与强化生活方式干预和降糖药物治疗相比，手术能更有效地减轻体重和改善血糖，同时还可以全面改善血脂、血压等指标，因此，减重手术已更名为代谢手术。代谢手术在减重、减少糖尿病的并发症发生的同时，还能显著减轻 ASCVD 的发病风险。《中国 2 型糖尿病防治指南（2017 年版）》指出，年龄在 18～60 岁，经生活方式干预和降糖药物治疗血糖仍不达标（HbA1c＞7.0%）的 2 型糖尿病患者、身体状况较好、手术风险较低且 BMI≥32.5kg/m²，可行代谢手术。

（四）康复管理

代谢相关性疾病，主要以胰岛素抵抗为靶点，胰岛素抵抗与遗传和环境因素有关。控制饮食、增加运动、减重及纠正不健康的生活方式是改善胰岛素抵抗、控制糖代谢异常的根本性干预措施。经上述干预措施治疗后，如能有效降低 BMI，还可以降低心血管死亡风险。

1. 合理膳食

糖代谢异常患者的饮食要遵循平衡膳食的原则，每日在控制总能量的前提下合理均衡地调整饮食结构，满足机体对各种营养物质的需求，并达到血糖平稳达标、波动性小、预防并发症发生及进展的目的。摄入总能量每日每公斤体重轻体力劳动者 30～35kcal，中体力劳动者 35～40kcal，重体力劳动者 40kcal 以上。低于理想体重者、儿童、孕妇及伴有消耗性疾病者，能量摄入适当增加 10%～20%；超重或肥胖者能量摄入酌情减少，减重的目标是 3～6 个月减轻体重的 5%～10%，使体重逐渐恢复至理想体重±5%并长期保持；其中，理想体重（kg）＝身高（cm）－105。建议每日碳水化合物摄入量占总能量的 50%～60%；蛋白质摄入量占总能量的 15%～20%，且至少有一半来自动物蛋白，伴有肾病者应限制植物蛋白的摄入；脂肪摄入量占每日总能量的 25%～30%，其中饱和脂肪酸摄入量应不超过每日总能量的 10%，胆固醇摄入量每日＜300mg；此外，膳食纤维类食物既能延缓餐后血糖上升幅度，又能增加饱腹感，故建议膳食纤维摄入量为每日 25～30g。糖代谢异常患者需定时定量进餐，值得注意的是，煮时间过长的主食易在较短时间内引起血糖的突然升高，故尽量避免食用粥类等，可根据每日总热量及确定好的饮食结构，按照三餐 1/3、1/3、1/3 或 1/5、2/5、2/5 模式来分配。

2. 适量运动

运动对于糖代谢异常的患者来说十分重要，运动既可以达到降糖、减重的目的，又能改善胰岛素抵抗、减轻 ASCVD 的危险因素。糖代谢异常患者的运动要遵从个体化原则，为避免低血糖发生，一般建议餐后运动。从低强度运动逐渐过渡到中等强度（指 50%～70%最大心率，运动时有点用力，心跳和呼吸加快但不急促）的有氧运动，如快走、慢跑、游泳、爬楼、骑阻力自行车、做有氧体操等，至少每周运动 3～4 次，如身体条件允许，则建议每日坚持运动，每周总运动时间不少于 150 分钟，运动时可携带糖果、点心、甜饮料等，以防止低血糖发生，近期频繁低血糖或血糖波动较大、有严重糖尿病急慢性并发症者暂时不适宜运动。

3. 健康教育

无论对于何种疾病，健康教育都是重要的基础管理措施。糖代谢异常患者不但要对自己所患疾病有充分的认识，而且要保持心情愉悦，减轻精神压力，此外，还要戒烟限酒。由于吸烟可以加速血管内皮的损伤，与高血糖起到协同作用，因此鼓励糖代谢异常患者戒烟，防止或延缓大血管并发症的发生及进展。不推荐糖代谢异常患者饮酒，如饮酒，则应计算酒精中的总能量，建议女性每日摄入酒精量不超过 15g，男性不超过 25g，每周饮酒量不应超过 2 次。通过健康教育，教会患者认识所患疾病、教会患者如何应对疾病的突发状况、如何预防并发症的形成，让其主动地去管理自己的疾病、有意识地养成健康的生活方式，只有这样，才能控制住危险因素，防止疾病进展。

4. 病情监测

糖代谢异常患者除了日常监测血糖外，还应对并发症情况及 ASCVD 的危险因素进行监测。血糖监测包括空腹、餐后血糖及糖化血红蛋白的监测。一般血糖水平控制平稳后，建议每7天左右测1天完整的7次指尖血糖（包括三餐前、三餐后2小时及睡前）。HbA1c 用于评价长期血糖控制情况，开始治疗时每3个月检测1次，血糖达标后每年至少检测2次。糖代谢异常患者，应充分评估并治疗 ASCVD 的其他危险因素、监测血压、血脂，每年至少行1次糖尿病并发症的相关检查。

三、中医辨证论治与名医类方

中医学中糖尿病的诊断归于中医“消渴”病种，消渴多由先天禀赋不足，或者素体阴虚，再加之饮食失节，情志不遂，劳欲过度引起。此病初起多燥热伤津，逐渐阴精不足，病久气阴两虚及阴阳两虚，或兼有血瘀内阻，病位主要在肺、胃、肾三脏。

（一）病因病机

1. 饮食失节

长期过度食用肥甘厚味，助火生热，导致实火或湿热内盛，积热内蕴，化燥伤津，消谷耗液，导致消渴。另一方面，过度饮食肥甘厚味可导致肥胖，有余气不得用，化为热，热邪耗津伤气可发展为消渴病。

2. 情志不调

精神刺激、压力过大或长期郁怒伤肝，五志过极，气机郁结，气郁日久化火，火热炽盛，可上灼肺津，中灼胃液，下耗肾阴。

3. 劳欲过度

过度劳累、房事不节、劳欲过度，则五脏之阴亏损，特别为肾精亏损，所致虚火内生。阴虚火旺，消灼津液而发为消渴。

4. 禀赋虚弱

先天禀赋不足，五脏虚弱，特别是肾脏素虚，阴虚体质是消渴的重要内在因素。肾阴久虚，必将虚火内灼，津液愈耗，久之则发为消渴之病。

5. 过度温燥

长期服用温燥之品，或久食温燥之食，致使燥热内生，阴津亏损而发为消渴。

（二）中医辨证论治

1. 津伤燥热证

（1）临床表现

烦渴引饮，口干咽燥，尿频量多，消谷善饥，大便秘结，四肢乏力，皮肤干燥，舌质红而干，舌苔薄白或苔少，脉滑数或弦细或弦数。

（2）治法

清热生津。

（3）方药

白虎加人参汤合玉液汤。

知母、石膏、甘草、粳米、人参、生山药、生黄芪、知母、生鸡内金、葛根、五味子、天花粉。白虎加人参汤中石膏辛甘大寒，可清肺胃之热。知母苦寒，清泄肺胃燥热，一主一辅，清热除烦。人参、甘草、粳米益津护胃，使大寒之品无碍损脾之忧。玉液汤以黄芪为主，配伍葛根可升发阳气，佐以知母、山药、天花粉养阴生津，五味子封固肾关，鸡内金养护胃气。两方合用则有清热生津之效。

临床中燥热为重者，应以白虎加人参汤为主，并加苦瓜干。津伤较甚者，则以玉液汤为主。若烦渴为重者，可重用天花粉。若燥热内盛，热毒为患，口舌生疮，可应用黄连清热解毒。大便秘结可加大黄或增液承气汤以通腑泄热。

2. 湿热中阻证

（1）临床表现

口渴欲饮，但量不甚多，多食不明显，脘腹胀闷，胸闷恶心，四肢沉重，小便黄，大便秘结或溏涩，舌质红，苔黄腻，脉濡滑。

（2）治法

清热化湿。

（3）方药

黄芩滑石汤。

黄芩、滑石、茯苓皮、猪苓、大腹皮、白豆蔻、通草。方中滑石、黄芩利湿清热，茯苓皮、猪苓、通草增强清热利湿之效，大腹皮、白豆蔻理气化湿，诸药共用可增加清热利湿之效。

若湿热较重，可加薏苡仁，并加苦瓜干清热生津。胸闷恶心者，可加瓜蒌皮、砂仁、陈皮等。大便秘结者可加虎杖。

3. 肝肾亏虚证

（1）临床表现

尿频量多，浊若脂膏，口干欲饮，形体消瘦，头晕耳鸣，腰膝酸软，乏力或五心烦热，骨蒸潮热，遗精失眠，盗汗，皮肤干燥或瘙痒，舌质红，舌体瘦干，苔少或薄白，脉细或细数。

（2）治法

滋补肝肾，养精养血。

（3）方药

六味地黄丸加减。

熟地黄、山萸肉、山药、牡丹皮、茯苓、泽泻。方中熟地黄滋养肾阴，辅助山萸肉养肝肾而益精固肾，收敛虚火；山药补脾阴而摄精微，使脾气健运而肾精有源。三药合用，达到三阴并补之目的。茯苓淡渗利湿，以加强山药之用，泽泻通利水道，防熟地黄滋腻，牡丹皮清泻虚火，以助山萸肉之功效，三补三泻，滋补不留邪，降泄不伤正。

阴虚火旺，五心烦热，骨蒸潮热者，可加知母、黄柏滋阴泻火。尿多而浑浊者可加益智仁、桑螵蛸、五味子等缩泉固肾。遗精者加芡实、金樱子。失眠加夜交藤、酸枣仁。盗汗可加麻黄根。头晕耳鸣者应用杞菊地黄丸。

4. 气阴两虚证

（1）临床表现

口渴欲饮但饮水不多，或口干而不欲饮，饥不欲食或食不多，尿量频多，神疲乏力，面色不华，或头晕多梦，手足心热或纳差腹胀，大便溏薄，腰膝酸软，肢体麻木并兼有自汗盗汗，舌质红或淡红，苔白，脉沉细。

（2）治法

益气养阴。

（3）方药

生脉散合六味地黄丸。

人参、麦冬、五味子、熟地黄、山萸肉、山药、牡丹皮、茯苓、泽泻。

生脉散方中人参大补元气，生津止渴，为方中主药。麦冬感寒柔润，益津滋阴；五味子味酸，收敛耗散之气，合麦冬则酸甘化阴，而能收敛阴液生津。后二药辅助人参两救气阴。共呈益气生津之效。六味地黄丸则益肾精以固真阴。两方合用则共奏益气养阴之效。

阴虚火旺，手足烦热，头晕多梦者，则加知母、黄柏清热养阴。神疲乏力，面色萎黄，纳差腹胀，大便溏薄者，可加用补中益气汤或参苓白术散治疗。自汗明显者，可酌情加敛汗之品，如麻黄根、浮小麦、煅牡蛎等。

5. 阴阳两虚证

（1）临床表现

多饮多尿，尿如脂膏，甚则饮一溲一，畏寒，四肢欠温，面色黧黑，耳轮干枯，乏力自汗，或五更泄泻，或水肿尿少，或阳痿早泄，舌质淡，苔薄白，脉沉细无力。

（2）治法

滋阴温阳，益肾填精。

（3）方药

金匮肾气丸。

地黄、山药、山萸肉、茯苓、牡丹皮、泽泻、桂枝、附子、牛膝、车前子。本证的病机为阴损及阳，以致阴阳两虚。治疗则从阴补阳，而阴阳两补。“善补阴着，必阳中求阴，以阴得阳升，则泉源不竭”，本方中附子、肉桂温补阳气，则应用六味地黄丸为基础，对消渴阴阳两虚证候的治疗更合。

若患者出现五更泄泻则加用四神丸温阳涩肠止泻。早泄者加金樱子、桑螵蛸、覆盆子等。

（三）名医类方

京城四大名医施今墨先生治疗糖尿病分为治治疗上下消方，其中中消方为莲子肉、芡实、党参、熟地黄、红参、桑椹、淡苁蓉、山萸肉、云苓块、牡丹皮、山药、白术、阿胶、知母、黄精、西洋参、杭白芍、黄柏、箭黄芪（生用）。共研细末，雄猪肚一枚煮极烂如泥，和为小丸。每日早、午、晚各服 6g，白开水送服。上下消方中组成为葛根、天花粉、石斛、玄参、生地黄、天冬、麦冬、莲须、人参、五味子、桑螵蛸、菟丝子、补骨脂、山萸肉、西洋参、何首乌、生黄芪、怀山药、女贞子。共研细末，金樱子膏适量和为小丸，每日早、中、晚各服6g，白开水送下。

近代名家李金庸治疗糖尿病消渴病，创立血热消渴方，本方益气养阴，清热生津，有凉血解毒作用，用于血热消渴病，方药组成为山药 30g，天花粉 30g，银花 30g，生地黄 15g，赤芍10g，槐花 10g。上 6 味，加水适量，煎汤，取汁，去渣，温服，日 1 剂，分 2 次煎服。

北京名医祝谌予治疗糖尿病消渴经验方主要治疗气阴两虚之糖尿病，方中生黄芪 30g，生地黄 30g，苍术 15g，元参 30g，葛根 15g，丹参 30g。益气养阴活血。尿糖不降，重用天花粉30g，或加乌梅 10g；血糖不降，加人参白虎汤，方中人参可用党参代替，用 10g，知母用 10g，生石膏重用 30～60g；血糖较高而又饥饿感明显者，加玉竹 10～15g，熟地黄 30g；尿中出现酮体，加黄芩 10g，黄连 5g，茯苓 15g，白术 10g；皮肤瘙痒，加白蒺藜 10g，地肤子 15g，白鲜皮 15g；下身瘙痒，加黄柏 10g，知母 10g，苦参 15～20g；失眠，加何首乌 10g，女贞子 10g，白蒺藜 10g；心悸，加菖蒲 10g，远志 10g，生龙骨 30g，生牡蛎 30g；大便溏薄，加薏苡仁 20g，芡实米 10g；自觉燥热殊甚，且有腰痛者，加肉桂 3g 引火归原；腰痛、下肢痿软无力者，加桑寄生 20～30g，狗脊 15～30g。

任继学老先生治疗糖尿病消渴，自创生津止渴汤，方药组成为山药 50g，生地黄 50g，玉竹 15g，石斛 25g，沙苑蒺藜 25g，知母 20g，附子 5g，肉桂 5g，红花 10g，猪胰子 1 具（生吞）。水煎服，日服 2 次，早饭前、晚饭后 30 分钟温服，猪胰子切成小块生吞。本方滋阴清热，生津止渴。治疗多饮、多尿、多食，形体消瘦，咽干舌燥，手足心热，舌质红绛，苔微黄，脉沉细而数等消渴者。心烦加黄连 10g，阿胶 10g（冲服），芦荟 3g；心悸加黄精 50g，龙齿 50g，寸冬 40g；脉痹加威灵仙 15g，羌活 15g，豨莶草 50g。

哈尔滨国医大师张琪老先生治疗糖尿病著有益气滋阴汤，方中生地黄 20g，天花粉 20g，知母 15g，麦门冬 15g，元参 20g，西洋参 15g 或太子参 30g，生黄芪 20g，川连 10g，水煎服。本方有润肺清热，益气养阴的作用，可用于治疗消渴病气阴两虚，燥热伤肺者，症见口渴引饮或无口渴，短气乏力，倦怠，口干，舌干或剥落少苔，五心烦热，头晕，小便短黄，脉虚数等。口渴甚者加生石膏 50～100g；便秘者加大黄。

李玉奇治疗糖尿病从后天之本脾胃入手，组方为山药 50g，胡连 15g，乌梅 15g，白术 20g，鹿角霜 20g，槐花 20g，苦参 20g，知母 20g，桃仁 15g，竹叶 10g。水煎服，连服 3 周为 1 个疗程。本方有益脾补气的作用，可用于治疗脾阴不足的糖尿病，症见饥饿易渴。

参考文献

卢祥之，2012. 国医圣手施今墨经验良方赏析［M］. 北京：人民军医出版社.

陆菊明，2014. 基于胰高血糖素样肽 1 降糖药物的临床应用共识［J］. 中华糖尿病杂志，6（1）：14-20.

谢永玉，2011. 中医效验方荟萃［M］. 北京：中国中医药出版社.

中华医学会糖尿病学分会，2018. 中国 2 型糖尿病防治指南（2017 年版）［J］. 中国实用内科杂志，38（4）：292-344.

HERNANDEZ A V，USMANI A，RAJAMANICKAM A，et al，2011. Thiazolidinediones and risk of heart failure in patients with or at high risk of type 2 diabetes mellitus：a meta-analysis and meta-regression analysis of placebo-controlled randomized clinical trials［J］. American journal of cardiovascular drugs，11（2）：115-128.

HU D Y，PAN C Y，YU J M，2006. The relationship between coronary artery disease and abnormal glucose regulation in China：the China Heart Survey［J］. European heart journal，27（21）：2573-2579.
NEAL B，PERKOVIC V，MATTHEWS D R，2017. Canagliflozin and cardiovascular and renal events in type 2 diabetes［J］. The New England journal of medicine，377（7）：644-657.

（刘滨菘　樊　蕾　王　浩）